高等学校计算机类"互联网+"规划教材

医学计算机应用基础

主　编　熊　川　许园甫　徐　健
副主编　苏　聪　黄赛恩　刘　源
参　编　冯　静　殷佳林　马　莉
　　　　习　丹

本书资源操作说明

北京邮电大学出版社
·北京·

内 容 提 要

本书立足于全国各大医学类高校计算机基础课程需求，紧跟国家计算机等级考试改革编写而成。全书共 10 章，包括计算机基础概论、操作系统及应用、Word 文字处理、Excel 电子表格、PowerPoint 演示文稿、计算机网络基础、数据库技术基础、多媒体技术基础、程序设计基础和人工智能基础。编写中充分考虑医学类高校对计算机使用的特殊性和专业性，尽量采用与医学相关的教学案例进行讲解，本书实用性强、内容丰富、条理清晰，易于掌握。书中提供了丰富的网上教程供学生课余时间观看，方便学生课后练习；操作系统和办公软件章节分别基于 Windows 10 和 Microsoft Office 2016 进行讲解，与改革后的全国计算机等级考试一级 MS Office 内容相符。

本书可作为医学类高校计算机基础课程的教材，也可供其他读者学习计算机使用。

图书在版编目（CIP）数据

医学计算机应用基础／熊川，许园甫，徐健主编. --北京：北京邮电大学出版社，2021.8（2024.7 重印）
ISBN 978-7-5635-6436-1

Ⅰ.①医… Ⅱ.①熊… ②许… ③徐… Ⅲ.①计算机应用—医学—医学院校—教材 Ⅳ.①R319

中国版本图书馆 CIP 数据核字（2021）第 145403 号

策划编辑：苏国强	责任编辑：张展华	封面设计：广信达雅	

出版发行：北京邮电大学出版社
社　　址：北京市海淀区西土城路 10 号（100876）
电话传真：010-82333010　62282185（发行部）　010-82333009　62283578（传真）
网　　址：www.buptpress3.com
电子邮箱：buptpress3@163.com
经　　销：各地新华书店
印　　刷：三河市骏杰印刷有限公司
开　　本：787 mm×1 092 mm　1/16
印　　张：20
字　　数：485 千字
版　　次：2021 年 8 月第 1 版
印　　次：2024 年 7 月第 5 次印刷

ISBN 978-7-5635-6436-1　　　　　　　　　　　　　　　　　定价：56.00 元

如有质量问题请与发行部联系

版权所有　侵权必究

前　　言

党的二十大报告提出"深入实施科教兴国战略、人才强国战略、创新驱动发展战略"。教材是人才培养的重要支撑，也是引领创新发展的重要基础。为了更好地服务于高水平、科技自立自强、拔尖创新人才的培养，编者对本教材进行了修订和完善，使教材内容与时代发展的要求同步。

随着计算机技术的迅速发展，计算机的应用已经遍及社会的各个行业、各个领域。计算机科学技术与医学领域日益深刻的交叉融合，对未来医学领域从业人员的基础能力提出了新的要求。目前，医院越来越依赖医学信息化、计算机技术和网络化技术的支持和帮助，这些技术不断影响与改变着传统的医疗模式。我国信息化建设面临着医学信息人才需求快速增长与现行医学工作者和医学院校学生的 IT 知识结构不合理的问题。因此，在医学院校中，培养既具备医学专业知识，又具有一定计算机应用能力的智慧医疗时代的新医学人才正逐渐成为医学院校人才培养的基本要求，也对医学院校的计算机基础课程的教学带来了新的挑战。计算机应用技术应紧密结合现代医用信息学理论与实际应用，与时俱进，反映计算机技术、互联网技术在医疗领域的新成果、新应用，激发学生的学习兴趣，拓展学生的知识面，努力培养医学生结合医学领域的计算机应用能力，合理构建医学生的 IT 知识结构，这就是我们编写本书的初衷和目的。

本书结合编者多年从事医学院校计算机基础课程教学经验编写而成，融合医学专业特色，重点突出计算机技术的医学应用，激发医学生学习计算机知识的兴趣。书中以介绍基本知识为基础，以数据处理及医学应用为主线，以培养医学生"利用计算机技术解决医学应用中的实际问题"的核心能力为目标，结合计算机技术发展的新热点、新前沿，对大学计算机基础课程内容进行重新梳理。本书围绕医学专业在临床实践中经常遇到的实际问题设计教学案例，并以案例为引导，介绍与之相关的计算机基础理论及应用知识。在本书的教学内容中，增设程序设计基础章节，训练和培养医学生对实际医学问题提出解决方案的"计算思维能力"；增设人工智能基础和医学信息新技术，介绍数字化医院系统的应用和发展，拓展医学生的知识面。这些都体现了一种创新的教学方法。

本书由具有丰富教学经验的熊川、许园甫、刘源、冯静、马莉、殷佳林、苏聪、徐健、黄赛恩、习丹等一线教师共同编写。全书共分为 10 章，建议 64～90 学时（其中包括 32～48 学时实验），可根据实际教学时数调整或取舍内容。

由于编者水平及时间所限，书中难免存在不足和错误，敬请读者批评指正。

编者
2021 年 4 月

目 录

第 1 章 计算机基础概论 ……………………………………………………………………… 1

  1.1 计算机概述 ……………………………………………………………………………… 1

    1.1.1 计算机的诞生与发展 ……………………………………………………………… 1

    1.1.2 计算机的工作原理和特点 ………………………………………………………… 3

    1.1.3 计算机的分类 ……………………………………………………………………… 4

    1.1.4 计算机的应用与新技术 …………………………………………………………… 4

  1.2 计算机的信息表示与编码 ……………………………………………………………… 7

    1.2.1 计算机中数值的表示 ……………………………………………………………… 7

    1.2.2 计算机中字符和汉字的表示 …………………………………………………… 10

    *1.2.3 计算机中图像和声音的表示 …………………………………………………… 13

  1.3 计算机系统的组成 …………………………………………………………………… 15

    1.3.1 计算机的硬件系统 ……………………………………………………………… 15

    1.3.2 计算机的软件系统 ……………………………………………………………… 19

    1.3.3 计算机的工作流程 ……………………………………………………………… 21

    1.3.4 计算机的性能指标 ……………………………………………………………… 22

  1.4 计算机在医学领域的应用 …………………………………………………………… 23

第 2 章 操作系统及应用 …………………………………………………………………… 25

  2.1 操作系统概述 ………………………………………………………………………… 25

    2.1.1 操作系统的基本概念 …………………………………………………………… 25

    2.1.2 操作系统的功能 ………………………………………………………………… 27

    2.1.3 操作系统的基本类型 …………………………………………………………… 28

  2.2 计算机人机界面 ……………………………………………………………………… 30

    2.2.1 控制台人机界面 ………………………………………………………………… 30

    2.2.2 命令控制界面 …………………………………………………………………… 30

    2.2.3 图形用户界面 …………………………………………………………………… 30

    2.2.4 多媒体人机界面 ………………………………………………………………… 31

  2.3 Windows 10 操作系统 ………………………………………………………………… 32

    2.3.1 恢复开始菜单,整合开始屏幕 ………………………………………………… 32

    2.3.2 虚拟桌面功能 …………………………………………………………………… 33

    2.3.3 全新应用商店 …………………………………………………………………… 34

    2.3.4 分屏多窗口功能 ………………………………………………………………… 34

- 2.3.5 计算器绘图功能 …… 34
- 2.3.6 语音助手（Cortana） …… 34
- 2.3.7 全新的操作中心 …… 35
- 2.3.8 全新的浏览器 Edge …… 35
- 2.3.9 Xbox 游戏平台 …… 35
- 2.3.10 通知中心 …… 36
- 2.3.11 便捷文件查找 …… 36

2.4 Windows 文件管理 …… 36
- 2.4.1 文件名 …… 36
- 2.4.2 文件类型 …… 37
- 2.4.3 文件属性 …… 37
- 2.4.4 文件操作 …… 37
- 2.4.5 目录管理 …… 38
- 2.4.6 文件查找 …… 39
- 2.4.7 通过库管理文件 …… 39

2.5 Windows 软件和硬件管理 …… 40
- 2.5.1 计算机基本信息 …… 40
- 2.5.2 设备驱动程序 …… 40
- 2.5.3 即插即用 …… 41

2.6 Mac OS 系统和 iOS 系统 …… 41
- 2.6.1 Mac OS …… 41
- 2.6.2 iOS …… 41

2.7 Google Chrome OS 系统和 Android 系统 …… 42
- 2.7.1 Chrome OS …… 42
- 2.7.2 Android 系统 …… 42

第 3 章 Word 文字处理 …… 43

3.1 初级篇 …… 43
- 3.1.1 启动 Word 2016 …… 43
- 3.1.2 新建/打开文档 …… 43
- 3.1.3 Word 2016 窗体界面 …… 44
- 3.1.4 输入文本 …… 46
- 3.1.5 文档编辑 …… 48
- 3.1.6 保存和保护文档 …… 51
- 3.1.7 字符排版 …… 52
- 3.1.8 段落格式化 …… 54
- 3.1.9 页面格式化 …… 57

3.2 进阶篇 …… 61
- 3.2.1 表格制作 …… 61
- 3.2.2 图文混排 …… 64

3.3 高阶篇 …… 68

3.3.1 高效排版 …… 68
3.3.2 修订文档 …… 70
3.3.3 页面设置和打印文档 …… 71

第4章 Excel 电子表格 …… 74

4.1 Excel 2016 简介 …… 74
4.1.1 Excel 2016 的启动 …… 74
4.1.2 Excel 2016 的工作界面 …… 74
4.1.3 工作簿、工作表和单元格 …… 76
4.1.4 常用命令及其快捷键 …… 77

4.2 电子表格的基本操作 …… 77
4.2.1 工作簿的基本操作 …… 77
4.2.2 工作表的基本操作 …… 79
4.2.3 单元格的基本操作 …… 81

4.3 数据的输入与格式化 …… 85
4.3.1 数据的输入与填充 …… 85
4.3.2 数据的编辑 …… 88
4.3.3 数据格式设置 …… 90
4.3.4 数据验证 …… 92
4.3.5 条件格式 …… 93
4.3.6 套用表格格式 …… 95
4.3.7 操作实例：制作和格式化"药品销售统计报表" …… 95

4.4 数据的计算 …… 96
4.4.1 利用公式计算 …… 96
4.4.2 利用函数计算 …… 97
4.4.3 单元格的引用 …… 99
4.4.4 快速计算与自动求和 …… 100
4.4.5 操作实例：药品销售表的计算 …… 101

4.5 数据管理和分析 …… 102
4.5.1 建立数据清单 …… 102
4.5.2 数据排序 …… 103
4.5.3 数据筛选 …… 103
4.5.4 分类汇总 …… 105
*4.5.5 数据透视表 …… 106

4.6 数据图表化 …… 107
4.6.1 图表的基本概念和组成 …… 107
4.6.2 不同类型的图表 …… 108
4.6.3 创建图表 …… 109
4.6.4 编辑图表 …… 111
4.6.5 格式化图表 …… 113

第 5 章　PowerPoint 演示文稿 ··· 114

5.1　PowerPoint 2016 入门 ··· 114
5.1.1　PowerPoint 2016 的启动 ······································ 114
5.1.2　PowerPoint 2016 的窗口组成 ·································· 115
5.1.3　PowerPoint 2016 视图方式 ···································· 116
5.1.4　PowerPoint 2016 演示文稿的基本操作 ·························· 118
5.1.5　PowerPoint 2016 幻灯片的基本操作 ···························· 120

5.2　PowerPoint 2016 的编辑与设置 ······································ 122
5.2.1　编辑幻灯片 ··· 122
5.2.2　应用幻灯片主题 ··· 135
5.2.3　应用幻灯片母版 ··· 136

5.3　PowerPoint 2016 幻灯片动画效果设置 ································ 138
5.3.1　添加动画效果 ··· 138
5.3.2　设置动画效果 ··· 139
5.3.3　设置幻灯片切换动画效果 ······································· 139
5.3.4　添加动作 ··· 140
5.3.5　创建超链接 ··· 140

5.4　PowerPoint 2016 幻灯片的放映与打印 ································ 141
5.4.1　放映设置 ··· 141
5.4.2　放映幻灯片 ··· 143
5.4.3　演示文稿打印设置 ··· 145

第 6 章　计算机网络基础 ·· 146

6.1　计算机网络概述 ··· 146
6.1.1　计算机网络的定义与类型 ······································· 146
6.1.2　计算机网络的形成与发展 ······································· 148
6.1.3　全球因特网（Internet）的发展 ································· 148
6.1.4　因特网在我国的发展 ··· 149
6.1.5　我国互联网医疗的发展 ··· 150

6.2　计算机网络体系结构 ··· 151
6.2.1　网络协议 ··· 151
6.2.2　网络体系结构 ··· 151
6.2.3　网络服务模型 ··· 153

6.3　计算机网络的组成 ··· 154
6.3.1　拓扑结构 ··· 154
6.3.2　网络硬件 ··· 156
6.3.3　网络软件 ··· 160
6.3.4　医院网络构建案例 ··· 160

6.4　因特网的基本服务 ··· 161
6.4.1　网络地址 ··· 161

目　录

	6.4.2	DNS	164
	6.4.3	常见的因特网服务	165
6.5	网络安全与防范		170
	6.5.1	网络安全的层次体系	170
	6.5.2	黑客攻击的形式	171
	6.5.3	网络安全的防范	173
	6.5.4	信息加密	175
	6.5.5	两类密码体制	176
	6.5.6	数字签名	178

第 7 章　数据库技术基础　　180

7.1	数据库系统概述		180
	7.1.1	数据库的基本概念	180
	7.1.2	数据管理技术的发展	181
7.2	数据模型		183
	7.2.1	数据抽象过程	183
	7.2.2	概念模型	184
	7.2.3	逻辑数据模型——关系模型	186
	7.2.4	物理数据模型	191
7.3	Access 数据库及其应用		191
	7.3.1	Access 2016 概述	192
	7.3.2	Access 数据库的创建	193
	7.3.3	Access 表的创建与操作	194
	7.3.4	表间关系的创建	203
	7.3.5	查询	207
	7.3.6	窗体	212
	7.3.7	报表	214

第 8 章　多媒体技术基础　　217

8.1	多媒体技术的基础知识		217
	8.1.1	多媒体的基本概念	217
	8.1.2	多媒体技术的主要特征	218
	8.1.3	多媒体技术的主要软硬件支持	218
	8.1.4	多媒体技术在医学方面的应用	220
8.2	音频处理技术		221
	8.2.1	音频的基本特征	221
	8.2.2	音频的电磁处理	222
	8.2.3	音频的数字化处理	223
	8.2.4	数字音频的编辑处理	225
8.3	图像处理技术		228
	8.3.1	图像的数字化	228

8.3.2　数字图像的基本编辑处理和调节 …………………………………… 231
　　　8.3.3　Photoshop 基础 ……………………………………………………… 232
　　　8.3.4　Photoshop 图层处理 ………………………………………………… 237
　　　8.3.5　Photoshop 合成技巧 ………………………………………………… 240
　　　8.3.6　Photoshop 色彩处理 ………………………………………………… 242
　8.4　视频处理技术 …………………………………………………………………… 244
　　　8.4.1　数字视频基础 ………………………………………………………… 244
　　　8.4.2　数字视频编码和常用格式 …………………………………………… 245
　　　8.4.3　数字视频的简单处理 ………………………………………………… 246
　　　8.4.4　Premiere 基础 ………………………………………………………… 247
　　　8.4.5　Premiere 效果 ………………………………………………………… 249
　　　8.4.6　Premiere 动画 ………………………………………………………… 251

第 9 章　程序设计基础 …………………………………………………………………… 253

　9.1　什么是计算机程序 ……………………………………………………………… 253
　9.2　什么是计算机语言 ……………………………………………………………… 253
　　　9.2.1　计算机语言的发展 …………………………………………………… 253
　　　9.2.2　Python 程序设计语言 ………………………………………………… 256
　9.3　算法 ……………………………………………………………………………… 256
　9.4　程序的三种基本结构 …………………………………………………………… 258
　9.5　函数 ……………………………………………………………………………… 263
　　　9.5.1　内置函数 ……………………………………………………………… 263
　　　9.5.2　标准函数 ……………………………………………………………… 265
　　　9.5.3　自定义函数 …………………………………………………………… 267

第 10 章　人工智能基础 ………………………………………………………………… 270

　10.1　引言 …………………………………………………………………………… 270
　　　10.1.1　什么是人工智能 …………………………………………………… 271
　　　10.1.2　什么是机器学习 …………………………………………………… 271
　　　10.1.3　什么是人工神经网络 ……………………………………………… 271
　10.2　深度学习基础知识 …………………………………………………………… 272
　　　10.2.1　感知机 ……………………………………………………………… 272
　　　10.2.2　线性单元和梯度下降 ……………………………………………… 275
　　　10.2.3　神经网络和反向传播算法 ………………………………………… 279
　　　10.2.4　卷积神经网络 ……………………………………………………… 288

附录　课程思政 …………………………………………………………………………… 309

参考文献 …………………………………………………………………………………… 310

第1章 计算机基础概论

1.1 计算机概述

电子计算机又叫电脑。为什么把电子计算机称为电脑呢?这是因为作为信息处理的工具,电子计算机已经部分替代了人类大脑的功能。特别是20世纪70年代以后,微处理机的出现,使电子计算机的应用越来越广泛。电脑不仅在传统的科学计算领域发挥着越来越大的作用,而且在其他领域的应用也相当广泛,它已经遍及人类生活的各个领域。

1.1.1 计算机的诞生与发展

世界上第一台数字电子计算机ENIAC(Electronic Numerical Integrator And Computer)(见图1.1)于1946年在美国宾夕法尼亚大学研制成功,被美国国防部用来进行弹道计算。这台计算机占地面积约为170 m²,重达30 t,由18 000个电子管组成,运算速度为5 000次/s,耗电量超过170 kW。尽管这台计算机的体积、功耗都很大,可靠性差,但是它的诞生标志着人类社会从此步入了电子计算机的时代。

计算机的发展

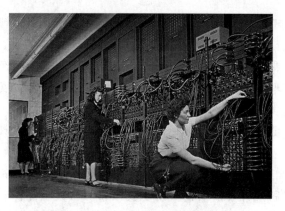

图1.1 世界上第一台计算机ENIAC

1. 计算机的发展历程

从第一台计算机诞生至今已有70多年的历史,计算机系统和计算机的应用领域都得到了飞速的发展。根据计算机所采用的电子元器件,一般把电子计算机的发展分为5代。

第1代（1946—1957）计算机以电子管（见图1.2）作为逻辑元件，主存储器采用汞延迟线、磁鼓。软件方面采用的是机器语言、汇编语言。应用领域以军事和科学计算为主。特点是体积大、功耗高、可靠性差、速度慢（一般为每秒数千次至数万次）、价格昂贵，但为以后的计算机发展奠定了基础。

第2代（1958—1964）计算机以晶体管（见图1.3）作为逻辑元件，以磁芯为主存储器，开始使用磁盘和磁带作为外部存储设备。汇编语言得到实际应用，出现高级程序设计语言。应用领域也扩大到数据处理和事务管理等方面。特点是体积缩小、能耗降低、可靠性提高、运算速度提高（一般为每秒数十万次，可高达300万次），性能比第1代计算机有很大的提高。

第3代（1965—1971）计算机以中、小规模集成电路（见图1.4）作为电子器件，主存储器采用半导体材料。软件功能大大增强，出现了结构化的程序设计体系及操作系统。特点是速度更快（一般为每秒数百万次至数千万次），而且可靠性有了显著提高，价格进一步下降，产品开始向标准化和通用化方向发展。应用领域已经遍及科学计算、工业控制和数据处理等各个方面，并开始进入文字处理和图形图像处理领域。

第4代（1972年至今）计算机以大规模、超大规模集成电路（见图1.5）作为电子器件。将CPU、存储器和各种I/O接口进行集成，使计算机在存储容量、运算速度、运算精度、可靠性及性价比等方面有较大突破。在软件方面发展了分布式操作系统、数据库系统、知识库系统和面向对象程序设计语言等，软件工程逐步标准化并形成产业。应用领域扩展到所有行业的各个领域并逐步走向家庭。

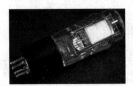 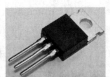 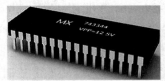 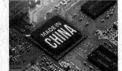

图1.2　电子管　　图1.3　晶体管　　图1.4　中、小规模集成电路　图1.5　大规模集成电路

目前，全世界很多国家正在进行新一代计算机的研制工作，即智能计算机，称为"第5代计算机"。第5代计算机推动了专家系统、知识工程、语音识别、人工智能等方面的研究，取得了大量的成果。如神经网络计算机，它是以模拟人脑的神经系统进行设计的计算机，能实现学习、推理和判断等思维能力。智能化是今后计算机发展的总方向和趋势。

2. 我国计算机的发展

我国计算机的发展是从1953年开始的。1958年，我国第一台计算机——103型通用数字电子计算机研制成功，其运算速度为1 500次/s。1964年，我国第一台自行设计的大型通用数字电子管计算机119机研制成功；1965年，中科院计算所研制成功了我国第一台大型晶体管计算机；1973年，我国第一台百万次集成电路电子计算机研制成功，第一颗微处理器4004发布；1977年，我国第一台微型计算机DJS-050机研制成功。

中国计算机发展史

2000年，我国自行研制成功高性能计算机"神威Ⅰ"，其主要技术指标和性能达到国际先进水平。我国成为继美国、日本之后世界上第三个具备研制高性能计算机能力的国家。2002年8月10日，我国成功制造出首枚高性能通用CPU——"龙芯1号"，此后，

"龙芯2号""龙芯3号"也相继研制成功。"龙芯"的诞生,打破了国外的长期技术垄断,结束了中国近20年无"芯"的历史。2009年,中国首台千万亿次超级计算机"天河一号"由中国国防科技大学研制成功。2010年11月14日,国际TOP500组织在网上公布了最新全球超级计算机前500强排行榜,"天河一号"排名全球第一。2014年11月17日,全球超级计算机前500强排行榜再次公布,国防科技大学研制的"天河二号"超级计算机以33.86千万亿次/s的浮点运算速度夺冠,比第二名美国的"泰坦"(运算速度为17.59千万亿次/s)快了近一倍。2016年6月20日,新一期全球超级计算机前500强榜单公布,使用中国自主芯片制造的"神威•太湖之光"取代"天河二号"登上榜首。不仅速度比第二名"天河二号"快出近两倍,其效率也提高了3倍。"神威•太湖之光"(见图1.6)由国家并行计算机工程技术研究中心研制,全部采用中国国产处理器构建,是世界上首台峰值计算速度超过10亿亿次的超级计算机,其峰值计算速度达到12.54亿亿次/s。

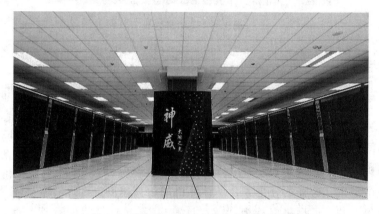

图1.6 "神威•太湖之光"超级计算机

"神威•太湖之光"的研发将全面提高我国应对气候和自然灾害的减灾防灾能力,可以较为精准地预测地震等自然灾害,减少不必要的损失;同时为我国的航空航天、医疗药物等多个领域产生不可替代的帮助。

1.1.2 计算机的工作原理和特点

计算机的工作原理可以概括为存储程序,逐条执行。这个设计思想是由美籍匈牙利数学家冯•诺依曼(见图1.7)明确提出并付诸实现的。他提出用二进制形式的"0""1"代码串表示数据和程序,并把它们存放到计算机的一个被称为"存储器"的记忆装置中。需要时按一定的顺序逐条读出程序中的指令并进行译码,然后由程序控制计算机自动进行工作,其间不需要人工干预,因而可以实现自动高速运算。这种所谓的程序控制工作方式,是计算机区别于其他信息处理设备的根本标志。只要输入不同的程序,就可以让同一台计算机做不同的工作,即可以通过改变程序来改变计算机的行为。

计算机的工作原理

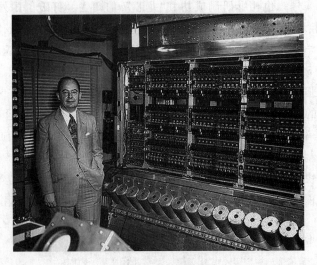

图 1.7　冯·诺依曼

1.1.3　计算机的分类

计算机的分类与应用

计算机及相关技术的迅速发展带动了计算机类型的不断分化，形成了各种不同种类的计算机。一般可以从以下几个方面来划分。

①按计算机的规模和性能划分，可分为巨型机、大型机、中型机、小型机和微型机。这种划分是综合了计算机的运算速度、存储容量、输入输出能力和性价比等指标得出的。巨型机又称为"超级计算机"，是计算机中运算速度最快、性能最好、存储容量最大、功能最强的；微型机则是以使用微处理器、结构紧凑为特征，是计算机中价格最低、应用最广、发展最快、普及率最高的一种。微型机又可分为台式机、笔记本电脑和平板电脑三种。目前，公司、学校、政府部门和个人使用最多的就是微型机。

②按信息表示和处理方式划分，可分为模拟计算机和数字计算机。模拟计算机主要是处理连续变化的模拟信号，通常用于过程控制；数字计算机是处理离散数据（二进制），因此计算精度高、速度快、可靠性强，可用于科学计算、过程控制、数据处理等领域。通常所说的计算机指的是电子数字计算机。

③按计算机用途划分，可分为专用计算机和通用计算机。专用计算机是针对某一特定应用领域，为解决某些特定问题而设计的；而通用计算机可以用来完成不同的任务，是针对多种应用领域或面向多种处理过程而研制的。目前大多数计算机都属于通用计算机。

随着科学计算的迅速发展，现在逐渐出现了一些新型计算机，如生物计算机、光子计算机、量子计算机等。

1.1.4　计算机的应用与新技术

随着计算机技术和通信技术的发展，计算机的应用领域不断扩展。计算机在科学技术、国民经济及生产、生活等各个方面都有广泛的应用。

1. 计算机的常用领域

(1) 科学计算

用计算机来解决科学研究和工程设计等方面的数学计算问题，称为"科学计算"。这些数学计算问题复杂、计算量大、要求精度高，只有用计算机才能满足要求。如人造卫星和太空飞船的轨道计算，导弹的制导，天气预报的数据分析，大型水利枢纽、桥梁、高层建筑的结构分析计算与仿真，人造蛋白质、人工胰岛素的合成等生物化学过程的分析，石油勘探和地震分析等领域。

(2) 实时控制

计算机用来控制各种自动装置、自动仪表和生产过程等，称为"实时控制"或"过程控制"。计算机通过监测装置及时地搜集被控对象运行情况的数据，经过分析处理后，按照某种最佳的控制规律发出控制信号，以控制过程的进展。如工业生产的自动化控制、交通运输方面的行车调度、导弹发射的自动控制等。

(3) 数据处理

数据处理是指用计算机处理生产活动、科学研究中获得的大量数据，对这些数据进行搜集、转换、分类、存储、传送、生成报表，以满足查询、统计、排序等的需要，如人事管理、工资管理、财务管理、销售和库存管理、情报检索等。数据处理的特点是涉及数据量大，以管理为主要目的。

(4) 计算机辅助系统

计算机辅助系统就是利用计算机来帮助我们完成各项工作，如计算机辅助设计（CAD）、计算机辅助制造（CAM）、计算机辅助测试（CAT）、计算机辅助教学（CAI）等。

计算机辅助设计（CAD）主要用于机械、船舶、飞机、建筑工程及大规模集成电路等的设计工作中，让计算机帮助设计人员进行工程设计。这样既缩短了设计周期、提高了设计效率和质量，又降低了设计成本。如果再与计算机辅助制造（CAM）、计算机辅助测试（CAT）相结合，构成计算机辅助工程（CAE），则可实现计算机在生产过程中的全面应用。

计算机辅助教学（CAI）是一种新兴的教育技术，利用计算机来辅助甚至代替教师进行教学。用计算机将教学内容编制成动静结合、图文并茂的软件，学生可以通过计算机网络进行在线学习，从而拓展学习空间，提升教学质量。

(5) 办公自动化

办公自动化是计算机日常应用的一个重要方面。凡是用到文字或数据表格处理的地方，都可以应用计算机处理，如论文和著作的撰写，学术报告的演示，公文和信件的处理，图书报刊的排版，办公数据的查询、分析和统计，发布行政公告等。

2. 计算机应用新技术

(1) 云计算

云计算是继计算机、互联网之后在信息时代的又一种革新，是信息时代的一个大飞跃。"云"实质上就是一个网络，狭义上讲，云计算就是一种提供资源的网络，使用者可以随时获取"云"上的资源，按需求量使用，并且可以看成是无限扩展的，只要按使用量付费就可以；从广义上说，云计算是与信息技术、软件、互联网相关的一种服务，这种计算资源共享池叫作"云"。云计算把许多计算资源集合起来,通过软件实现自动化管理,让资源能被快速提供(见图1.8)。也就是说,计算能力作为一种商品,可以在互联网上流通,就像水、电、煤气一样,可以方便地取用,且价格低廉。

总之,云计算是一种全新的网络应用概念。其核心概念就是以互联网为中心,在网站上提供快速且安全的云计算服务与数据存储,让每一个使用互联网的人都可以使用网络上的庞大计算资源与数据中心。

(2)大数据

大数据(big data)指的是一种规模大到在获取、存储、管理、分析等方面大大超出了传统数据库软件工具能力范围的数据集合,具有海量的数据规模、快速的数据流转、多样的数据类型和价值密度低四大特征(见图1.9)。

什么是大数据

大数据技术的战略意义不在于掌握庞大的数据信息,而在于对这些含有意义的数据进行专业化处理,并从中挖掘出有意义的价值。

从技术上看,大数据与云计算的关系就像一枚硬币的正反面一样密不可分。大数据必然无法用单台计算机进行处理,必须采用分布式架构。它的特色在于对海量数据进行分布式数据挖掘。但它必须依托云计算的分布式处理、分布式数据库和云存储、虚拟化技术。

大数据应用案例

(3)人工智能

人工智能(artificial intelligence,AI)是研究、开发用于模拟、延伸和扩展人的智能的理论、方法、技术及应用系统的一门新的技术科学(见图1.10)。

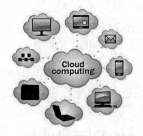

图1.8 云计算

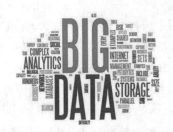

图1.9 大数据

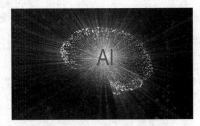

图1.10 人工智能

人工智能是计算机科学的一个分支,它企图了解智能的实质,并生产出一种新的能以与人类智能相似的方式做出反应的智能机器,该领域的研究包括机器人、语言识别、图像识别、自然语言处理和专家系统等。人工智能从诞生以来,理论和技术日益成熟,应用领域也不断扩大,可以设想,未来人工智能带来的科技产品,将会是人类智慧的"容器"。人工智能可以对人的意识、思维等信息过程进行模拟。人工智能不是人的智能,但能像人那样思考,也可能超过人的智能。

人工智能是一门极富挑战性的科学,从事这项工作的人必须懂得计算机知识、心理学和哲学。人工智能是包含十分广泛的科学,它由不同的领域组成,如机器学习、计算机视觉等。总的说来,人工智能研究的一个主要目标是使机器能够胜任一些通常需要人类智能才能完成的复杂工作。人工智能在计算机领域内得到了愈加广泛的重视,并在机器人、经济政治决策、控制系统、仿真系统和医疗辅助中得到应用。

1.2 计算机的信息表示与编码

信息，指音讯、消息、通信系统传输和处理的对象，泛指人类社会传播的一切内容。人通过获得、识别自然界和社会的不同信息来区分不同事物，得以认识和改造世界。在一切通信和控制系统中，信息是一种普遍联系的形式。

信息表示是指信息在计算机中的表示。计算机要处理的信息是多种多样的，如日常的数值、文字、符号、图形、图像和语音等。但是计算机无法直接"理解"这些信息，所以计算机需要采用数字化编码的形式对信息进行存储、加工和传送。信息的数字化表示就是采用一定的基本符号，使用一定的组合规则来表示信息。现代计算机的信息表示和处理都以二进制为基础，即用由 0、1 两个基本符号组成的代码串来表示数值，进而表示文字符号、图形、声音等，因为这两个符号很容易用物理器件的两种状态（如电压的高、低，开关的通、断，晶体管的导通、截止，磁场的正、负等）来实现，而且便于存储、变换和传输。这种用由 0、1 组成的代码串对信息进行数字化编码的方法，现在已经被推广到通信、影视、广播等领域。

1.2.1 计算机中数值的表示

1. 数制

数值表示使用进位制计数法，规定符号所代表的数值与其所在的位置有关。

(1) 十进制计数法

使用 0、1、2、3、4、5、6、7、8、9 十个数字符号表示数值，最小是 0，最大是 9，计算原则为"逢十进一"。在计算机中表示的方式是加数制符号 D 或下标，如 78D 或 $(78)_{10}$，也可省略。

(2) 二进制计数法

使用 0、1 两个数字符号表示数值，最小是 0，最大是 1，计算原则为"逢二进一"。在计算机中表示的方式是加数制符号 B 或下标，如 1000011B 或 $(1000011)_2$。

(3) 八进制计数法

使用 0、1、2、3、4、5、6、7 八个数字符号表示数值，最小是 0，最大是 7，计算原则为"逢八进一"。在计算机中表示的方式是加数制符号 O 或下标，如 117O 或 $(117)_8$。

(4) 十六进制计数法

使用 0、1、2、3、4、5、6、7、8、9、A、B、C、D、E、F 十六个符号表示数值，借用 A、B、C、D、E、F 作为数码，分别代表十进制数中的 10、11、12、13、14、15，最小是 0，最大是 F，计算原则为"逢十六进一"。在计算机中表示的方式是加数制符号 H 或下标，如 4C6H 或 $(4C6)_{16}$。

八进制和十六进制是为了弥补二进制位数过长而制定的，它们主要用来描述存储单元的地址。

2. 数制之间的转换

一个数值可以用不同进位制表示,所以不同的进位制数之间可以相互转换。通常,人们熟悉的是十进制,但是计算机能识别和处理的是二进制。因此,必须找到一种十进制与二进制之间的相互转换方法,并可以由计算机自动进行转换。另外,当比较不同进位制数的大小时,也需要将它们转换为相同数制的数进行比较。

一个十进制数可用多项式展开,例如

$$612.45 = 6 \times 10^2 + 1 \times 10^1 + 2 \times 10^0 + 4 \times 10^{-1} + 5 \times 10^{-2}$$

其中,10^i 称为对应数位上的"权值",权值是 10 的方幂,10 称为"基数"。权值乘以所在位的数码,就是该数码所表示的实际数值。各数位的数值之和,就是一个十进制数所表示的数值。

(1) 二进制、八进制、十六进制转换成十进制

参照十进制数用多项式展开求和的方式,二进制数也可以按其权值展开求和,这时基数相应地变为"2",计算出的结果即为对应的十进制数。例如

$$(1101.1)_2 = 1 \times 2^3 + 1 \times 2^2 + 0 \times 2^1 + 1 \times 2^0 + 1 \times 2^{-1} = (13.5)_{10}$$

同理,其他进制数转换成十进制数也可以参照此方法计算。例如,将八进制数转换成十进制数,权值多项式中的基数相应地变为"8";将十六进制数转换成十进制,权值多项式中的基数相应地变为"16"。计算方法如下:

$$(567)_8 = 5 \times 8^2 + 6 \times 8^1 + 7 \times 8^0 = (375)_{10}$$

$$(26A)_{16} = 2 \times 16^2 + 6 \times 16^1 + 10 \times 16^0 = (618)_{10}$$

(2) 十进制转换成二级制、八进制、十六进制

十进制数转换成二进制数,整数部分采用"除 2 取余法",即将该十进制整数部分除以 2 后取余数,然后继续将所得的商除以 2 取余数,不断重复,直至除到商为 0,最后按从下往上的顺序排列每一步除得的余数;小数部分采用"乘 2 取整法",即将该十进制数小数部分乘以 2 后取整数部分,再将所得乘积的小数部分继续乘以 2 取其整数,以此类推,直到乘积为 1。若乘不尽可根据要求的小数位数采用零舍一入法,最后按从上往下的顺序排列每一步乘得的整数。

例如,将 $(67.125)_{10}$ 转换为二进制数的计算方法如下。

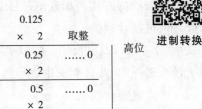

进制转换

整数部分除 2 取余:

```
2 | 67      取余
2 | 33  …… 1    ↑ 低位
2 | 16  …… 1
2 |  8  …… 0
2 |  4  …… 0
2 |  2  …… 0
2 |  1  …… 0
    0   …… 1    | 高位
```

小数部分乘 2 取整:

```
    0.125
  ×   2      取整
    0.25  …… 0    高位
  ×   2
    0.5   …… 0
  ×   2
    1.0   …… 1    ↓ 低位
```

则 (67.125)₁₀ = (1000011.001)₂

同理,十进制数转换成八进制数、十六进制数的方法与十进制数转换成二进制数的方法类似,整数部分采用除 8 或除 16 取余法(注意:使用 16 取余法时,若得到的余数大于或等于 10,必须用十六进制中对应的大写英文字母表示);小数部分用乘 8 或 16 取整法。

(3) 二进制与八进制的相互转换

二进制数转换为八进制数采用"三合一法":以小数点为基点,分别向左右两个方向每三位二进制数合并为一组,不足三位的在最左或最右边用 0 补齐,然后每一组用一位对应的八进制数表示。

例如,将 (1010110111.01011)₂ 转换为八进制数,方法如下。

$$\underline{00}1 \quad 010 \quad 110 \quad 111 \;.\; 010 \quad 11\underline{0}$$
$$1 \quad\;\; 2 \quad\;\; 6 \quad\;\; 7 \;.\; 2 \quad\;\; 6$$

则 (1010110111.01011)₂ = (1267.26)₈。

反之,八进制数转换为二进制数采用"一分三法":将每一位八进制数分别用三位二进制数来表示。

例如,将 (6532.17)₈ 转换为二进制数,方法如下。

$$6 \quad\;\; 5 \quad\;\; 3 \quad\;\; 2 \;.\; 1 \quad\;\; 7$$
$$110 \quad 101 \quad 011 \quad 010 \;.\; 001 \quad 111$$

则 (6532.17)₈ = (110101011010.001111)₂。

(4) 二进制与十六进制的相互转换

二进制数转换为十六进制数采用"四合一法":以小数点为基点,分别向左右两个方向每四位二进制数合并为一组,不足四位的在最左或最右边用 0 补齐,然后每一组用一位对应的十六进制数表示。

例如,将 (10110011101.01111010001)₂ 转换为十六进制数,方法如下。

$$\underline{0}101 \quad 1001 \quad 1101 \;.\; 0111 \quad 1010 \quad 001\underline{0}$$
$$5 \quad\;\; 9 \quad\;\; D \;.\; 7 \quad\;\; A \quad\;\; 2$$

则 (10110011101.01111010001)₂ = (59D.7A2)₁₆。

反之,十六进制数转换为二进制数采用"一分四法":将每一位十六进制数分别用四位二进制数来表示。

例如,将 (A6C7.3F)₁₆ 转换为二进制数,方法如下。

$$A \quad\;\; 6 \quad\;\; C \quad\;\; 7 \;.\; 3 \quad\;\; F$$
$$1010 \quad 0110 \quad 1100 \quad 0111 \;.\; 0011 \quad 1111$$

则 (A6C7.3F)₁₆ = (1010011011000111.00111111)₂。

表 1.1 列出了四种进位制数值表示的对照表。对于一个任意大小的数值,可以通过上述相应数制转换方法求出其各种进位制的表示。

表 1.1　四种进位制数值表示对照表

十进制	二进制	八进制	十六进制	十进制	二进制	八进制	十六进制
0	0	0	0	8	1000	10	8
1	1	1	1	9	1001	11	9
2	10	2	2	10	1010	12	A
3	11	3	3	11	1011	13	B
4	100	4	4	12	1100	14	C
5	101	5	5	13	1101	15	D
6	110	6	6	14	1110	16	E
7	111	7	7	15	1111	17	F

只要将不同数制之间的转换规则编成程序，计算机就可以将输入的数转换为二进制数，输出计算结果时，再将二进制数转换为十进制数或其他进制数。

1.2.2　计算机中字符和汉字的表示

计算机中除了能处理数值信息外，还要处理大量的字符和文字信息，这些信息在计算机中也必须用二进制代码形式表示。

ASCII

1. 字符编码

目前被广泛采用的字符编码是由美国国家标准局制定的美国标准信息交换代码（American Standard Code for Information Interchange），简称 ASCII 码。ASCII 码通常采用 8 位二进制数（一个字节）表示一个字符编码，包括英文大小写字母、标点符号、数字 0~9 以及一些控制符号或专用符号，最高位为 0，余下的低 7 位表示编码值，其排列顺序为 $D_6D_5D_4D_3D_2D_1D_0$，共有 2^7（128）种不同的编码。若将最高位设为 1，还可以将标准的 ASCII 码进行适当的扩展（可增加 128 个字符）。表 1.2 所示为常用的 ASCII 码对照表。

表 1.2　ASCII 码表

$D_3D_2D_1D_0$	$D_6D_5D_4$							
	000	001	010	011	100	101	110	111
0000	NUL	DLE	SP	0	@	P	`	p
0001	SOH	DC1	!	1	A	Q	a	q
0010	STX	DC2	"	2	B	R	b	r
0011	ETX	DC3	#	3	C	S	c	s
0100	EOT	DC4	$	4	D	T	d	t
0101	ENQ	NAK	%	5	E	U	e	u

续表

$D_3D_2D_1D_0$	$D_6D_5D_4$							
	000	001	010	011	100	101	110	111
0110	ACK	SYN	&	6	F	V	f	v
0111	BEL	ETB	'	7	G	W	g	w
1000	BS	CAN	(	8	H	X	h	x
1001	HT	EM	)	9	I	Y	i	y
1010	LF	SUB	*	:	J	Z	j	z
1011	VT	ESC	+	;	K	[	k	{
1100	FF	FS	,	<	L	\	l	|
1101	CR	GS	-	=	M	]	m	}
1110	SO	RS	.	>	N	^	n	~
1111	ST	US	/	?	O	_	o	DEL

2. 汉字编码

ASCII 码只解决了英文字母和相关符号的计算机表示问题。为了用计算机处理和显示中文，就必须解决中文汉字的二进制编码问题。因为英文单词可以由为数不多的字母通过不同的排列来构成，编码比较简单。但是中文汉字构成词语的符号是独立的，而且汉字结构复杂、符号数量众多，256 个英文字符编码远远不足以表示所有的中文汉字和字符，因此中文汉字的编码就比较困难。

根据应用目的的不同，汉字编码分为输入码、交换码、机内码、字形码和地址码。

（1）输入码（外码）

计算机的键盘原本是为英文输入而设计的，一个键对应一个英文字符或标点符号。当用户敲击键盘时，键盘的译码电路就会产生所击键对应的 ASCII 码，并输入计算机内存中。而汉字的字符数远远多于英文字符数，不可能用一个按键对应一个汉字。所以，为了能直接使用英文键盘输入汉字，就需要几个键的组合来表示一个汉字。这种键的组合就称为汉字的"输入码"，也叫"外码"。常见的输入码有形码（如五笔字型码、郑码等）和音码（如微软拼音、搜狗拼音等）两大类。

手写输入、语音输入和扫描输入是近几年出现的智能化输入法，已在手机、平板电脑等移动终端设备上得到广泛应用。

（2）交换码

交换码是用于系统间交换汉字信息或计算机通信传输的标准代码，它是中文信息处理技术的基础。中国标准总局 1981 年制定了中华人民共和国汉字编码的国家标准 GB 2312—80《信息交换用汉字编码字符集——基本集》，即国标码，作为转换为机内码和其他汉字处理代码的依据。

国标码字符集共收录汉字和图形符号 7 445 个。按汉字的使用频度，可分为一级汉字 3 755 个，二级汉字 3 008 个，共计 6 763 个，覆盖近代文献使用率达 99.99%。该码规定：一个汉字编码用两个字节（16 位二进制数）表示，每个字节只用 7 位表示编码值，最高位置为1(见图1.11)。

第一字节	第二字节 位 区	0100001 1	0100010 2	0100011 3	0100100 4
……	……	……	……	……	……
0110000	16	啊	阿	埃	挨
0110001	17	薄	雹	保	堡
0110010	18	病	并	玻	菠
0110011	19	场	尝	常	长

图1.11 GB 2312-80 国标码(局部)

(3) 机内码

汉字机内码是指在计算机内部实际用来表示汉字的代码,它以国标码为转换标准,与国标码有对应关系。目前,多数微机汉字系统的机内码都是以国标码规定的代码为依据,经转换后用两个字节表示一个汉字。每个字节的最高位为1,以此作为汉字的标记,以便与ASCII码编码的符号相区别。

由国标码转换为机内码的规则是:将十六进制的国标码加上8080H,就得到对应的机内码。由于8080H等于二进制的$(1000000010000000)_2$,因此国标码加上8080H,就可以保证机内码每个字节的首位均为1。

(4) 字形码

文字信息处理完成后,要把处理结果转换成文字字形在显示器上显示或通过打印机打印,才能被人们所理解和接受。这就需要计算机系统中存储有关文字的字形信息,即文字的输出编码——字形码。字形码由描述一个字符的二维点阵图的0、1代码串构成。点阵的每个点位只有有笔画的点和无笔画的点两种状态,这就可以分别用1和0两种代码来表示。因此,一个0、1代码串就可以表示点阵上一行的点,按照从左到右,从上到下的顺序读取若干行代码串就可以表示整个文字的点阵信息(见图1.12)。

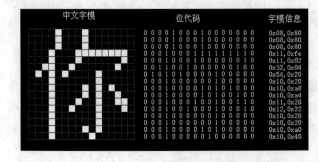
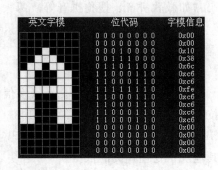

图1.12 汉字字符与英文字符的字形码

描述汉字点阵信息的二进制代码所组成的矩阵编码,通常被称为汉字的"字模"。所有汉字和各种符号的点阵信息就组成汉字的"字模库",简称字库。同一个汉字的点阵类型有很多种,如16×16点阵、24×24点阵、32×32点阵以及48×48点阵等。点阵数越大,汉字的显示效果越好,且所需的存储容量也越大。

(5) 地址码

计算机中的中文汉字一般存放在被称为"汉字字模库"的存储器内,每个汉字字模存放在字库中某一确定的地址,这一地址信息就称为"地址码"。输出汉字时,先要把汉字机内码转换成相应汉字的地址码,再由地址码映射成该汉字的字形信息。

在计算机中文汉字信息处理过程中,上述各种编码变换的流程实际上反映了整个文字信息的处理过程(见图1.13)。

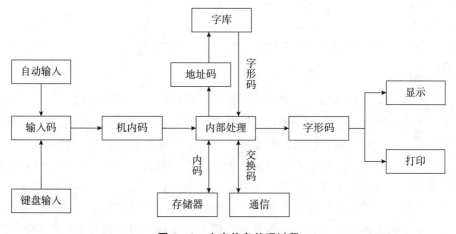

图 1.13 文字信息处理过程

*1.2.3 计算机中图像和声音的表示

1. 图像

在计算机中表示图像的技术有两种:位图和矢量图。

(1) 位图

图像被看作是点的集合,每一个点叫作一个像素。对于黑白图像来说,每一个像素点用1位二进制数表示,1表示黑色,0表示白色。

在表示彩色图像时,每个像素用1位二进制数表示就不够了,一般将每个像素用24位二进制数表示。对于彩色图像中的RGB参数,指的是像素的颜色可以由红色(Red)、绿色(Green)、蓝色(Blue)这三基色根据不同的强度叠加而成。这3种颜色的强度规定在0~255之间变化(从小到大颜色的强度值递增),从而叠加得到各种颜色。因此,红、绿、蓝每种颜色的强度用8位表示,那么一个像素就刚好用24位来表示了。常用颜色的RGB值如表1.3所示。

表 1.3　常用颜色 RGB 值对照表

颜色	(R, G, B)	颜色	(R, G, B)
Red（红）	(255, 0, 0)	Green（绿）	(0, 128, 0)
Darkred（暗红）	(139, 0, 0)	Darkgreen（深绿）	(0, 100, 0)
Crimson（深红）	(220, 20, 60)	Lightgreen（浅绿）	(144, 238, 144)
Pink（粉红）	(255, 192, 203)	Brown（褐）	(165, 42, 42)
Violet（紫罗兰）	(255, 130, 238)	white（白）	(255, 255, 255)
Orange（橙色）	(255, 165, 0)	Blue（蓝）	(0, 0, 255)
Purple（紫）	(128, 0, 128)	Darkblue（深蓝）	(0, 0, 139)
Black（黑）	(255, 255, 255)	Lightblut（淡蓝）	(173, 219, 230)

（2）矢量图

与位图不同，矢量图是以指令来描述图像的，即用指令来描述直线、曲线、矩形、圆形的形状、大小、材质等。它不需要像位图技术那样记录每个像素点的信息，而只需要记录描述图形的几个关键信息，然后用指令描述这几个关键信息，再传送给最终产生图形的设备，将实现的细节留给这些设备去解决。例如，用矢量技术表示一个圆，计算机所需的信息只有两个——圆心的坐标和半径，然后再利用图形设备上相应的函数画出图形。

由于矢量技术不需要存储每一个像素量化的值，所以存储空间大大减小。但是由于矢量技术是用指令来描述图像的，如果涉及的图像十分复杂，那么指令数目将会很大，调用函数的次数也随之增大，因此对于复杂的图像，矢量技术比位图耗时要长。

2. 声音

声源发生振动从而引起四周空气振荡便形成了声波。声波借助空气向各个方向传播，人便听到了声音。声波是连续的，所以人听到的声音也是连续的。这种连续的信号称为"模拟信号"。

但是，计算机所能处理的只能是离散的数字信号，因此就必须将连续的模拟波形转换为一系列离散的数值。这一转换过程包括"采样"和"量化"。采样就是等时间间隔地读取波形的幅值；量化是把读取的声波的幅值表示为数字值（见图1.14）。

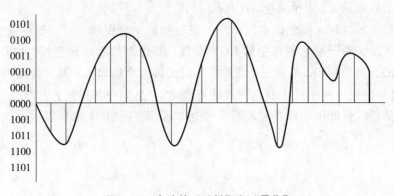

图 1.14　声波的"采样"和"量化"

合适的采样时间间隔取决于采样频率。采样频率是指将模拟信号数字化时,每秒钟采样的次数。采样频率越大,得到的声音质量也就越高。

1.3 计算机系统的组成

一个完整的计算机系统必须包括硬件系统和软件系统两大部分。硬件是指构成计算机所有实体部件的集合,而软件则是各种程序和文档的总和。通常可以把硬件看作计算机的躯干,把软件看作计算机的灵魂,两者相辅相成、缺一不可。计算机系统的组成如图1.15所示。

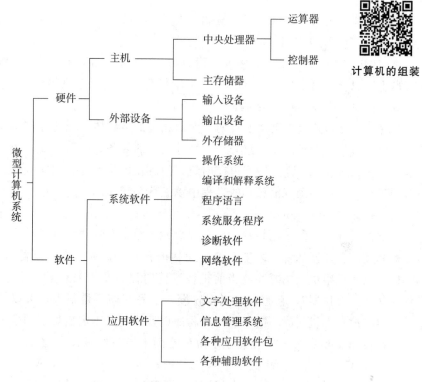

图 1.15 计算机系统的组成

1.3.1 计算机的硬件系统

硬件是我们接触计算机最为直观的部分,就像学习医学首先要从熟悉人体的组织结构开始一样。目前大多数计算机都是按照冯·诺依曼提出的计算机体系结构设计制造的。基于冯·诺依曼体系结构的计算机硬件系统由五大功能部件组成,即运算器、控制器、存储器、输入设备和输出设备。

(1) 运算器 (arithmetic unit)

运算器是计算机进行数值计算和逻辑计算的主要部件。运算器通常由算术逻辑单元 (arithmetic logic unit, ALU) 和一系列寄存器组成。

中国芯片的发展

ALU 是运算器的计算核心，寄存器用于存放参与运算的操作数和存放运算的中间结果。运算器受控制器的控制，对存储器传送过来的数据进行指定的运算，然后再将运算结果送回存储器中。

(2) 控制器 (control unit)

控制器是计算机的管理机构和指挥中心，用来协调和指挥整个计算机系统的操作。主要由指令寄存器、译码器、程序计数器和操作控制器等组成。

控制器每次从指令寄存器读取一条指令，经过译码器分析译码，产生一系列操纵计算机其他部件工作的控制命令，通过操作控制器发向各个部件，从而控制各部件协调、一致地工作。

控制器和运算器一起组成了计算机的核心，称为"中央处理器"(central processing unit)，简称 CPU (见图 1.16)。

目前生产 CPU 芯片的两大主要厂商有 Intel 公司和 AMD 公司。我国也正在加紧研发具有自主知识产权的中央处理器芯片。芯片制造技术是当今世界最高水平微细加工技术，是全球高科技国力竞争的战略制高点。随着 AI 芯片、5G 芯片、汽车电子、物联网的兴起，全球半导体行业进入迅速发展期，然而我国的半导体产业还存在不足。半导体自主可控不仅仅是口号，而是涉及国家安全、国计民生的要务。我国正处在由低端制造业转向高尖端工业化的进程中，产业转型迫在眉睫，信息化已经上升为国家战略的一部分，芯片的制造加工技术在推动国家信息化的进程中承担着关键作用。

(3) 存储器 (memory)

存储器是计算机的记忆装置，用于存放原始数据和程序。计算机存储器通常分为内部存储器和外部存储器两种。内部存储器简称内存，又称为"主存储器"，它的存储容量虽小，但存取速度很快，主要存放当前正在运行的程序及相关数据。外部存储器简称外存，又称为"辅助存储器"，它的存取速度较慢，但是存储容量很大，可以长时间保存大量信息，主要存放计算机暂时不需要执行的程序以及目前尚不需要处理的数据。

内部存储器按其工作特点又可分为只能读不能写的只读存储器 (read-only memory, ROM) 和既可读又可写的随机存储器 (random access memory, RAM) (见图 1.17)。人们为了提高 CPU 读写程序和数据的速度，在 RAM 和 CPU 之间又增设了 Cache (高速缓冲存储器)。Cache 的内容是随机存储器 RAM 中部分存储单元内容的副本。计算机工作时，先将数据由外存读入 RAM 中，再由 RAM 读入 Cache 中，然后 CPU 直接从 Cache 中读取数据。

外部存储器是指除计算机内存及 CPU 缓存以外的存储器 (见图 1.18)，此类存储器一般断电后仍然能保存程序和数据。常见的外部存储器有硬盘、光盘、U 盘等。硬盘存储器由涂有磁性材料的合金构成，利用电、磁转换的原理存储数据；光盘存储器是利用光学方式进行信息存储，即使用激光在光盘的有铝反射层上写入信息，然后再利用激光读取信息；U 盘全称为"USB 闪存盘"，它是一种使用 USB 接口的无须物理驱动器的微型高容量移动存储设备，实现即插即用，小巧且方便携带，性价比高。

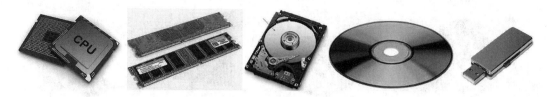

图 1.16　CPU　　　图 1.17　内部存储器　　　图 1.18　常用外部存储器

CPU 是可以直接对内存中的数据进行存取访问的，而 CPU 需要访问外存中的数据时，都必须先将数据调入内存，再由内存送入 CPU 处理。CPU 与内、外存之间的关系如图 1.19 所示。

为了便于对存储器的存储管理，把存储器按 8 位或其倍数划分存储单元。给每个存储单元指定一个编号，作为存、取数据时的"地址"。所有存储单元能存储的二进制数

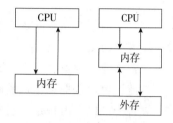

图 1.19　CPU 与内、外存的关系

据量的总和就称为"存储容量"。在计算机中，0、1 代码串中的 1"位"称为 1"比特"，记为 1 b，它是数据的最小单位。将 8 位（bit）称为 1"字节"（byte），记为 1 B，并以字节作为计算存储容量的最小单位。除此之外，实际使用的存储单位还有千字节（kilobyte，KB）、兆字节（megabyte，MB）、吉字节（gigabyte，GB）、太字节（terabyte，TB）等，其中，

1 KB=2^{10} B=1024 B　1 MB=2^{10} KB=1024 KB　1 GB=2^{10} MB=1024 MB　1 TB=2^{10} GB=1024 GB

目前，随着大数据应用的爆发式增长，它已经衍生出了自己独特的架构，而且也直接推动了存储、网络以及计算技术的发展。当今信息时代所产生的数据量已经大到无法用传统的工具进行采集、存储、管理和分析。何为大？一般情况下，大数据的存储容量使用的单位有 PB（拍字节）、EB（艾字节）、ZB（泽字节）、YB（尧字节）。

1 PB=2^{10} TB=1024 TB　1 EB=2^{10} PB=1024 PB　1 ZB=2^{10} EB=1024 EB　1 YB=2^{10} ZB=1024 ZB

CPU 与存储器是计算机硬件系统的两个最重要的部分，通常将 CPU 与存储器中的内部存储器一起称为计算机的"主机"。

（4）输入设备（input device）

输入设备通过接口电路把原始数据和程序转换成 0、1 代码串并输入计算机的存储器中。计算机的输入设备有很多种，常见的有键盘、鼠标、扫描仪、麦克风、摄像头和手写输入笔等（见图 1.20）。

（5）输出设备（output device）

输出设备通过接口电路将计算机处理过的信息从机器内部表示形式转换成人们熟悉和理解的形式输出，或转换成其他设备能够识别的信息输出。输出设备的种类也很多，常见的有显示器、打印机、音箱或耳机等（见图 1.21）。

常见的输入、输出设备

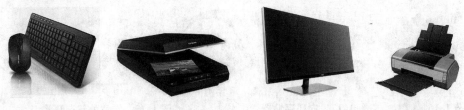

图 1.20 常用输入设备　　　　图 1.21 常用输出设备

磁盘驱动器和固态硬盘本来属于外部存储器,但其兼有输入、输出的功能,因此也可看作输入或输出设备。

通常将输入设备、输出设备和外部存储器统称为"外部设备"。

因此,也可以把计算机的硬件系统看作由主机和外部设备构成。

人每天可以自由行走、活动离不开身体各个器官的协调工作。计算机也是一样,它要能正常工作也离不开各个部件协同一致地工作。如果将计算机各部分硬件与人体结构进行对比,其对应关系如图 1.22 所示。

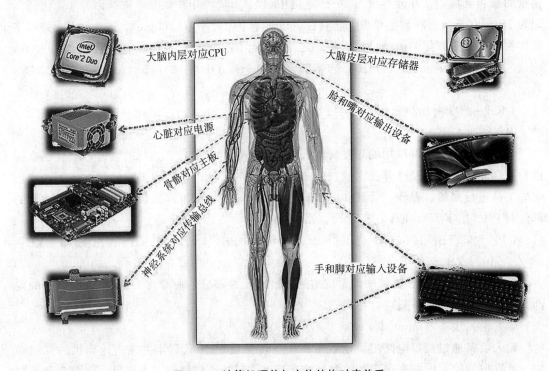

图 1.22　计算机硬件与人体结构对应关系

CPU 可以比作人的大脑内层,负责各种数据的运算和处理,发布命令,接收信息。CPU 和大脑对电脑和人体都至关重要。

可以把存储器比作人的大脑皮层,负责数据的储存、记忆。人的记忆都储存在大脑里,就像计算机数据都在存储器里一样。

电源和人的心脏功能一样,可以供给能量,使各部件运作起来。一旦停止供能,所有操作和行为都会停止。

主板安装在机箱内,是计算机最基本的也是最重要的部件之一。人的骨骼在皮肤和肌肉下,所有器官和肌肉都要基于骨骼支撑。计算机的硬件也一样,都要在主板上运行,所以说主板就相当于人类的骨骼。

计算机的传输总线相当于人的神经系统,负责传递数据,产生命令的交互作用。

鼠标和键盘负责计算机的各种外部输入和操作,就像人的手脚一样接触外部事物。

人的声带和嘴巴,把所想表达的东西用声音的形式传递出来,就像计算机的音箱。显示器可以比作人的脸,通过图像信息和表情来表达所要传达的意思。

这些都属于输出设备。

1.3.2 计算机的软件系统

只有硬件而没有软件的计算机是不能工作的,要使用计算机解决任何实际问题都必须依靠软件的支持。计算机的软件系统是指为了运行、维护、管理、应用计算机所编制的所有程序和支持文档的总和,由系统软件和应用软件两大部分组成。计算机软件系统之间的层次关系如图 1.23 所示。

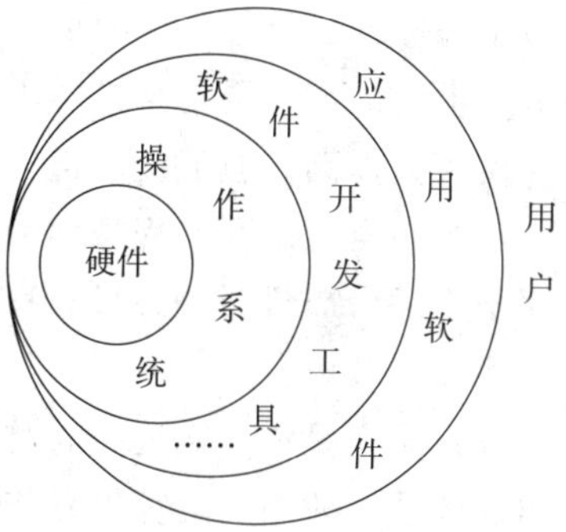

要了解软件就必须了解程序,要了解程序就必须了解指令、程序设计和程序设计语言。

1. 指令与指令系统

指令是指示计算机执行某种操作的命令,必须是二进制形式的代码。一台计算机能实现的操作都是由计算机的几十条到上百条基本指令决定的。基本指令的集合就构成了这台计算机的指令系统。

图 1.23 计算机软件系统层次关系

不同类型的计算机有不同的指令编码规则,但是指令的结构都由以下两部分构成:

操作码	操作数地址码

操作码规定了计算机进行何种操作,如算术运算、逻辑运算或存取数据等。操作数地址码则指出参与操作的数据在存储器的哪个地址中,操作的结果又存放在哪个地址。计算机的指令系统中一般都包含运算指令、传送指令、控制指令、输入输出指令和一些特殊指令等基本指令。

2. 程序与程序设计

机器语言的指令或汇编语言、高级语言的语句的有序集合就构成了程序。

程序可以用机器语言、汇编语言或高级语言编写。直接用机器语言(二进制代码)编写的程序称为"目标程序",它不需要翻译就可直接被计算机系统识别并运行。用汇编语言或高级语言编写的程序称为"源程序"。源程序不能直接被计算机执行,必须经过翻译并转换成目标程序才能被计算机执行。

对求解的问题进行分析,制定解决问题的算法,并使用计算机的指令或语句根据算法编写程序，就称为"程序设计"。

3. 程序设计语言

程序设计语言是编写程序、表示算法的一种工具，是一组专门设计的用来生产一系列可被计算机处理和执行的指令的符号集合，是实现人机对话的一种手段。

按照演变过程，程序设计语言可分为三大类：机器语言、汇编语言和高级语言。

（1）机器语言

机器语言是由二进制编写的0、1代码串，是计算机唯一能直接识别和执行的计算机语言。每一条二进制语句就是一条指令，规定了计算机执行的一个动作。它是面向机器的语言，不具有通用性和可移植性。使用机器语言编写程序，工作量大、难于理解和记忆、容易出错、调试修改困难，但执行速度快。

（2）汇编语言

汇编语言是符号化了的机器语言，它由基本字符集、指令助记符、标号以及一些规则构成。汇编语言的语句与机器语言的指令基本对应，但是比机器语言容易阅读和理解，编程速度大大提高。但汇编语言也是面向机器的语言，不具有通用性和可移植性。

用汇编语言编写的程序称为"汇编语言源程序"，计算机不能直接执行，必须用汇编程序把它翻译成机器语言目标程序，计算机才能执行。这个翻译过程称为"汇编"。

（3）高级语言

高级语言是一种接近于人类自然语言的程序设计语言。它使用与自然语言相近的词法和语法体系，所用的运算符号与运算式接近于数学采用的符号和算式。所以，它比汇编语言更容易阅读和理解，语句的功能更强，编写程序的效率更高。高级语言不再是面向机器的语言，而是面向问题处理过程的语言，具有很好的通用性和可移植性。常用的高级语言有 Visual Basic、Visual C++、C#、Java、Python 等。

用高级语言编写的程序称为"高级语言源程序"，也要由编译程序或解释程序翻译成机器语言目标程序才能被计算机执行。

程序设计语言处理过程如图 1.24 所示。

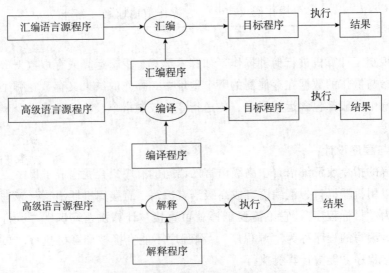

图 1.24 程序设计语言处理过程

随着程序设计技术的不断发展，程序设计语言越来越高级，使用也越来越简单。目前主流的是基于面向对象的程序设计语言，编程人员不用再把精力放到一条条指令的编写上，而是将注意力集中到如何操作对象上。面向对象的语言大大简化了操作，而且采用可视化的编程方式使得程序的实现功能更强大。

4. 计算机的系统软件

系统软件是运行、管理、维护计算机必不可少的最基本的软件。它的功能是：能自动管理计算机的资源，简化计算机的操作；能充分发挥硬件的功能；支持应用软件的开发和运行并提供服务。系统软件的特点是通用性和基础性。

系统软件主要包括操作系统，各种程序设计语言和语言处理程序，能对计算机进行监控、调试和诊断的服务性程序。

（1）操作系统

操作系统是控制与管理计算机的软、硬件资源，合理组织计算机工作流程并提供人机交互功能的程序的集合。操作系统的主要功能有处理器管理、存储管理、文件管理和设备管理等。

目前广泛使用的操作系统有 Windows、Mac OS、Linux、Unix 等。

（2）程序设计语言和语言处理程序

人们使用程序设计语言来编写程序，实现与计算机之间的交流，指示计算机完成相应的工作。

语言处理程序是对不同的程序设计语言进行翻译的程序，也称为"编译器"或"解释器"。它的功能是将汇编语言或高级语言编写的源程序翻译成计算机能识别的目标程序并执行。

（3）服务性程序

服务性程序是进行软件开发和维护工作中使用的各种软件工具。常见的服务性程序有诊断程序、调试程序、编辑程序等。这些服务性程序为用户编制计算机程序及使用计算机提供了方便。

5. 计算机的应用软件

与系统软件不同，应用软件主要是为解决各类应用的专门问题而设计开发的，其用途各不相同。大体可分为以下两类。

（1）专用应用程序

面向特定用户，为解决特定的具体问题而开发的专用软件。

（2）应用软件包

应用软件包是为实现某种功能或专门计算而精心设计的结构严密的一组程序集合。它面向具有同类应用的用户群体，一般都被设计得易于使用。每个应用计算机的行业都有适合本行业的软件包，如计算机辅助设计软件包、计算机辅助教学软件包、科学计算软件包、信息管理软件包、办公自动化软件包（如 Microsoft Office）等。

1.3.3 计算机的工作流程

当计算机要完成一个计算任务时，一般要经过输入程序和数据、处理数据、输出结果三个阶段。程序和数据首先通过输入设备送入内部存储器，控制器从内部存储器中逐条读取程序的指令，并进行分析、译码，然后发出相应的控制信号给相关部件去执行。如此不断循环重复"取指、分析、执行"这个过程，直到程序中的全部指令都执行完毕。最终获得计算结果，并通过输出设备输出。其工作流程如图1.25所示。

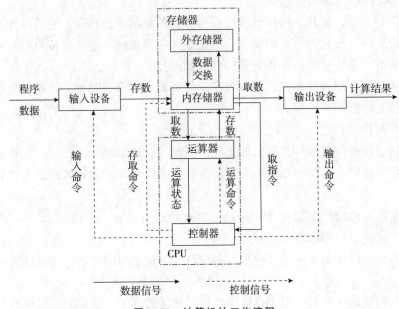

图 1.25　计算机的工作流程

1.3.4　计算机的性能指标

计算机的性能是指包括硬件、软件的各种综合性能。对计算机的性能评价是一个复杂的问题，一般应主要考虑以下几个方面。

（1）主频（时钟频率）

主频即计算机 CPU 的时钟频率。主频在很大程度上决定了计算机的运算速度（每秒执行加法指令的次数），主频越高，运算速度越快。主频的单位是 Hz（赫兹）。

（2）字长

"字"是计算机传送、处理信息的基本单位。通常情况下，基本字长表示"字"的 0、1 代码串的位数，也就是计算机可一次传送和处理的二进制代码串的长度。字长越长、操作数的位数越多，计算精度也就越高。CPU 的字长已经由过去的 16 位、32 位，发展到现在的 64 位。

（3）存储器容量

存储器容量包括内部存储器和外部存储器容量。一般来说，内、外存储器容量越大，能存储的程序和数据量就越大，计算机的处理能力也就越强。

（4）CPU 内核数

CPU 的内核数是指封装在一块 CPU 上，同时运行程序和处理数据的芯片组的数量。为提高计算机的性能，通常在 CPU 中封装多个处理单元，以同时运行多个线程。因此，

CPU 的内核数越多，系统的性能就越好。

（5）系统可靠性

系统的可靠性用平均无故障间隔时间来衡量，即系统能正确运行时间的平均值。计算机的可靠性以"小时"计，可靠性越高，则表示计算机无故障运行的时间越长。

此外，评价计算机的性能还要考虑机器的指令系统功能、兼容性、可维护性、可扩充性和容错能力等。

1.4 计算机在医学领域的应用

随着计算机技术的迅速发展，特别是微型计算机的普及，计算机的应用范围越来越广，计算机技术已经渗透到医学及其管理的各个领域，可以通过计算机获取、存储、传输、处理和利用医学及医学管理的各种信息。当前，计算机技术在医学前沿领域中的应用主要表现在以下几个方面。

1. 计算机辅助诊断和辅助决策系统

可以帮助医生缩短诊断时间；避免疏漏；减轻劳动强度；提供其他专家诊治意见，以便尽快作出诊断，提出治疗方案。诊治的过程是医生收集病人的信息（症状、体征、各种检查结果、病史以及治疗效果等），在此基础上结合自己的医学知识和临床经验，进行综合、分析、判断，作出结论。计算机辅助诊断系统则是通过医生和计算机工作者相结合，运用模糊数学、概率统计乃至人工智能技术，在计算机上建立数学模型，对病人的信息进行处理，提出诊断意见和治疗方案。这样的信息处理过程，速度较快，考虑的因素较全面，逻辑判断也较严谨。

2. 医院信息系统（HIS）

医院信息系统（hospital information system，HIS）利用计算机软硬件技术和网络通信技术等现代化手段，对医院及其所属各部门的人流、物流和财流进行综合管理，对在医疗活动各阶段中产生的数据进行采集、存储、处理、提取、传输和汇总，并加工生成各种信息，从而为医院的整体运行提供全面的、自动化的管理及各种服务。医院信息系统涵盖了医院的所有事务，业务流程的核心是门诊和住院两个业务流程，其核心子系统包括电子病历系统、医学影像存储与传输系统、放射科信息系统、护理信息系统、实验室信息系统和 PIVAS 配液中心系统等。

3. 计算机医学图像处理与图像识别

医学研究与临床诊断中许多重要信息都以图像形式出现，医学对图像信息的依赖是十分紧密的。医学图像一般分为两类：一是信息随时间变化的一维图像，多数医学信号均属此类，如心电图、脑电图等；二是信息在空间分布的多维图像，如 X 射线照片、组织切片、细胞立体图像等。在医学领域中有大量的图像需要处理和识别，以往都是采用人工方式，其优点是可以由有经验的医生对临床医学图像进行综合分析，但分析速度慢，正确率随医生而异。计算机高速度、高精度、大容量的特点，可弥补上述不足。如脑电图的分析，仅凭人工观察，只能提取少量信息，大量有用信息白白浪费。而利用计算机可作复杂的计算，能提取其中许多有价值的信息。另外，进行肿瘤普查时，往往要在显微镜下观看数以万计的组织切片；日常化验或研究工作中常需要作某种细胞的计数。这些工作既费力又费时，若使用计算机，就将节省大量人力并缩短时间。利用计算机处理、识别医学图像，还可以做到人工做不到的工作。如心血管造影，当用手工测量容积，导出血压容积曲线时，只能分析出心脏收缩和舒张的特点；若利用计算机计算，每张片子只需一秒钟，便可以得到瞬时速度、加速度、面积和容积等有用的参数。此外，计算机还能完成人工不能完成的另一类工作，即图像的增强和复原，如计算机三维动态图像技术已使心脏动态功能的定量分析成为可能。

4. 医疗设备智能化

医疗设备智能化是指现代医疗仪器与计算机技术及其各种软件结合的应用。它使这些设备具有对人体的生物化学指标和生理信息进行自动采样、自动分析、自动数据处理等功能，并可进行实时控制；它是医疗仪器发展的一个方向。

5. 计算机辅助医学教学

计算机辅助教学在各个学科领域中都有着广泛的应用，利用计算机辅助教学和远程网络教学，可以帮助学生学习、掌握医学知识，提高解决问题的能力以及更好地利用医学知识库和检索医学文献；教师可以利用它编写教材，并可通过电子邮件与同事和学生保持联系，讨论问题，改进学习方法，考察学习成绩；医务人员可根据各自的需要和进度，进行学习和补充新医学专门知识。目前，在一些医学研究和教学单位里已建立了可由远程终端通过电话网络访问的各种CAI医学课程。利用计算机进行医学教育的另一种重要途径是采用计算机模拟的方法，即用计算机模拟人体或实验动物，为学生提供有效的实验环境和手段，使学生能更方便地观察人体或实验动物，在条件参数改变的各种状态下（其中有些状态在一般动物实验条件下往往是难于观察到的），通过计算机模拟技术可有效、直观地将实验过程和结果展示出来。

6. 人工智能应用于医学领域

人工智能是当代计算机应用的前沿。医疗专家系统是根据医生提供的知识，模拟医生诊治时的推理过程，为疾病等的诊治提供帮助。医疗专家系统的核心由知识库和推理机构成。知识库包括书本知识和医生个人的具体经验，以规则、网络、框架等形式表示知识，存储于计算机中。推理机是一个控制机构，根据病人的信息，决定采用知识库中的什么知识，采用何种推理策略进行推理，得出结论。由于在诊治中有许多不确定性，人工智能技术能够较好地解决这种不精确推理问题，使医疗专家系统更接近医生诊治的思维过程，获得较好的结论。有的专家系统还具有自学功能，能在诊治疾病的过程中获得知识，不断提高自身的诊治水平。美国斯坦福大学的MYCIN系统是这类系统的一个实例，它能识别出引起疾病的细菌种类，提出适当的抗菌药物。在中国类似的系统有中医专家系统，或称"中医专家咨询系统"。

计算机在医学，特别是生物医学工程和技术的应用上，已经取得了一定的成果。从CT理论到现在的人工免疫网络理论研究，都是将计算机与医学这两门学科结合后产生的。随着科技的进步，计算机技术与医学技术的进一步结合必将迎来全新的局面，两者将互相推动发展。

第2章

操作系统及应用

操作系统（operating system，OS）是计算机系统的核心，管理和控制复杂的软硬件系统，协调计算机系统各项工作。随着计算机技术的迅猛发展，操作系统也日新月异，增添了许多新的功能。本章主要讨论操作系统的结构、基本功能和基本操作方法。

2.1 操作系统概述

人类历史上第一台计算机是没有操作系统的，但是今天所有的计算机系统都需要配备操作系统，大部分计算机只配备单操作系统，少部分配备了多种操作系统。操作系统是配置在计算机硬件上的最内层软件，是对硬件系统的首次扩充。操作系统在计算机系统中占据了特别重要的地位，其他如编译程序、数据库管理系统等软件，以及大量的应用软件，都依赖于操作系统的支持。操作系统已成为现代计算机必配的系统软件。

2.1.1 操作系统的基本概念

1. 操作系统的定义

中国操作系统变迁史

操作系统是控制和管理计算机硬件和软件资源的一组系统软件。操作系统能有效地组织和管理计算机中的硬件和软件资源，合理地组织计算机工作流程，控制程序执行，并向用户提供各种服务功能，使得用户能够灵活、方便、有效地使用计算机，并使整个计算机系统能高效地运行。简单地说，操作系统就是操作计算机的系统软件。

操作系统的功能不是无限的，计算机的很多功能实际上是由应用软件来实现的。操作系统主要负责控制和管理计算机，使它正常工作，而众多应用软件才充分发挥了计算机的作用。

2. 操作系统的作用

没有任何软件支持的计算机称为"裸机"，操作系统是直接运行在裸机上的基本系统软件，裸机在最内层，操作系统与之直接相连，其他任何软件都必须在操作系统的支持下才能运行。从用户角度看，操作系统具有以下作用。

（1）方便用户和开发者使用

在操作系统出现之前，计算机仅由专业人员使用；操作系统出现后，普通用户都能很容易地掌握计算机的使用方法。有了操作系统后，人们不需要直接对计算机硬件设备进行操作，只需把要做的事情输入操作系统，操作系统再把任务安排给计算机硬件设备去做，等计算机做完工作之后，操作系统再将结果"告诉"人们，这样就简单多了。无论是对用户还是对开发者，操作系统都极大地简化了对计算机硬件的使用。操作系统提供了简单易用的交互接口，大大提高了用户与计算机的交互能力。操作系统还为开发者提供了丰富的公共程序库及底层设备的统一接口等。

（2）隔离硬件设备

操作系统为所有应用程序提供一个运行环境，并将应用程序与具体硬件设备隔离。操作系统是用户和计算机之间的接口，同时也是计算机硬件和其他应用软件的接口。操作系统就像计算机的大管家，管理着计算机的各种资源，如CPU、内存、磁盘等，应用程序想使用这些资源，都必须经过操作系统同意，并且由操作系统统一安排运行时间，应用程序用完后，必须将资源交还给操作系统，以便其他应用程序使用。计算机在操作系统的管理下，以尽可能高的效率有条不紊地工作。

（3）提高运行效率

对于操作系统而言，CPU、内存、外存等都是资源，操作系统要考虑如何最大限度地利用计算机所有资源。

（4）增强扩展能力

在不妨碍系统运行的前提下，操作系统为计算机应用和开发提供扩展能力，支持程序的新功能（如支持最新版 OpenGL 图形库），支持增加新设备（如触摸屏操作、智能感应操作等），支持新服务（如智能手机与计算机的近场通信等）。

3. 操作系统的主要特点

操作系统是一个管理计算机软硬件资源的系统软件，它能根据用户的需求提供不同的服务，尽可能高效地管理计算机软硬件资源，并保证其可靠性和安全性。操作系统主要有下面几个特性。

（1）并发性

并发性是指两个或多个事件在同一段时间内发生。在多核 CPU 运行环境下，并发性是指在一段时间内有多道程序同时在多个 CPU 中运行。在单核 CPU 运行环境下，程序被分成多个不同的线程，轮流在 CPU 中运行，由于每个线程运行时间极短（ns级），因此，从用户的角度看（宏观），这些程序是并行运行的，但是从微观上看，每个时刻仅能执行一个线程，因此微观上这些程序是交替执行的。

（2）共享性

共享性是指系统中的资源可供内存中多个并发执行的进程共同使用。由于资源的属性不同，因此多个进程对资源的共享方式也不同。互斥共享方式适用于具有"独享"属性的设备资源（如打印机、显示器等），它们只能以互斥方式使用；同时访问方式适用于具有"共享"属性的设备资源（如内存、磁盘等），它们允许在一段时间内由多个进程同时使用。

（3）虚拟性

虚拟性是将一个物理实体变成若干个逻辑上的对应物。通过虚拟技术可以实现虚拟处理器、虚拟存储器、虚拟设备等。虚拟性是操作系统对硬件的一种抽象。

（4）不确定性

在多道程序运行环境下，由于系统共享资源有限（如只有有限的内存），通常进程的执行并非"一气呵成",而是以"走走停停"的方式运行,因此进程何时执行、何时暂停、以怎样的方式向前推进、每个进程总共需要多少时间才能完成,都是不确定的。尽管如此,但只要运行环境相同,进程经过多次运行都会获得预期的结果。

2.1.2 操作系统的功能

操作系统的功能就是管理和控制计算机系统的软硬件资源,通过内部极其复杂的综合处理,为用户提供友好、便捷的操作界面,以便用户无须了解计算机硬件或系统软件的有关细节就能方便地使用计算机。计算机系统的软件和信息资源主要以文件形式存储在外存储器里。计算机系统的硬件资源主要包括处理器、存储器、输入输出设备。

操作系统的主要任务是有效管理系统资源及提供友好、便捷的用户接口。下面从 5 个方面来说明操作系统的功能。

1. 处理机管理

单道作业或单用户的情况下,处理机只为一个作业或一个用户独占;但在多道程序系统中,由于存在多个程序共享系统资源的情况,就必然会引发对处理机(CPU)的争夺。如何有效地利用处理机资源,如何在多个请求处理机的进程中选择和取舍,这就是进程调度要解决的问题。处理机是计算机中宝贵的资源,能否提高处理机的利用率、改善系统性能,在很大程度上取决于调度算法的好坏,因此,进程调度成为操作系统的核心。在操作系统中,负责进程调度的程序称为"进程调度程序"。

2. 存储器管理

存储器(内存)管理的主要工作是对存储器的分配、保护以及扩充。

内存分配:为每个用户程序分配内存,以保证系统及各用户程序的存储区互不冲突。

存储保护:内存中有多个系统或用户程序在运行,保证这些用户程序的运行不会有意或无意地破坏别的用户程序的运行。

内存扩充:当某个用户程序的运行导致系统提供的内存不足时,如何把内存与外存结合起来使用,给用户提供一个比实际内存大得多的虚拟内存,从而使用户程序能顺利地执行,这便是内存扩充要完成的任务。

3. 设备管理

每台计算机都配置了很多输入输出设备,它们的性能和操作方式都不一样,操作系统的设备管理就是负责对设备进行有效的管理。设备管理的主要任务是方便用户使用外部设备,根据一定的分配策略,把输入输出设备、通道、控制器等分配给请求设备的程序,并启动设备执行操作。操作系统在设备管理时,为用户提供良好的交互界面,以便用户方便地使用这些设备。

4. 信息管理(文件系统管理)

我们常常把程序和数据称为"信息"或"文件"。在操作系统中,负责管理和存取文件信息的部分称为"文件系统"或"信息管理系统"。在文件系统的管理下,用户可以按照文件名访问文件,而不必考虑各种外存的差异,不必了解文件在外存上的具体物理位置及存放方式。文件系统为用户提供了一个简单、统一的访问文件的方法,因此它也被称为"用户与外存的接口"。

5. 用户接口管理

前面4项都是操作系统对软硬件资源的管理。此外，为了方便用户使用操作系统，操作系统又向用户提供了"用户与操作系统的接口"。该接口通常是以命令或系统调用的形式呈现在用户面前的，前者提供给用户在键盘终端上使用，后者提供给用户在编程时使用。

一般来说，操作系统提供了两种接口为用户使用：一种是程序一级的接口，提供一组广义指令，通过这些广义指令向操作系统提出申请，并由操作系统代为完成；另一种是作业一级的接口，提供一组操作命令供用户去组织和控制作业的运行。

2.1.3 操作系统的基本类型

随着计算机技术和软件技术的发展，结合社会的需求，操作系统也在不断地发展，现在已经形成了各种类型的操作系统。根据用户使用的操作环境和功能特征的不同，可分为以下几种基本类型。

1. 批处理操作系统

批处理操作系统是早期大型机使用的操作系统，它的突出特征是"批量"处理，把提高系统处理能力作为主要设计目标。批处理操作系统的主要特点是：用户脱机使用计算机，操作方便；成批处理，提高了CPU利用率。批处理操作系统的缺点是无交互性，即用户一旦将程序提交给系统后，就失去了对程序的控制能力，使用户感到不方便。例如，VAX/VMS是一种多用户、实时、分时和批处理的多道程序操作系统。目前，这种早期的操作系统已经被淘汰。

2. 分时操作系统

为了使一台计算机能为多个终端使用，设计了时间片轮转的方式，这就是分时操作系统。为使一个CPU为多道程序服务，将CPU时间划分为很小的时间片，采用循环轮转方式将这些CPU时间片分配给队列中等待处理的每个程序。由于时间片划分得很短，循环执行得很快，使得每个程序都能得到CPU的响应，好像在独享CPU。分时操作系统的主要特点是允许多个用户同时运行多个程序，每个程序都是独立操作、独立运行、互不干涉的。现代通用操作系统中都采用了分时处理技术，Windows、Linux、Mac OS X等都是分时操作系统。

3. 实时操作系统

实时操作系统主要应用于实时控制和实时信息处理领域，当外界事件或数据产生时，能够快速接收并以足够快的速度予以处理，处理结果能在规定时间之内返回，并且控制所有实时设备和实时任务协调一致地运行。实时操作系统通常是具有特殊用途的专用系统。

实时操作系统又分为强实时和弱实时，强实时系统有火箭发射系统、武器系统等。在工业控制领域，早期常用的实时操作系统主要有VxWorks和QNX等，目前的操作系统（如Linux、Windows等）经过一定改变后（定制），都可以改造成实时操作系统。

实时操作系统为保证实时性和鲁棒性，常采取冗余措施，资源利用率相对较低。

4. 个人计算机操作系统

个人计算机的操作系统是联机的交互式单用户多任务操作系统，随着多媒体技术的普及和发展,个人计算机的操作系统也需要具有高速信号处理、大容量内外存管理、大数据宽频带传输,能同时处理多个程序。目前大多数个人计算机使用的操作系统是 Windows 系列,还有一部分使用 Linux 系列。

5. 网络操作系统

计算机网络就是通过通信线路和设备将物理上分散且具有独立自主功能的多个计算机系统连接起来,实现信息交换、资源共享的系统。网络操作系统就是在原有计算机系统基础上按照网络体系的各个协议标准开发上网功能,随着网络技术的发展和社会的需要,现在的操作系统基本都具备了该功能。

6. 分布式操作系统

分布式操作系统负责管理分布式处理系统资源和控制分布式程序运行。它和集中式操作系统的区别体现在资源管理、进程通信和系统结构等方面。分布式操作系统与网络操作系统有很多相似之处,也有其自身特点。分布式操作系统有较高的性价比;平均响应时间比大型机系统短;对数据处理等分布性问题的求解更简单;其比较松散的构成,使得节点的增减很容易;当服务器负载过高或出现故障时,分布式操作系统能自动降级运行保障,故障时不停机,更加具有保障性;增加了对分散用户要求协同的支持,满足了用户的需求。

7. 嵌入式操作系统

绝大部分智能电子产品都必须安装嵌入式操作系统(Embedded Operating System, EOS)。嵌入式操作系统运行在嵌入式环境中,它对电子设备的各种软硬件资源进行统一协调、调度和控制。从家庭用品的电子钟表、电子体温计、电子翻译词典、电冰箱、电视机等,到办公自动化的复印机、打印机、空调、门禁系统等,甚至是公路上的红绿灯控制器、飞机中的飞行控制系统、卫星自动定位和导航设备、汽车燃油控制系统、医院中的医疗器材、工厂中的自动化机械等,都安装了嵌入式操作系统。嵌入式系统已经环绕在人们的身边,成为人们日常生活中不可缺少的一部分。

嵌入式操作系统可分为通用型和专用型。嵌入式操作系统具有以下特点。

① 系统精简。嵌入式操作系统一般应用于小型电子设备,系统资源相对有限,所以系统内核比其他操作系统要小得多。例如,ENEA 公司的 OSE 嵌入式操作系统的内核只有 5 KB。嵌入式操作系统一般没有系统软件和应用软件的明显区分,要求功能设计及实现上不要过于复杂,这样一方面利于控制成本,同时也利于实现系统安全。

② 专用性强。嵌入式操作系统与硬件的结合非常紧密,一般要针对硬件进行系统移植,即使在同一品牌、同一系列的产品中,也需要根据硬件的变化对系统进行修改。因此,嵌入式操作系统需要根据不同设备对系统功能模块进行裁剪和增加,这需要可伸缩的体系结构。

③ 高实时性。嵌入式操作系统的软件一般采用固态存储(集成电路芯片),以提高运行速度。

④ 具有强大的网络功能。嵌入式操作系统支持 TCP/IP 协议,为移动计算设备预留接口。

⑤ 具有强稳定性和弱交互性。系统一旦开始运行就不需要用户过多干预,用户接口一般不提供操作命令,通过用户程序提供服务。

2.2 计算机人机界面

人机交互（human-computer interaction，HCI）是指人与计算机之间使用某种对话语言，以一定的交互方式，为完成确定任务进行信息交换的过程。人机界面是指人与机器之间相互交流和影响的区域。在计算机使用中，人机界面包括对数据和信息的输入和输出方法，以及人们对机器的操作和控制。以人为中心的计算机操作方式更接近于人类自然交流形式，是未来人机界面的总体特征。

2.2.1 控制台人机界面

20 世纪 50 年代，早期程序员为了在计算机上运行一个程序，必须准备好一大堆穿孔纸带或穿孔卡片，这些穿孔纸带上记录了程序和数据。程序员将这些穿孔纸带装入输入设备中，拨动控制台开关，计算机将程序和数据读入内存；接着，程序员在控制台启动汇编或编译程序，将源程序翻译成目标代码。

2.2.2 命令控制界面

20 世纪 60 年代，显示器（阴极射线管）开始作为数据和信息的输出设备。20 世纪 70 年代，随着微机的流行，键盘和显示器逐渐成了标准的计算机操作设备。键盘和显示器的应用大大改善了计算机的人机操作界面，命令行人机界面应运而生，控制台人机界面被逐渐淘汰。

命令行人机界面通常不支持鼠标操作，用户通过键盘输入指令，计算机接收到指令后予以执行。在熟记操作命令的前提下，命令行界面操作速度很快，因此，在嵌入式计算机系统中，命令行界面使用较多。在图形用户界面系统中，通常保留了可选的命令行界面，如 Windows 系统的"命令提示符"窗口及 Linux 系统的 Shell 界面等，如图 2.1 所示，dir 命令就是一条 Windows 系统的控制台命令。

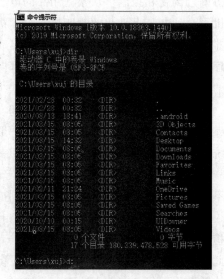

图 2.1 命令行界面

2.2.3 图形用户界面

20 世纪 80 年代以前，计算机用户主要以专业人员为主；80 年代以后，随着微机广泛进入人们的工作和生活领域，计算机用户发生了巨大的改变，非专业人员成了计算机用户的主体,这一重大转变使得计算机的易用性问题变得日益突出起来。

20世纪70年代,美国施乐公司的研究人员开发出了第一个图形用户界面,Alto计算机第一次采用图形用户界面,其具有三个特点:使用三键的鼠标,使用显示位图的显示器,运用图形窗口。1983年,苹果公司发布Lisa,使用下拉菜单和主菜单条,首先将"视窗"和鼠标的概念引入个人电脑;1984年,苹果公司的Macintosh微机开始采用图形用户界面;1986年,X-Window System窗口系统发布;1992年,微软公司发布Windows 3.1,Windows操作系统的图形用户界面如图2.2所示。目前计算机基本都支持图形用户界面。

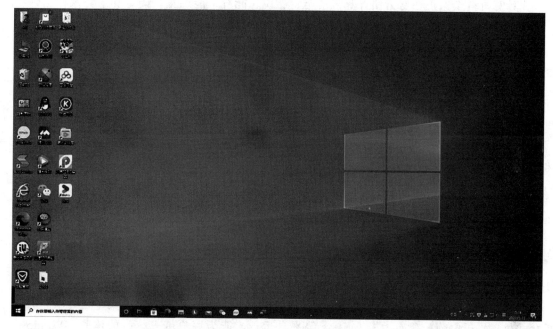

图 2.2 Windows 用户界面

图形用户界面(graphical user interface,GUI)是指采用图形方式操作计算机的用户界面。在图形用户界面中,鼠标和显示器是主要操作设备。图形用户界面主要由桌面、窗口、对话框、图标、菜单、按钮等元素组成,利用鼠标进行单击、双击、移动、拖曳等操作。

图形用户界面极大地方便了普通用户,使人们不再需要死记硬背大量的计算机操作命令,而且图形操作对普通用户来说在视觉上更易于接受,在操作上更简单易学,极大地提高了用户的工作效率。但是,图形用户界面的信息量大大多于字符用户界面,因此需要消耗更多的计算机资源来支持图形用户界面。

2.2.4 多媒体人机界面

随着计算机技术的发展,操作命令也越来越多,功能也越来越强。随着模式识别,如语音识别、汉字识别等输入设备的发展,操作员和计算机在类似于自然语言或受限制的自然语言这一级上进行交互成为可能。此外,通过图形进行人机交互也吸引着人们去进行相关研究。这些人机交互可称为"智能化的人机交互"。

近年来，触摸屏图形用户界面广泛流行。触摸屏是一个安装在液晶显示器表面的定位操作设备，由触摸检测部件和控制器组成。触摸检测部件安装在液晶显示器的表面，用于检测用户触摸位置，并且将检测到的信号发送到控制器。控制器的主要作用是从触摸点检测装置接收触摸信号，并将它转换成触摸点坐标。

触摸屏操作不需要鼠标和物理键盘（支持图形虚拟键盘），操作时用手指或其他物体触摸操作，操作系统根据手指触摸的图标或菜单的位置来定位用户选择的输入信息。触摸屏的流行，使得操作方式发生了很大变化。

计算机科学家正在努力使计算机能听、能说、能看、能感觉，语音和手势操作也许将成为主要人机界面。虚拟现实将实现以人为中心的人机交互方式。计算机将为用户提供光、声、力、嗅、味等全方位、多角度的真实感觉。虚拟屏幕和非接触式操作等新技术，将彻底改变人们使用计算机的方式，也将对计算机应用的广度和深度产生深远的影响。

2.3 Windows 10 操作系统

Windows 是 Microsoft（微软）公司开发的一系列操作系统，也是目前世界上用户最多的操作系统。微软公司开发的 Windows 产品分为 3 个系列：个人用户系列（主要有 Windows 2000/XP/7/10 等）、服务器系列（主要有 Windows Server NT/2008/2012/2016/2019 等）、嵌入式用户系列（主要有 Windows CE/Phone 8 等）。随着计算机硬件和软件的不断升级，微软公司的 Windows 操作系统也在不断升级。

与以往的 Windows 系统不同，Windows 10 是一款跨平台的操作系统，它可以同时在台式机、平板电脑、智能手机、Xbox 等平台运行，能为用户带来统一的体验。Windows 10 主要有家庭版、专业版、企业版、企业移动版、教育版、专业工作站版、物联网核心版七个版本。

Windows 10 操作系统结合了 Windows 7 和 Windows 8 操作系统的优点，更符合用户的需求和使用体验，下面简单介绍几个 Windows 10 操作系统的新功能。

2.3.1 恢复开始菜单，整合开始屏幕

在 Windows 10 中，微软不仅恢复了开始菜单，而且增强了开始菜单的功能，或者说整合了开始菜单与开始屏幕。新的开始菜单在原开始菜单的右侧新增加了一栏，这一栏也就是 Windows 8 中的开始屏幕，加入了原开始屏幕的磁贴显示功能，用户可以在开始菜单中放置原来在 Windows 8 开始屏幕中才能放置的动态磁贴。用户可以灵活地调整、增加或删除动态磁贴，甚至可以删除所有磁贴，让开始菜单回归经典样式。开始菜单如图 2.3 所示，新的开始菜单可以自由调整大小。

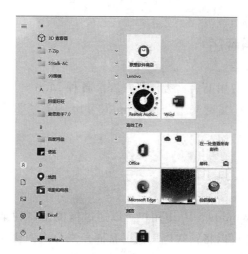

图 2.3　开始菜单

2.3.2　虚拟桌面功能

可以通过任务栏的任务视图按钮（快捷键为"Win+Tab"）更直观地查看当前系统中运行的程序。例如，在桌面 1 已经打开了 4 个任务窗口，此时已经把屏幕占满了，若再打开一个窗口，则会把刚才打开的几个窗口遮挡住。这时可以新建一个虚拟桌面来存放第 5 个窗口，使用"Win+Ctrl+左/右箭头"快捷键就可轻松切换桌面。虚拟桌面如图 2.4 所示。

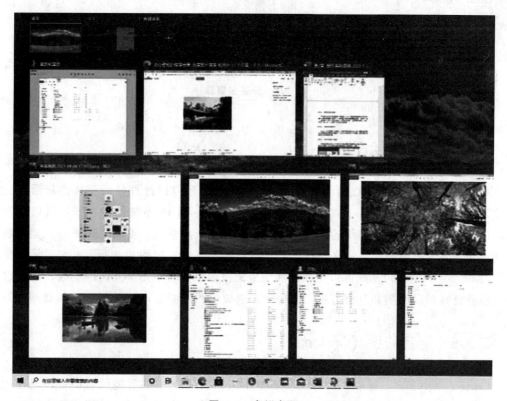

图 2.4　虚拟桌面

2.3.3 全新应用商店

Windows 8 中预装了应用商店,方便用户安装各种 Metro 应用,随着时间的积累这个应用商店中的应用逐渐地丰富起来了。在 Windows 10 中有了不少的提升,国内的常用工具也可以在应用商店中找到。

2.3.4 分屏多窗口功能

分屏多窗口是指在 Windows 10 中用户可以通过拖曳窗口到桌面左右边缘的方式来进行左右自动分屏放置,还可以将窗口拖曳到屏幕四角来分成四块显示,如图 2.5 所示。

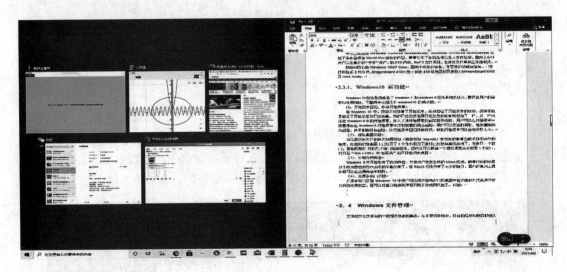

图 2.5 分屏多窗口

2.3.5 计算器绘图功能

Windows 10 自带的计算器不仅可以做科学计算,还可以计算日期和转换货币在标准模式下,可将计算器窗口置于其他窗口的上方。Windows 10 系统的计算器还可以绘制图像,而且可同时绘制多个方程的图像,输入一个或多个方程式,就能立即查看、比较线条之间的交互关系,还可以自定义线条样式、图形查看窗口,如图 2.6 所示。如果输入变量方程(如 $y=mx+b$),则可以更新这些变量的值,以查看图形上实时的更改。还可以使用鼠标或键盘跟踪绘图并分析方程,以帮助识别关键图形要素,如 x 轴和 y 轴截距。

2.3.6 语音助手(Cortana)

Cortana(中文名:微软小娜)原本是 Windows Phone 中的智能语音助手,现在被引入了 Windows 10 中。在任务栏的左侧,支持语音开启。小娜可以帮助用户搜索网页、查

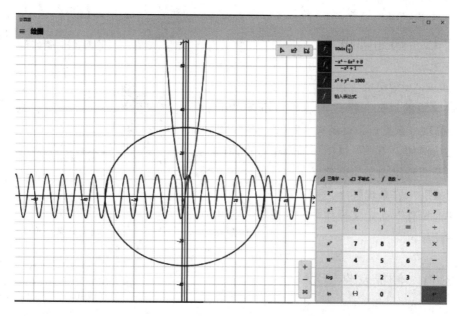

图 2.6 计算器绘制的函数图形

找文件,可以帮助用户查询天气、跟踪日历、会唱歌、讲笑话、记事,还能跟用户进行简单的对话。对于小娜无法识别的内容,小娜会自动打开浏览器帮用户进行相关的内容搜索操作。

2.3.7 全新的操作中心

新的操作中心将所有软件和系统的通知都集中在一起,在操作中心的底部还有一些常用的开关按钮,照顾用户使用手机或移动设备的操作习惯。

2.3.8 全新的浏览器 Edge

Edge 浏览器有桌面和移动两个版本,并深度融合了 Bing 搜索服务,让用户的搜索体验更佳。Edge 除了带来性能的增强外,还支持地址栏搜索、手写笔记、阅读模式并深度结合 Cortana 等附加功能。Edge 浏览器为默认浏览器。

2.3.9 Xbox 游戏平台

Windows 10 中整合了 Xbox 游戏平台,用户可以通过"Win+G"快捷键呼出 Xbox 的屏幕录制工具来录制游戏视频。Xbox 游戏平台如图 2.7 所示,用户可加入社区,下载应用。

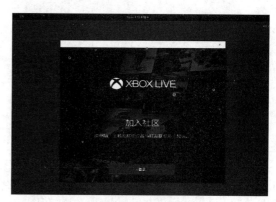

图 2.7 Xbox 游戏平台

2.3.10 通知中心

Windows 10 中集成了通知中心，除了集中显示应用的通知、推送消息外，还有 WiFi、蓝牙、屏幕亮度、设置、飞行模式、定位、VPN 等快捷操作按钮。例如，用户可以使用通知中心里面的"亮度"按钮分四种级别快速调整屏幕的亮度，并且可以单击"设置"→"系统"→"通知和操作"→"添加或删除快速操作"自定义操作中心的图标。通知中心如图 2.8 所示。

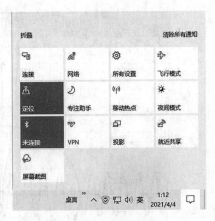

图 2.8　通知中心

2.3.11 便捷文件查找

Windows 10 系统的文件资源管理器默认打开"快速访问窗口"，该窗口显示用户最近常用的文件以及桌面、下载、图片等用户文件夹。

2.4　Windows 文件管理

文件管理

文件是具有文件名的一组相关信息的集合。在计算机系统中，所有的程序和数据都是以文件的形式存放在计算机的外存（如硬盘、U 盘等）上的。例如，一个 C 语言源程序、一个 Word 文档、一张图片、一段视频、各种可执行程序等都是文件。

在操作系统中，负责管理和存取文件的部分称为"文件系统"。在文件系统的管理下，用户可以按照文件名查找文件和访问文件（打开、执行、删除等），而不必考虑文件如何保存（在 Windows 系统中，大于 4 KB 的文件必须分块存储），以及硬盘中哪个物理位置有空间可以存放文件、文件目录如何建立、文件如何调入内存等问题。文件系统为用户提供了一个简单、统一的访问文件的方法。

2.4.1　文件名

在计算机中，任何一个文件都有文件名，文件名是文件存取和执行的依据。在大部分情况下，文件名分为主名和扩展名两个部分。

文件的主名由程序设计员或用户自己命名，一般用有意义的英文、中文词汇或数字命名，以便识别。例如，Windows 系统中的 Internet 浏览器的文件名为 iexplore.exe。

不同的操作系统对文件名命名的规则有所不同。例如，Windows 操作系统不区分文件名的大小写，在操作系统执行时，所有文件名的字符都会转换为大写字母，如 test.txt、TEST.TXT、Test.TxT 在 Windows 操作系统中都被视为同一个文件。而有些操作系统是区分文件名大小写的,如在 Linux 操作系统中,test.txt、TEST.TXT、Test.TxT 被认为是 3 个不同文件。

2.4.2 文件类型

在绝大多数操作系统中,文件的扩展名表示文件的类型。不同类型的文件的处理方法是不同的。用户不能随意更改文件扩展名,否则将导致文件不能被执行或打开。在不同的操作系统中,表示文件类型的扩展名并不相同。在 Windows 操作系统中,虽然允许扩展名为多个英文字符,但是大部分扩展名习惯采用 3 个英文字母。

Windows 操作系统中常见的文件扩展名及表示的意义如表 2.1 所示。

表 2.1 Windows 操作系统中文件扩展名的类型和意义

文件类型	扩展名	说明
可执行程序	exe、com	可执行程序文件
文本文件	txt	通用性极强,它往往作为各种文件格式转换的中间格式
源程序文件	c、bas、asm	程序设计语言的源程序文件
Office 文件	docx、pptx	MS Office 中 Word、PowerPoint 创建的文档
图像文件	jpg、gif、bmp	图像文件,不同的扩展名表示不同格式的图像文件
视频文件	avi、mp4、rmvb	通过视频播放软件播放,视频文件格式极不统一
压缩文件	rar、zip	压缩文件
音频文件	wav、mp3、mid	不同的扩展名表示不同格式的音频文件
网页文件	htm、html、asp	一般来说,前两种是静态网页,第三种是动态网页

2.4.3 文件属性

文件除了文件名外,还有文件大小、占用存储空间、建立时间、存放位置等信息,这些信息称为"文件属性"。如图 2.9 所示是 Windows 操作系统中文件的属性示例。

2.4.4 文件操作

文件中存储的内容可能是数据,也可能是程序代码,不同格式的文件通常会有不同的应用和操作。文件的常用操作有建立文件(需要专门的应用软件,如建立一个电子表格文档需要 Excel 等软件)、打开文件(需要专用的应用软件,如打开图

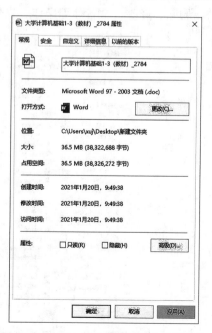

图 2.9 Windows 操作系统中文件的属性

片文件需要 ACDSee 等看图软件)、编辑文件(在文件中写入内容或修改内容称为"文件编辑",这需要专用的应用软件,如修改网页文件需要 Dreamweaver 等软件)、删除文件(可在操作系统下实现)、复制文件(可在操作系统下实现)、更改文件名称(可在操作系统下实现)等。

2.4.5 目录管理

计算机中的文件成千上万,如果把所有文件存放在一起会有许多不便。为了有效地管理和使用文件,大多数文件系统允许用户在根目录下建立子目录(也称为"文件夹"),在子目录下再建立子目录(也就是在文件夹中再建文件夹)。可以将目录建成树状结构,然后将文件分门别类地存放在不同的目录中。这种目录结构像一棵倒置的树,树根为根目录,树的每一个分枝为子目录,树叶为文件。在树状目录结构中,用户可以将相同类型的文件或相同主题的文件放在同一个目录中,同名文件可以存放在不同的目录中。

目前常用的目录结构形式有单级目录、两级目录和多级目录。单级目录的优点是简单且能实现目录管理的基本功能——按名存取,但却存在下述缺点:查找速度慢、不允许重名、不便于实现文件共享。两级目录结构基本上克服了单级目录的缺点,并具有以下优点:提高了检索目录的速度;在不同的用户目录中,可使用相同的文件名,只要在用户自己的 UFD 中其文件名都是唯一的;不同用户可使用不同文件名来访问系统中的同一个共享文件。对于大型文件系统,通常采用三级或三级以上的目录结构,以提高对目录的检索速度和文件系统的性能。

在安装操作系统和应用软件时,系统会建立一些子目录,如 Windows、Program Files 等。对于这些子目录,用户不能进行移动、删除、修改目录名称等操作,否则将导致操作系统或应用软件不能正常使用。用户可以自行建立目录,也可以对自行建立的目录进行移动、删除、修改目录名称等操作。操作系统的目录结构如图 2.10 所示。

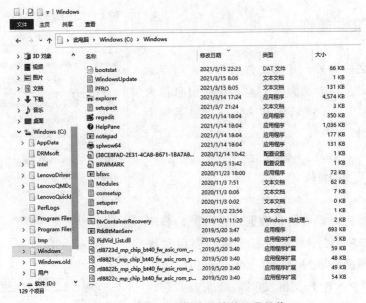

图 2.10 Windows 操作系统的目录结构

2.4.6 文件查找

在 Windows 操作系统中查找文件或文件夹非常方便。用鼠标右击"开始"按钮，从打开的快捷菜单中选择"文件资源管理器"命令，打开资源管理器窗口（也称为"计算机窗口"），然后单击窗口右上角的搜索框，输入需要查找文件的部分文件名即可。

2.4.7 通过库管理文件

"库"把搜索功能和文件管理功能整合在一起，改变了 Windows 操作系统传统的资源管理器管理模式。"库"所倡导的是抛弃原先使用的文件路径、文件名来访问，通过搜索和索引方式来访问所有资源。

"库"实际上是一个特殊的文件夹，不过系统并不是将所有的文件都保存到"库"里，而是将分布在硬盘上不同位置的同类型的文件进行索引，将文件信息保存到"库"中。Windows 10 中库是默认不显示的，需要将它显示出来时，要手动操作一下。

①在桌面上双击"此电脑"，打开资源管理器，如图 2.11 所示。在窗口上方单击"查看"选项卡，然后单击"选项"按钮，弹出"文件夹选项"对话框，如图 2.12 所示。

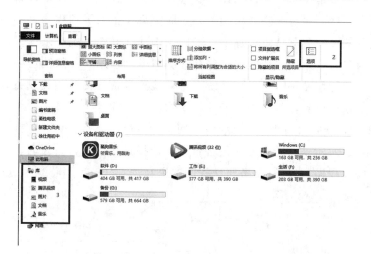

图 2.11　资源管理器中"查看"→"选项"

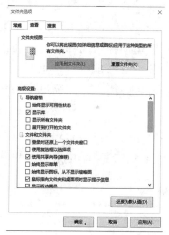

图 2.12　添加显示库

②单击图 2.12 中"查看"选项卡，在"高级设置"区域勾选"显示库"复选框，单击"确定"按钮，完成设置。此时，在资源管理器左侧快捷方式区域即可看到"库"文件夹。

③右键单击"视频"目录，在弹出的快捷菜单中选择"属性"，弹出"视频属性"对话框，单击"添加"按钮。

④在弹出的"将文件夹加入到视频中"对话框中，选择要加入的文件夹，然后单击"加入文件夹"按钮，返回"视频属性"对话框，单击"确定"按钮，完成添加。

⑤再去资源管理器的快捷方式区域查看，单击"视频"快捷方式，即可看到新添加的文件已经在视频库里了。

2.5 Windows 软件和硬件管理

每台计算机都配置了外部设备，它们的性能和操作方式都不一样。设备管理的主要任务是方便用户使用外部设备，提高设备的利用率。

2.5.1 计算机基本信息

若要在 Windows 中查看本机基本信息，可在桌面上右击"此电脑"图标，在弹出的快捷菜单中选择"属性"，如图 2.13 所示，可以看到本机的一些基本信息；若单击窗口左下方的"高级系统设置"，可查看计算机主要硬件设备的基本性能参数。

2.5.2 设备驱动程序

设备驱动程序（简称驱动程序）是操作系统识别设备和管理设备的程序。在使用设备之前，必须安装驱动程序。设备驱动程序与设备紧密相关，不同类型设备的驱动程序是不同的，不同厂家生产的同一类型的设备，驱动程序也不尽相同。因此，操作系统必须提供设备驱动程序的标准框架和接口参数，设备厂商根据这些标准编写驱动程序，并随同设备一起提交给用户。事实上，在安装操作系统时，操作系统会自动检测设备并安装相关设备的驱动程序，用户如果需要添加新的设备，就必须再安装相应的驱动程序。

单击计算机基本信息窗口左上方的"高级系统设置"（见图 2.13），选择"硬件"标签，单击"设备管理器"，如图 2.14 所示，展开相关设备目录，选择设备名称，右击后在弹出的快捷菜单中选择"更新驱动程序"，进行设备驱动程序的更新。

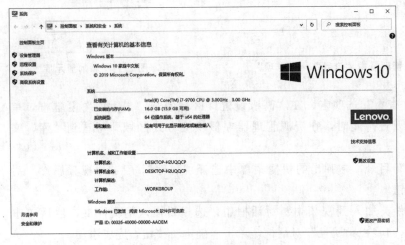

图 2.13 基本信息窗口

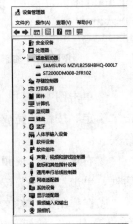

图 2.14 设备管理器窗口

2.5.3 即插即用

即插即用（plug and play，PnP）是指将设备连接到计算机上后，无须用户手动配置设备参数，设备就可以立即使用。例如，用户将 U 盘插入计算机 USB 接口时，操作系统会自动启动 PnP 功能进行设备检测，如检测 U 盘支持的标准是 USB 2.0 还是 USB 3.0 及 U 盘是否可以读写等操作。即插即用技术不仅需要设备支持，还需要操作系统的支持。目前，大多数计算机设备都支持即插即用。

2.6 Mac OS 系统和 iOS 系统

2.6.1 Mac OS

Mac OS 是一套由苹果公司开发的运行于 Macintosh 系列电脑上的操作系统。Mac OS 是首个在商用领域成功的图形用户界面操作系统。它是基于 XNU 混合内核的图形化操作系统。

Mac OS X 结合了 BSD Unix、OpenStep 和 Mac OS 9 的元素。它的最底层基于 Unix 基础，其代码称为 Darwin，实行的是部分开放源代码。

2.6.2 iOS

iOS 是由苹果公司开发的移动操作系统。苹果公司最早于 2007 年 1 月 9 日的 Macworld 大会上公布这个系统，最初是设计给 iPhone 使用的，后来陆续套用到 iPod touch、iPad 上。iOS 与 Mac OS 操作系统一样，属于类 Unix 的商业操作系统。原本这个系统名为 iPhone OS，因为 iPad、iPhone、iPod touch 都使用 iPhone OS，所以 2010 年苹果公司在 WWDC 上宣布改名为 iOS。

iOS 的用户界面能够使用多点触控直接操作，控制方法包括滑动，轻触开关及按键。与系统交互包括滑动（wiping）、轻按（tapping）、挤压（pinching）及旋转（reverse pinching）。此外，通过其内置的加速器，可以通过旋转设备改变其 y 轴使屏幕改变方向，这样的设计令 iPhone 更便于使用。

iOS 系统和 Mac OS 系统的区别如下。

①构架不同：iOS 系统基于 ARM 构架，Mac OS 系统基于 X86 \ X86－64 构架。

②适用不同：iOS 系统适用于苹果手机和 iPad，电脑并不适用；Mac OS 系统是苹果公司为 Mac 系列产品开发的专属操作系统。

③移植不同：iOS 系统不能移植 Mac OS 系统的软件，Mac OS 系统能移植 iOS 系统的软件。

2.7 Google Chrome OS 系统和 Android 系统

2.7.1 Chrome OS

Chrome OS 是一款适用于 PC 的操作系统，它是基于 Linux 的开源操作系统。Google 表示，初期这一操作系统将定位于上网本、紧凑型以及低成本电脑，是一个为上网本设计的轻量级开源操作系统，Google 已公开其源代码。

在 Chrome OS 中绝大部分的应用都将在 Web 中完成。迅速、简洁、安全是 Chrome OS 的重点特征，Chrome OS 的用户不用担心病毒、恶意软件、木马、安全更新等烦人的事情。Chrome OS 系统和 Chrome 浏览器一样有三大重点要素，那就是速度、简洁、安全。Chrome OS 系统启动和运行速度都很快，界面元素将会最少化，并且直接集成 Chrome 浏览器，配合上网可提供流畅的网络体验，并支持 Web 程序。这款操作系统被设计成为最快和最瘦身的操作系统，只需几秒钟的时间便可启动 PC 并接入互联网。Chrome OS 同时支持 x86 和 ARM 两种处理器架构。

2.7.2 Android 系统

Android（安卓）一词的本义指"机器人"。Android 操作系统最初由 Andy Rubin 开发，诞生于 2010 年。Android 系统是一种基于 Linux 内核（不包含 GNU 组件）的自由及开放源代码的操作系统。2005 年 8 月由 Google 收购注资，现在由美国 Google 公司和开放手机联盟领导及开发，主要适用于移动设备。2007 年 11 月，Google 与 84 家硬件制造商、软件开发商及电信运营商组建开放手机联盟共同研发改良 Android 系统。第一部 Android 智能手机发布于 2008 年 10 月。目前，Android 系统已扩展到平板电脑及其他领域，如电视、数码相机、游戏机、智能手表等。

习题

1. 简要说明操作系统的作用。
2. 简要说明图形用户界面的特点。
3. 简要说明图标、窗口、对话框、菜单的基本功能。
4. 简要说明操作系统的主要功能。
5. 鼠标的主要操作方法有哪些？
6. 简要说明计算机的人机界面。
7. 简要说明在 Windows 中启动应用程序的方法。
8. 分析 Windows 操作系统的容量为什么会越来越大。
9. 尝试了解并阐述 Windows 10 与 iOS 的使用异同。

第3章 Word文字处理

Word 是微软公司推出的 Office 办公软件的核心组成要件，具有强大的文字处理能力。本章将介绍 Word 2016 的基本功能和使用方法，分为初级篇、进阶篇和高阶篇。

3.1 初 级 篇

3.1.1 启动 Word 2016

一般来说有 3 种方法启动 Word 2016。

① 从"所有程序"端启动：选择"开始"→"Word 2016"命令。

② 从系统桌面启动：用鼠标双击桌面上的 Word 快捷方式图标。

③ 从已有文档启动：用鼠标双击需要打开的已有 Word 文档，系统会启动 Word 2016，打开点击的文档。

3.1.2 新建/打开文档

1. 新建文档

启动 Word 2016 应用程序后，创建文档，进入窗体界面对文档进行编辑。

进入"创建文档"界面后（见图 3.1），可以看到多个选项，代表创建 Word 文档的多种方法：第一种方法是建立空白文档，第二种方法是利用模板来创建 Word 文档。Word 2016 提供了如书法字帖、日历、求职信、传单等多种联机模板。模板提供了该类文档共同的外观框架，用户利用模板可以快速建立特定类别的文档，但是利用模板创建的文档不具备个性化。新建空白文档应用更普遍，更广泛。

如果已经进入 Word 2016 窗体界面，单击"文件"→"新建"也可以进入"创建文档"界面，新建 Word 文档。

2. 打开文档

打开文档有两种常用方法。

① 在快速访问工具栏中添加"打开"按钮 📂 并单击。

② 单击"文件"按钮，在菜单中选择"打开"命令。

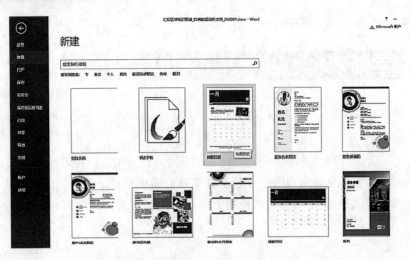

图 3.1 Word 2016 "创建文档" 界面

不论采用哪一种方法，操作后都将弹出"打开"对话框，一般来说要打开的基本是位于计算机外存当中的文档，所以在左侧选择"这台电脑"选项，双击该选项弹出"打开"对话框，在该对话框中选择文档所在的文件夹，再双击需要打开的文件名即可。

在 Word 2016 中，如果是最近使用过的文档，可以单击"文件"按钮，选择"打开"命令，在"最近"栏查看并打开。Word 2016 允许同时打开多个文档，实现多文档之间的数据交换。

3.1.3　Word 2016 窗体界面

在 Word 2016 中建好文档后，可以看到如图 3.2 所示 Word 2016 工作窗口界面，它主要包含标题栏、快速访问工具栏、选项卡、功能区、编辑区、状态栏、视图切换按钮等。各部分介绍如下。

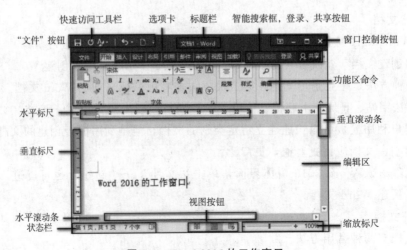

图 3.2　Word 2016 的工作窗口

1. 快速访问工具栏

快速访问工具栏位于工作窗体界面顶部左侧，该区域可以放置一些常用的操作命令按钮，如"保存""撤销""恢复"等。此部分的按钮还可以自定义，单击该区域右侧下拉按钮，可展开"自定义快速访问工具栏"，如图 3.3 所示，打勾项为快速访问工具栏当前启用的命令按钮，如果需要定义的命令按钮图 3.3 没有显示，可以单击"其他命令"，进入设置界面，对命令按钮进行添加与删除。

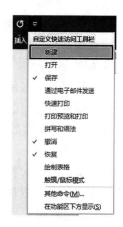

图 3.3 自定义快速访问工具栏

2. 标题栏

标题栏位于工作窗体界面顶部中间，用来显示当前应用程序的名称和正在编辑的文档名称。首次进入 Word 2016 时，默认打开的文档名为"文档 1"，保存到本地硬盘后，显示为文件名与应用程序名，如"第三章文件处理软件 Word 2016.docx-Word"，其中 .docx 为 Word 2016 文件扩展名。

3. 窗口控制按钮

窗口控制按钮包括"功能区显示选项"、"最小化"、"最大化"（"向下还原"）和"关闭"4 个按钮，其中"功能区显示选项"包含"自动隐藏功能区""显示选项卡""显示选项卡和命令"。这三个选项的功能如表 3.1 所示。

表 3.1 功能区显示选项

菜单项	功能
自动隐藏功能区	隐藏功能区，单击应用程序顶部以显示它
显示选项卡	仅显示功能区选项卡
显示选项卡和命令	始终显示功能区选项卡和命令

4. "文件"按钮

"文件"按钮的功能是打开"文件"菜单，菜单中包括"新建""打开""保存"等命令。

5. 选项卡和功能区命令

选项卡是分类放置工具按钮的地方，单击选项卡就可以展示该类选项卡下所有的功能命令按钮，选项卡和功能区的方式方便用户更直观地查看工具按钮。该部分内容也可以通过单击"文件"→"选项"→"自定义功能区"进行自定义。

6. 智能搜索框、登录、共享按钮

功能区上的"告诉我您想要做什么"搜索框即智能搜索框，是 Word 2016 提供的一个新的搜索工具，在搜索框中输入想执行的相关操作即可获得帮助。登录按钮的功能是登录 Office，从而访问云端。共享按钮的功能是与其他用户协作，实现共享、编辑（需要先将文档保存到 OneDrive）。

7. 水平和垂直标尺

水平和垂直标尺用于显示或定位文档的位置。

8. 水平滚动条和垂直滚动条

拖动滚动条可向上、向下或向左、向右查看文档中未显示的内容。

9. 编辑区

编辑区是用于显示或编辑文档内容的工作区域。编辑区中闪烁着的垂直条称为"光标"或"插入点",代表文字当前的插入位置。

10. 状态栏和缩放标尺

状态栏用于显示当前文档的页数、总页数、字数、拼写和语法、使用语言、输入状态、宏等信息;缩放标尺用于对编辑区的显示比例和缩放尺寸进行调整,缩放后,标尺右侧会显示出缩放的具体数值。

11. 视图按钮

视图代表文档的一种表现方式,视图切换按钮用于从不同的角度表现同一篇文档。Word 2016 的常用视图有阅读视图、页面视图、Web 版式视图等,这些视图的图标与作用如表 3.2 所示。

表 3.2 Word 2016 的常用视图

视图名称	图标	作用
阅读视图		用于阅读和审阅文档。该视图以书页的形式显示文档,页面被设计为正好填满屏幕,可以在阅读文档时显示注释,设置布局等
页面视图		这是 Word 默认的视图,也是制作文档时最常用的一种视图。在这种视图下,不但可以显示各种格式化的文本,页眉、页脚、图片和分栏排版等格式化操作的结果也都将出现在合适的位置上,文档在屏幕上的显示效果与文档打印的效果完全相同,真正做到了"所见即所得"
Web 版式视图		用于显示文档在 Web 浏览器中的外观。在这种视图下,可以方便地浏览和制作 Web 网页
大纲视图		以大纲形式查看文档,内容将显示为项目符号
草稿视图		仅查看和专注于文档中的文本,对于快速编辑很有用,因为"页眉和页脚"、图片等某些对象不会显示

注:大纲视图与草稿视图可通过"视图"选项卡"视图"组中的相应按钮进行设置。

3.1.4 输入文本

1. 输入状态

文档创建完毕后,接下来的工作就是输入文本。目前大部分情况都是使用键盘输入文本,通过键盘输入文字有两种状态。

插入:可以使用插入模式在文档任意位置单击鼠标,光标闪烁后,输入新的内容。

改写:如果要先删除已有内容再输入新的内容,可使用改写模式,输入的字符将替代光标后的字符。

插入和改写状态可以通过单击"插入"或"改写"按钮切换或按键盘上的 Insert 键进行切换。

2. 输入内容

Word 文档遵循"文档流"的布局，一行输入以后才能转入下一行，但下面的方法可以灵活地对文档流布局进行修改。

（1）换行

随着字符的输入，光标随之从左往右移动，当到达右边界时会自动换到下一行；如果在没有到达边界时想提前换行，可以按键盘的 Enter 键，产生一个段落标记（↵），此标记代表段落的结束，以区分不同段落。如果没有达到右边界需要另起一行，但又不是一个新的段落，则可以手动换行，按"Shift+Enter"快捷键产生一个手动换行符（↓），即不产生新段落进行换行。

（2）换页

输入内容满一页后，系统自动换页。在还没有输入满一页的情况下需要另起一页，可按"Ctrl+Enter"快捷键输入分页符来达到目的。

3. 输入符号

在编辑文档时，经常需要输入符号。符号一般分为常用和特殊两类。

（1）常用标点符号

标点符号分中文和英文两种输入状态，在中文输入状态下，常用的有"，""、""。""《""》"，它们在键盘上对应的键位分别是"，""\"".""<"">"等（其中某些标点符号须配合 Shift 键输入）。

（2）特殊符号

特殊符号包括两种。一种包括特殊的标点符号、单位符号、数学符号、希腊字母等。另一种是特殊的图形符号。可以单击功能区"插入"选项卡中的"符号"组中的"符号"下拉按钮，从中选择需要插入的特殊符号。

4. 插入日期和时间

有时在文本中需要输入标准的日期和时间信息，除手动输入外，还可以单击功能区"插入"选项卡中的"日期和时间"，打开相应对话框，选择需要的格式，即可插入标准日期和时间。如果需要在每一次打开文档都显示为最新时间，勾选"自动更新"选项即可。

5. 插入文件

若要将另外一个文件的全部内容插入当前文档，则应将光标停留在需要插入的位置，单击功能区"插入"选项卡中的"对象"下拉按钮，在下拉菜单中选择"文件中的文字"命令，打开"插入文件"对话框，选择需要的文件。

6. 插入网络文字素材

如果需要插入的内容来自网页，处理的步骤是：将浏览器中需要粘贴的文字选中，单击右键，选择"复制"命令，将光标停留在需要插入网络文字素材的位置，单击功能区"开始"选项卡中的"粘贴"下拉按钮，单击"选择性粘贴"命令，在打开的"选择性粘贴"对话框中选择"无格式文本"，如图 3.4 所示，将不带任何格式的文字插入文档中。

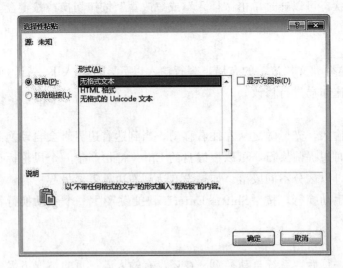

图 3.4 "选择性粘贴"对话框

3.1.5 文档编辑

文档的基本编辑工作包括插入、删除、移动、复制、替换、拼写和语法检查等,这些操作都可以通过"开始"选项卡中的"剪贴板"组、"编辑"组中的相应按钮来实现。在 Word 2016 中遵循"先选定,后执行"的原则,被选定的文本以灰色高亮显示,便于与未被选定的文本区分。

1. 选定文本

在 Word 2016 中选定文本有两种方法,即基本的选定方法和利用选定区的方法。

(1) 基本的选定方法(见表 3.3)

表 3.3 选定文本的方法

名称	操作
鼠标选定	将光标移到欲选取的段落或文本的开头,按住鼠标左键拖曳经过需要选定的内容后松开鼠标左键
键盘选定	将光标移到欲选取的段落或文本的开头,同时按住 Shift 键和光标控制键来选定内容

(2) 利用选定区

在文本编辑区左侧的长条形空白区域,称为"选定区"。当鼠标指针移动到选定区时,在该区域单击鼠标左键,可选中鼠标指针所指的一整行文字;双击鼠标左键,可选中鼠标指针所在的段落;三击鼠标左键,整个文档全部被选中。另外,在选定区中按住鼠标左键后拖动可选中连续的若干行。

选定文本的常用技巧如下。

① 鼠标双击要选定的字和词,可以选取字和词。

②按住 Ctrl 键，单击某句子，可选定该句子。
③单击某行的选定区，可选定行。
④双击某行的选定区，或者在某段落的任何地方三击，可选定段。
⑤按住 Alt 键，同时按住鼠标左键拖动，可选定一块垂直的文本。
⑥单击所选内容的开始处，然后按住 Shift 键，单击所选内容的结束处，可选定一大块文字。
⑦三击选定区，可选定全部内容。

如果需要同时选定多块区域，按住 Ctrl 键，加上选定文本操作即可。若要取消选定，则在文本窗口任意位置单击鼠标左键即可。

2. 编辑文档

（1）插入

此部分可参照 3.1.4 小节中"输入状态"。

（2）删除

选定需要删除的内容，按 Backspace 键或 Delete 键即可删除；或者单击右键，选择"剪切"命令；或者通过功能区"开始"选项卡中的"剪贴板"组中的"剪切"按钮✂（快捷键为"Ctrl+X"）。

删除段落标记。删除段落标记（↵）可以实现两个段落之间的合并。将光标停留在需要合并的两个段落的第一段的段落末尾，按 Delete 键即可。

3. 移动或复制

如果要将文字内容从一个位置移动到另外一个位置，有两种方法，适用于两种情况。

（1）短距离移动

如果文字需要移动的距离比较短，可利用鼠标拖曳的方式完成。选定需要移动的内容，移动鼠标指针到选中内容上，鼠标指针形状变为左向箭头时，按住鼠标左键将所选文本拖曳到指定位置。

（2）长距离移动（不同页、不同文档之间的移动）

如果文字需要移动的距离比较长，可利用剪贴板来完成。选定需要移动的内容，单击右键，选择"剪切"（快捷键为"Ctrl+X"）命令，然后将光标定位至要插入文本的位置，单击右键，在快捷菜单中选择"粘贴选项"（快捷键为"Ctrl+V"）命令。

注意区分复制文本和移动文本的区别。移动文本，选定的文本在原处消失；而复制文本，选定的文本仍在原处。

4. 查找和替换

查找可以帮助用户在一篇长文档中快速查找到目标内容，替换不仅可以快速找到目标内容，并且还可以将其替换成其他内容。

查找和替换功能既可以将文本的内容与格式完全分开，单独对文本或格式进行查找或替换处理，也可以把文本和格式看成一个整体，统一进行处理。除此之外，该功能还可用于特殊字符和通配符。

查找和替换的一般步骤如下：

①打开要编辑的 Word 文档，切换至"开始"选项卡，找到"编辑"组中的"替换"按钮，单击打开。

②在"查找和替换"对话框中,有3个选项卡——"查找"、"替换"和"定位",切换至"查找"选项卡(见图3.5),在"查找内容"文本框中输入要查找的内容,单击"更多"可以定义搜索方向并限定搜索的条件。例如,如果要查找的内容是"Medical",而不是"medical",则可勾选"区分大小写"复选框,然后单击"查找下一处"按钮,即可看到 Word 文档中查找的内容,如图 3.6 所示。

查找和替换

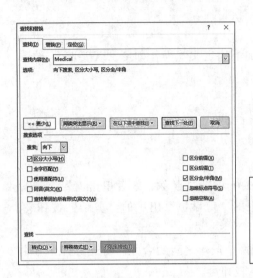

图 3.5 "查找和替换"对话框　　　　　图 3.6 查找结果

③在"查找和替换"对话框中切换至"替换"选项卡,先按照步骤②设置"查找内容",再在"替换为"文本框中输入要替换的内容,如输入"medical";单击对话框中"更多"按钮,在"搜索"下拉列表中选择搜索的方向,如选择全部。如果要对替换后的文字进行格式化设置,可单击"替换"下的"格式",根据具体格式化需求选择相应的菜单对替换后的文字进行设置。例如,可以对替换后的文字进行字体格式设置。单击"查找下一处"按钮时,可看到 Word 文档中查找的内容,如图 3.6 所示。单击"替换"按钮,即可在 Word 文档中先查找内容再替换为目标内容。如果单击"全部替换"按钮,则可一次性在整个文档中完成替换操作。

④如果要替换的内容为特殊字符,如将文档中的全角省略号替换为段落标记,则打开"查找和替换"对话框,将光标放置于"查找内容"文本框中后单击对话框底部"特殊格式"按钮,在打开的快捷菜单中单击"全角省略号"选项。将光标放置于"替换为"文本框中后单击"特殊格式"按钮,在打开的快捷菜单中单击"段落标记"选项。此时特殊符号会转换为代码输入文本框中,单击"查找下一处"按钮,即可在文档中查找到"全角省略号"。单击"替换"按钮,即可完成替换。

5. 检查拼写和语法

用户在编写文档时,难免会出现拼写和语法上的错误。使用人工检查费时费力,Word 2016 提供了自动拼写和语法检查功能,可以节约很多时间与精力。

单击"审阅"选项卡中的"校对"组中的"拼写和语法"按钮,拼写检查器就会使用拼写词典检查文章中的每一个词,如果该词在词典中,则认为它是正确的,否则就会加红色波浪线来报告错词信息,并根据拼写词典中能够找到的词给出修改建议,也可以把它们添加到拼写词典中,避免以后再出现同样的问题。由于词典并不能覆盖所有的词,所以错误提示有可能不准确,可以在错误提示信息附近右击选择"忽略"或"全部忽略"按钮忽略错误提示,继续文档其余内容的检查工作。语法检查器则会根据当前语言的语法结构,指出文章中潜在的语法错误,并给出解决方案参考,帮助用户校正句子的结构或词语的使用。

目前,文字处理软件对英文的拼写和语法检查的正确率较高,对中文校对的作用不大。

3.1.6 保存和保护文档

1. 保存文档

编辑新文档时,要及时将其保存至外存(硬盘)中,以免计算机断电后丢失文档内容。

保存文档的常用方法有两种。

①单击快速访问工具栏中的"保存"按钮 ▣。

②单击"文件"按钮,在展开的菜单中选择"保存"或"另存为"命令。

文档第一次执行保存命令时,会转入"另存为"界面,如图 3.7 所示。如果要把文件保存至硬盘,先选择"这台电脑"选项,双击该选项弹出"另存为"对话框,如图 3.8 所示,在左侧选择文件位置,如 D 盘,输入文件名,选择文件类型,最后单击"保存"按钮。Word 2016 默认的文件类型是"Word 文档(*.docx)",也可以选择保存为文本文件(*.txt)、HTML 文件或其他文档。

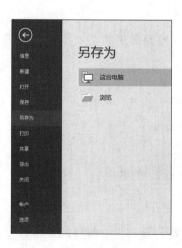

图 3.7 "另存为"界面

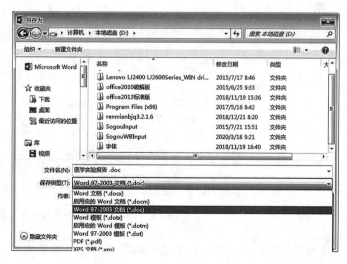

图 3.8 "另存为"对话框

注意:"保存"和"另存为"命令是有区别的,"保存"是覆盖原文档,即新编辑的文档取代原文档,原文档不再保留;而"另存为"命令则相当于文件复制,它建立了当前文件的一个副本，原文档依然存在，且"另存为"执行后，Word 2016 直接进入了新文档编辑界面。

如果是外存中已经保存好的文档需要再次保存，单击"文件"按钮，选择"保存"命令时将直接保存文档，不会再出现"另存为"对话框。

为了避免用户手动保存不及时从而导致文档内容丢失的情况，Word 2016 提供了自动保存设置功能。默认的情况下，Word 2016 每 10 分钟自动保存一次，当然这个时间是可以修改的，操作方法是：单击"文件"按钮，在菜单中选择"选项"命令，打开"Word 选项"对话框，再在对话框左侧选择"保存"选项卡，单击"保存自动恢复信息时间间隔"文本框右侧的调节按钮，设置好需要的数值。需要注意的是，它通常在输入文档内容之前设置，而且只对 Word 文档类型有效。

2. 保护文档

保护文档是指拥有权限的用户可以查看并编辑文档，从而保护文档内容，保证文档安全。在 Word 2016 中可以进行保护文档的设置，将文档设置为机密文档。

通过功能区"文件"按钮，在弹出的下拉菜单中默认显示"信息"界面，单击该界面中的"保护文档"下拉按钮，在展开的下拉菜单中选择"用密码进行加密"命令。在弹出的"加密文档"与"确认密码"对话框中分别输入所设置的密码，然后单击"确定"按钮即可。取消密码保护与设置密码路径一致，只需要在"加密文档"对话框弹出后，将所设置的密码删除即可。

3.1.7 字符排版

Word 中的字符包含汉字、字母、数字、标点符号以及其他各种符号。字符排版包含字符格式化与字符特殊设置。字符格式化是对字符最基本的设置，可以使文档中的字符出现更丰富的表现。

1. 字符格式化

切换到"开始"选项卡，"字体"组罗列了字符格式化设置的常用的功能按钮，如图 3.9 所示。

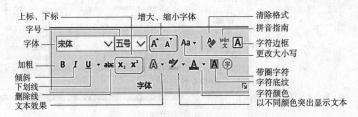

图 3.9 "字体"组中各按钮的功能

按照"先选择，再设置"的原则，选择要设置的文本，单击图 3.9 中相应的按钮，即可实现对所选字符的相应设置。

其中最常用的字符设置包括字体、字号、字符颜色。

①字体是指字符在屏幕或纸张上的表现形式，包括中文字体和英文字体。Word 2016 中的字体是由操作系统安装的字体所决定的。

②字号指文字的大小,它以磅(pt)为单位,1 pt 约为 1/72 in 或 0.353 mm。字号有汉字数码表示和阿拉伯数字表示两种。汉字数码最大为初号,大于初号的要用阿拉伯数字表示。默认状态下,字体为等线,字号为五号字。

③字符颜色指字符在屏幕或纸张上呈现的颜色。

Word 2016 提供的字体设置功能较多,一些不常使用的功能按钮须单击位于"字体"区右下角的"对话框启动器"按钮 ,打开"字体"对话框才可以看见。"字体"对话框包含"字体"和"高级"两个选项卡,如图 3.10 所示。其中主要设置的含义如下。

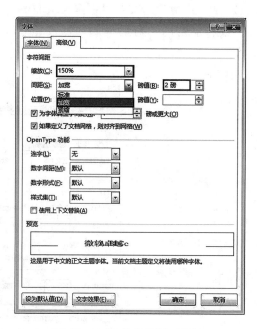

图 3.10 "字体"设置对话框

①字符缩放指对字符的横向尺寸进行缩放,以改变字符横向和纵向的比例。

②字符间距指两个字符之间的间隔距离,标准的字符间距为 0。当规定了一行的字符数后,可通过加宽或紧缩字符间距来进行调整,保证一行能够容纳规定的字符数。

③字符位置指字符在垂直方向上的位置,包括标准、提升和降低。

④特殊效果指根据需要进行多种设置,包括删除线、上下标、文本效果等。其中,文本效果可以为文档中的普通文本应用多彩的艺术字效果,使文本更加多样、美观。设置时,可以直接使用 Word 2016 中预设的外观效果,也可以从轮廓、阴影、映像、发光 4 个方面进行自定义设置。

2. 其他特殊设置

Word 2016 提供了一些特殊设置,如简体和繁体的转换、加拼音、加圈、纵横混排、合并字符、双行合一等。

其中简体和繁体的转换可以单击"审阅"选项卡中的"中文简繁转换"组中的相应按钮,加拼音、加圈则通过单击"开始"选项卡中的"字体"组中的相应按钮 和 来实现,其他功能则通过单击"开始"选项卡中的"段落"组中的"中文版式"下拉按钮 ,在打开的下拉菜单中选择相应的命令来完成。

3.1.8 段落格式化

段落是由段落标记"↵"结尾的文字、图像或其他元素的组合。对文档进行段落设置可以使文档的结构清晰，层次分明。

段落的选择与字符不一样。如果只需要选择单个段落，只需将光标置于要进行格式化设置的段落内的任意位置；如果要选择多个段落，可使用鼠标拖曳选择多个段落区域。

"段落"组（见图3.11）在"开始"选项卡"字体"组右侧，可用于对段落进行格式化设置。同样可以单击该区域右下角的"对话框启动器按钮"，打开"段落"对话框（见图3.12）。

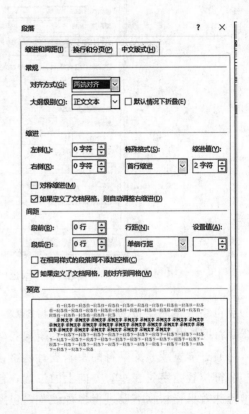

图 3.11 "段落"组　　　　　图 3.12 "段落"对话框

"段落"对话框各部分功能如下。

1. 段落对齐方式

段落的对齐方式包含左对齐、居中、右对齐、两端对齐和分散对齐。其中两端对齐是指段落的每一行沿页的左、右边界对齐，字与字之间的距离根据每一行字符的多少自动分配，最后一行字数较少的话，则沿左边界对齐；分散对齐是使字符均匀地分布在一行内。各对齐效果如图3.13所示。

段落对齐方式的设置有两种方法。

①在"段落"组中选择相应的对齐按钮，即可完成段落对齐设置。

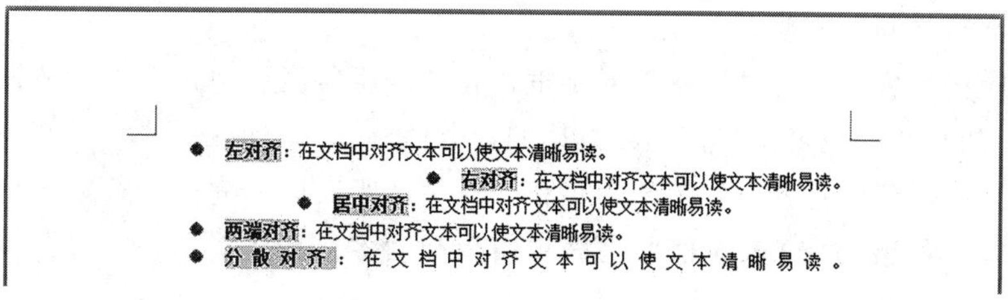

图 3.13　段落对齐方式展示

②打开"段落"对话框,在"常规"中找到"对齐方式",单击下拉按钮选择相应的命令即可。

2. 设置段落缩进

段落缩进是指段落中的文本与页边距之间的距离,设置段落缩进是为了使文档更加清晰易读。一般来说,段落要设置为首行缩进 2 个字符。

段落的缩进包含左缩进、右缩进、首行缩进、悬挂缩进 4 种。段落缩进的设置有两种方法。

①使用标尺来快速缩进段落,具体方法是:将光标定位到要设置左、右缩进的段落中,接着用鼠标选中标尺中相应的"缩进"按钮,按住鼠标左键进行拖动,将其拖到所需的位置,松开鼠标左键,即可实现段落缩进。(注意:要显示标尺,需要在"视图"选项卡中的"显示"组中选中"标尺"复选框,如图 3.14 所示)

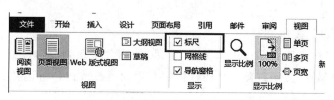

图 3.14　标尺复选框

段落的缩进效果如图 3.15 所示。

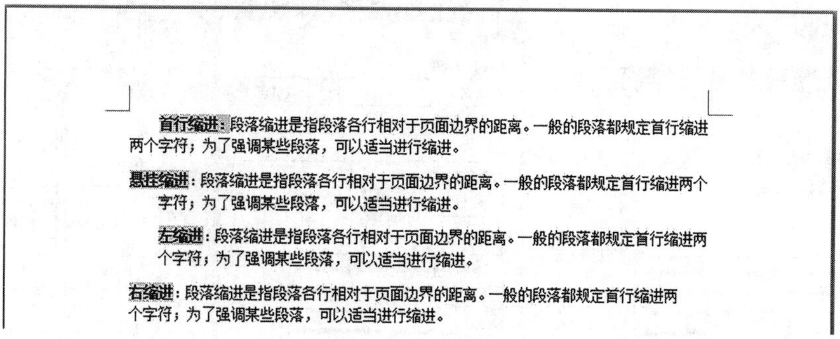

图 3.15　段落的缩进效果

②打开"段落"对话框,在"缩进"区域进行相应的设置即可。默认的缩进单位为"字符"。

3. 设置行距与段前、段后距离

段落间距是指段落与相邻的前后两个段落之间的距离,即段前距离和段后距离。行距指段落中行与行之间的距离。

段落间距的设置：打开"段落"对话框，在"间距"区域通过上下调节按钮选择"段前""段后"的行数，也可以直接输入具体的行数值。

段落行距的设置：打开"段落"对话框，在"间距"区域先选择行距类型，再进行具体的参数设置。如果选择"最小值"、"固定值"和"多倍行距"选项，可在"设置值"文本框中选择或输入磅数。

4. 项目符号与编号

项目符号和编号是放在文本前的点或其他符号，主要起强调作用，使用项目符号和编号可以使文档的内容更有条理。

（1）项目符号

项目符号的设置按钮也位于"开始"选项卡下的"段落"组，如图 3.11 所示，单击该按钮右边的下拉按钮，可以看到"项目符号库"，选择相应的符号可以设置选定文本的项目符号。也可以自定义新项目符号，选择"定义新项目符号"选项，打开"定义新项目符号"对话框，如图 3.16 所示，可以单击"符号""图片""字体"，选择符号的样式，通过预览可以查看设置效果。

（2）编号

"编号"按钮位于项目符号按钮右侧。单击该按钮右边的下拉按钮，弹出编号库，选择需要的编号样式，或选择"定义新编号格式"命令，打开"定义新编号格式"对话框，如图 3.17 所示。

（3）"多级列表"按钮

当要设置的段落之间有多级层次关系，可以使用"多级列表"按钮来实现。"多级列表"按钮位于"编号"按钮右侧，单击该按钮右边的下拉按钮，可选择"列表库"中的多级列表，如图 3.18 所示。

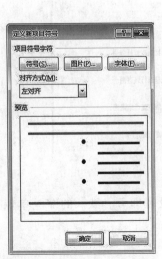
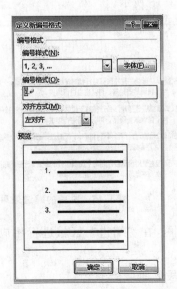
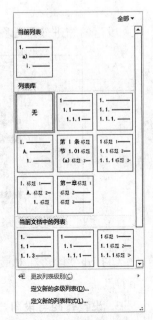

图 3.16 "定义新项目符号"对话框　　图 3.17 "定义新编号格式"对话框　　图 3.18 "列表库"选项卡

要取消项目符号、编号和多级列表，只需要再次单击该按钮，在相应的项目符号库、编号库、多级列表库中单击"无"按钮即可。

5．边框和底纹

如果要对段落进行美观设置，可以对其添加边框和底纹。

添加简单的边框和底纹：分别单击"段落"组中的"底纹"和"边框"下拉按钮，选择所需的颜色和框线。

添加复杂的边框和底纹：选定段落，单击"开始"选项卡中的"段落"组中的"边框"下拉按钮 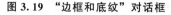，在下拉菜单中选择"边框和底纹"命令，打开"边框和底纹"对话框，如图3.19所示。

（1）"边框"选项卡

如图3.19所示，可以在边框"设置"中选择"方框"，再根据需求依次添加边框的"样式""颜色""宽度"。如只对段落的上、下边沿设置边框线，可以单击预览栏中的左、右边框按钮将左、右边框线去掉。注意"应用于"有两个选项，即"段落"和"文字"，所以"边框"选项卡不仅仅可以给段落设置边框，也可以给文字设置边框。

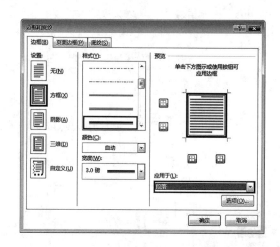

图3.19 "边框和底纹"对话框

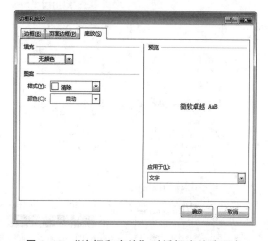

图3.20 "边框和底纹"对话框底纹选项卡

（2）"底纹"选项卡

如图3.20所示，"填充"下拉列表框用于设置底纹的背景色；"样式"下拉列表框用于设置底纹的图案式样；"颜色"下拉列表框用于设置底纹图案中点或线的颜色。"底纹"跟边框一样，不仅可以给段落设置边框，也可以给文字设置边框。

3.1.9 页面格式化

1．Word文档的结构

Word文档的基本单位是"页"，即一篇文档由若干页组成。页包含正文、页眉、页脚、页边距等。一般来说，对页面进行格式化设置会作用于文档中所有的页，但如果要对文档不同部分进行格式化设置，则必须先对文档进行分节。节是Word文档的另一个组成单位，可以将具有相同页面设置的页合并为一节，再统一排版。

切换至"布局"选项卡，在"页面设置"组中找到"分隔符"按钮并单击，可以看到"分页符"与"分节符"，如图 3.21 所示。可以看到有 4 种不同的插入"分节符"的方法。一般来说，Word 2016 会自动隐藏"分节符"标记。切换至"开始"选项卡，在"段落"组中找到"显示/隐藏编辑标记" ，单击后则可以显示该标记。

2. 页面格式化

页面格式化可以设置页面的外观以及输出效果，一般来说页面格式化包含页面设置、页眉和页脚、脚注和尾注、特殊格式设置（首字下沉、分栏、文档竖排、页面背景）等。

（1）页面设置

页面设置有两种方法。

①切换至"布局"选项卡，找到"页面设置"组（见图 3.22），选择相应功能按钮进行页面设置。

②单击"页面设置"组右下角的"对话框启动器按钮" ，打开"页面设置"对话框（见图 3.23）。该对话框有 4 个选项卡。下面介绍常用的页面设置菜单内容。

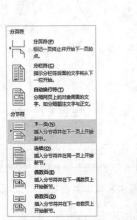
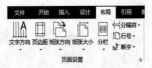
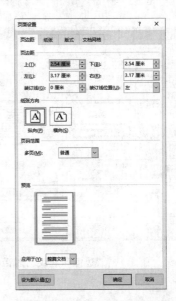

图 3.21　分页符、分节符选项卡　　图 3.22　页面设置组　　图 3.23　页面详细设置对话框

- "页边距"

"页边距"是指文档内容与纸张四边的距离，包括"上边距"、"下边距"、"左边距"和"右边距"。正文（包括脚注和尾注）显示在页边距以内，页眉和页脚显示在页边距上。在"页面设置"对话框可以设置页边距，还可以设置页面的装订线及其位置、纸张的方向、页码范围。也可以通过"页面设置"组中的"页边距"下拉按钮快捷设置。

- "纸张"大小

在"页面设置"对话框中切换至"纸张"选项卡就可以设置纸张大小。Word 2016 会根据选择的纸张大小对文档内容进行排版。一般默认为"A4"。纸张大小也可以通过"页面设置"组中的"纸张大小"下拉按钮快捷设置。

- "纸张"方向

纸张方向是指纸张的纵向（垂直）或横向（水平）方向，Word 2016 会根据选择的纸张方向对文档内容进行排版。

在"页面设置"对话框中对页面进行的设置通常作用于整个文档，如果对部分文档进行页面设置，应在"应用于"下拉列表框中选择范围。

（2）页眉和页脚

页眉、页脚分别位于文档中每个页面的顶部、底部区域，常用于显示文档的附加信息，比如文字、图形、图片等，还可以用来生成各种文本的域代码（如日期、页码等）。域代码与普通文本不同，它在显示和打印时会被当前的最新内容代替。例如，日期域代码是根据显示或打印时系统的时钟生成当前的日期；同样，页码域代码也是根据文档的实际页数生成当前的页码。

Word 2016 中提供了内置的 20 余种页眉和页脚样式，可以直接应用于文档中。可以通过"插入"选项卡中的"页眉和页脚"组中的相应按钮来完成，如图 3.24 所示。

单击"页眉"，弹出"内置"菜单，如图 3.25 所示，选择"编辑页眉"，光标会转入页眉区域，可以在该区域添加页眉内容，并且顶部会出现新的"页眉和页脚工具"选项卡（见图 3.26），帮助进行页眉、页脚的设置。页脚的添加与页眉类似。如果要关闭页眉、页脚的编辑状态回到正文，直接单击"关闭"组中的"关闭页眉和页脚"按钮即可。

页眉和页脚

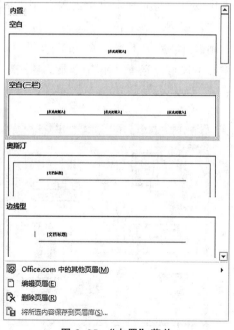

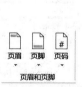

图 3.24 "插入"选项卡中的"页眉和页脚"组　　图 3.25 "内置"菜单

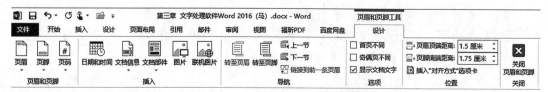

图 3.26 "页眉和页脚工具"选项卡

在文档中页眉、页脚可以设置成全部相同，也可以设置成首页不同、奇偶页不同等其他形式。如果文档被分为多个节，也可以设置节与节之间的页眉、页脚互不相同。

（3）特殊格式设置

• 分栏

分栏是在报纸或杂志上经常看到的一种排版方式，它可以将所选文字内容分成几栏。

分栏排版是通过"布局"选项卡中的"页面设置"组中的"分栏"下拉按钮来操作的。如果默认分栏不能满足要求，需要在打开的下拉菜单中选择"更多分栏"命令，打开"栏"对话框进行设置，如图 3.27 所示。可以自定义栏数、宽度和间距，还可以选择分栏时各栏之间是否带"分隔线"等。

分栏排版不满一页时，会出现分栏长度不一致的情况，采用等长栏排版可使栏长一致。首先将光标移到分栏文本的结尾处，然后单击"布局"选项卡中的"页面设置"组中的"分隔符"的下拉按钮，在打开的下拉菜单中选择"分节符"区中的"连续"命令。

注意：分栏操作只有在页面视图状态下才能看到效果。当分栏的段落是文档的最后一段时，为使分栏有效，必须在分栏前，在文档最后添加一个空段落（按 Enter 键产生）。

• 首字下沉

首字下沉是指将段落的第一个字放大，并且向下凸出一定的距离，以引导阅读。它也是报纸、杂志中常用的排版方式。

选中段落或将光标定位于需要首字下沉的段落中，在"插入"选项卡中找到"文本"组中的"首字下沉"下拉按钮，在下拉菜单中选择需要的形式即可。如果要进行更详细的设置，则选择"首字下沉选项"命令，打开"首字下沉"对话框，如图 3.28 所示。在该对话框中，不仅可以选择"下沉"或"悬挂"位置，还可以设置字体、下沉行数及与正文的距离。

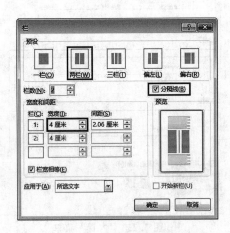

图 3.27 "栏"对话框

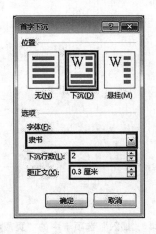

图 3.28 "首字下沉"对话框

若要取消首字下沉，只要选定已首字下沉的段落，单击"插入"选项卡中的"文本"组中的"首字下沉"下拉按钮，在下拉菜单中选择"无"即可。

• 页面背景

页面背景包含"水印""页面颜色""页面边框"，设置页面背景可以提高页面的美观度。可通过"设计"选项卡中的"页面背景"组中的相应按钮来实现。页面边框设置与段落边框设置一样。页面水印可以进行自定义设置,设置自定义图片或字体水印。

3.2 进 阶 篇

3.2.1 表格制作

1. 插入表格

①单击"插入"→"表格"组中的"表格"下拉按钮,在下拉菜单中的虚拟表格里移动鼠标指针,经过需要插入的表格行、列,确定后单击,如图 3.29 所示,即可创建一个规则表格。

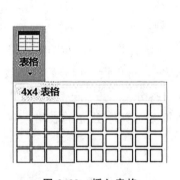

图 3.29 插入表格

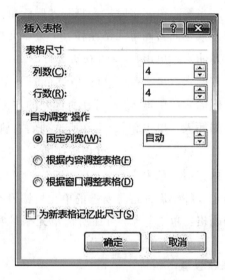

图 3.30 "插入表格"对话框

②单击"插入"选项卡中的"表格"组中的"表格"下拉按钮,在下拉菜单中选择"插入表格"命令,出现如图 3.30 所示的对话框,选择或直接输入所需的行数和列数,单击"确定"按钮。

2. 绘制表格

单击"插入"选项卡中的"表格"组中的"表格"下拉按钮,在下拉菜单中选择"绘制表格"命令。此时,鼠标指针呈铅笔状,然后在文档中按住鼠标左键拖动,绘制表格的外部框线。再按实际需要绘制内部表格框线,将表格进行分割。表格绘制完成后,单击"表格工具"→"布局"选项卡中的"绘图"组中的"绘制表格"按钮,取消选定状态。在绘制过程中,可以根据需要选择表格线的线型、宽度和颜色等。对多余的线段可利用"橡皮擦"按钮,用鼠标指针沿表格线拖曳或单击即可。

3. 表格编辑

(1) 选择表格

选择表格包括选择一个单元格、一行、一列或整个表格。

选择一个单元格：将鼠标指针指向单元格内左侧，当鼠标指针呈指向右上方的黑色实心箭头时单击。

选择一行：将鼠标指针指向该行左端边沿处（选定区）时单击。

选择一列：将鼠标指针指向该列顶端边沿处，当鼠标指针呈指向下方的黑色实心箭头时单击。

选择整个表格：单击表格左上角的符号 。

(2) 布局表格

表格的布局包括插入、删除、合并、拆分等操作。方法：选中表格中的单元格、行或列，在"表格工具"→"布局"选项卡中利用"行和列"组与"合并"组中的按钮进行设置即可。

删除：单击"删除"下拉按钮，可在打开的下拉菜单中执行删除单元格、行、列或表格的操作。当删除单元格时，会打开"删除单元格"对话框，选择删除单元格后剩余单元格的调整方式，如右侧单元格左移、下方单元格上移等。

在上方插入：单击 ，可在所选行的上方插入新行。

在下方插入：单击 ，可在所选行的下方插入新行。

在左侧插入：单击 ，可在所选列的左侧插入新列。

在右侧插入：单击 ，可在所选列的右侧插入新列。

合并单元格：单击 ，可将所选的多个连续的单元格合并为一个新的单元格。

拆分单元格：单击 ，打开"拆分单元格"对话框，可以设置拆分后的列数和行数，单击"确定"按钮后即可将所选的单元格按设置的规格拆分。

拆分表格：单击 ，可在所选单元格处将表格拆分为两个独立的表格。Word 2016 只允许上下拆分，不能左右拆分。

4. 表格设置

可以对表格数据的对齐方式、行高和列宽、边框和底纹、对齐和环绕方式等进行设置。

(1) 设置数据对齐方式

单元格对齐方式指单元格中文本的对齐方式。设置方法：选择需设置对齐方式的单元格，在"表格工具"→"布局"选项卡的"对齐方式"组中单击相应按钮（见图3.31）进行设置。

另外，选择单元格后，在其上单击鼠标右键，在弹出的快捷菜单中选择"表格属性"命令，在弹出的"表格属性"对话框中选择"单元格"选项卡，单击相应的按钮也可设置单元格的对齐方式。

(2) 设置行高和列宽

①精确设置：选定表格，在"表格工具"→"布局"选项卡中的"单元格大小"组中的"高度"文本框和"宽度"文本框中设置具体的行高和列宽（见图3.31）；也可以单击

"表"组中的"属性"按钮 ，或单击鼠标右键,在快捷菜单中选择"表格属性"命令,打开"表格属性"对话框,在"行"和"列"选项卡中进行相应设置。

②拖动鼠标设置:将鼠标指针移至行线或列线上,当其变为 ÷ 形状或 ⊹ 形状时,按住鼠标左键拖动即可调整行高或列宽。

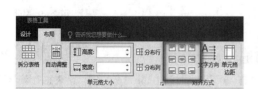

图 3.31 "表格工具"→"布局"

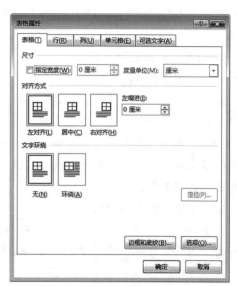

图 3.32 "表格属性"对话框

(3) 设置边框和底纹

自定义表格外观,最常见的是为表格添加边框和底纹。使用边框和底纹可以使每个单元格或每行、每列呈现出不同的风格,使表格更加清晰、明了。单击"表格工具"→"设计"选项卡中的"边框"组中的"边框"下拉按钮,在下拉菜单中选择"边框和底纹"命令,打开"边框和底纹"对话框,可对表格的边框和底纹进行设置。其设置方法与段落的边框和底纹设置类似,只是在"应用于"下拉列表框中选择"表格"。

(4) 设置对齐和环绕

环绕就是表格被文字包围。如果表格被文字环绕,其对齐方式基于所环绕的文字;如果表格未被文字环绕,则其对齐方式基于页面。通过"表格属性"对话框,可设置表格的对齐和环绕方式。

①设置对齐:选择表格,在"表格工具"→"布局"→"表"组中单击"属性"按钮 ,打开"表格属性"对话框(见图3.32),选择"表格"选项卡,在"对齐方式"栏中可选择对齐的方式。

②设置环绕:选择表格,在"表格工具"→"布局"→"表"组中单击"属性"按钮 ,打开"表格属性"对话框(见图3.32),选择"表格"选项卡,在"文字环绕"栏中选择"环绕"选项,然后在"对齐方式"栏中选择环绕的对齐方式。

5. 文本和表格转换

(1) 将文本转换成表格

按规律分隔的文本可以被转换成表格,文本的分隔符可以是空格、制表符、逗号或其他符号等。要将文本转换成表格,需先选定文本,再单击"插入"选项卡中的"表格"组中的"表格"下拉按钮,在下拉菜单中选择"文本转换成表格"命令即可。

注意:文本分隔符不能是中文或全角状态的符号,否则转换不成功。

(2)将表格转换为文本

单击"表格工具"→"布局"→"数据"组中的"转换为文本"按钮,打开"表格转换成文本"对话框,在其中选择合适的文字分隔符,单击"确定"按钮,即可将表格转换为文本。

6. 表格中数据的排序与计算

(1)表格中数据的排序

Word 2016可以根据数值、笔画、拼音、日期等方式对表格数据按升序或降序排列。在"表格工具"→"布局"→"数据"组中单击"排序"按钮,打开"排序"对话框。表格排序的关键字最多有3个:主要关键字、次要关键字和第三关键字。如果按主要关键字排序时遇到相同的数据,则根据次要关键字排序;如果次要关键字出现相同的数据,则根据第三关键字继续排序。

(2)表格中数据的计算

在Word 2016表格中可以完成一些简单的计算,如求和、求平均值、统计等。这些操作可以通过Word 2016提供的函数快速实现。

表格计算

在Word 2016中,单击"表格工具"→"布局"选项卡中的"数据"组中的"公式"按钮,打开"公式"对话框,可使用函数或直接输入计算公式。在计算过程中,经常要用到表格的单元格地址,它用字母和数字组合的方式来表示。其中,字母表示单元格所在列标,每一列标依次用字母A,B,C…表示;数字表示行号,每一行号依次用数字1,2,3…表示,如B3表示第2列第3行的单元格。Word 2016提供的数据计算不如Excel 2016便捷,使用较少,可以在Excel 2016中计算后再将结果插入Word文本。

3.2.2 图文混排

文档只是通过编辑和排版往往不能达到令人满意的效果,为使文档更加美观,可以在文档中添加和编辑文本框形状、图片、艺术字等对象。

图文混排

1. 文本框操作

利用文本框可以排出特殊的文档版式,在文本框中可以输入文本,也可插入图片。在文档中插入的文本框可以是Word 2016自带样式的文本框,也可以是用户手动绘制的横排或竖排文本框,如图3.33所示。

2. 插入图片和剪贴画

①将光标定位到需要插入图片或剪贴画的位置。

②在功能区单击"插入"选项卡中的"插图"组中的"图片"按钮,打开"插入图片"对话框,找到需要插入的图片,单击"插入"按钮即可将图片插入指定位置。

③插入图片后可进行调整图片的大小、位置、角度和排列图片等操作。

a. 调整大小。插入的图片与需要的尺寸大小不一致时,需要调整其大小。最便捷的方式是采用鼠标拖曳的方式进行缩放。单击图片,图片四周会出现8个方向的控制句柄,将鼠标指针定位在图片的 4 个角中的一个句柄处，此时按住鼠标左键拖曳，可以进行图片缩放。如果需要准确地改变尺寸，右击图片，在快捷菜单中选择"大小和位置"命令，打开"布局"对话框，在"大小"选项卡中完成操作，如图 3.34 所示。也可以在"图片工具"→"格式"选项卡中的"大小"组中进行设置。

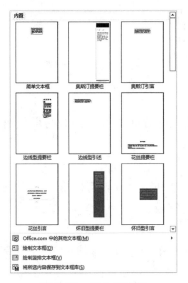

图 3.33　插入文本框

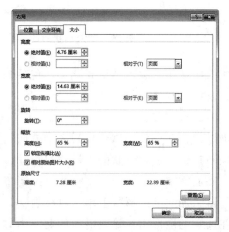

图 3.34　在"布局"对话框中设置图片大小

对图片的操作除修改大小外，还可以进行裁剪。方法是：单击图片，在"图片工具"→"格式"选项卡中的"大小"组中单击"裁剪"下拉按钮，在弹出的下拉菜单中选择"裁剪"命令，然后用鼠标拖动图片周围的黑色裁剪控制柄，剪裁出需要的图片部分后，在空白处单击即可。如果需要裁剪为一定的形状，在弹出的下拉菜单中选择"裁剪为形状"命令。

b．调整位置。选择图片后，将鼠标指针定位到图片上，按住鼠标左键不放将图片拖动到文档的其他位置，释放鼠标即可。

c．调整角度。调整角度即旋转图片，选择图片后将鼠标指针定位到图片上方的旋转句柄 @ 处，按住鼠标左键不放并拖动鼠标即可。

d．排列图片。排列图片是指设置图片周围文本的环绕方式。选择图片，在"图片工具"→"格式"选项卡中"排列"组中单击"环绕文字"下拉按钮，在打开的下拉菜单中选择所需环绕方式对应的选项即可。

3．插入形状

形状包括线条、矩形、基本形状、箭头总汇、公式形状、流程图、星与旗帜和标注 8 种类型，每种类型又包含若干样式。插入的形状中还可以添加文字，以及设置阴影、发光、三维旋转等各种特殊效果。

插入形状是通过单击"插入"选项卡中"插图"组中的"形状"下拉按钮 来完成的。在形状库中单击需要的图标，然后在文本区拖动鼠标指针从而形成所需要的形状。编辑和格式化时，先选中形状，然后在"绘图工具"→"格式"选项卡（见图 3.35）或快捷菜单中操作。

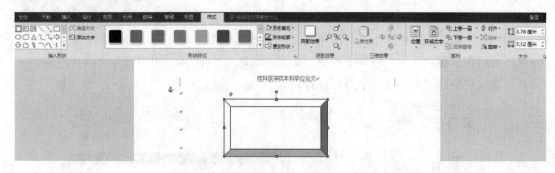

图 3.35 插入形状后的"绘图工具"→"格式"选项卡

形状的最常用的编辑和格式化操作包括缩放和旋转、添加文字、组合与取消组合、叠放次序、设置形状格式等。

(1) 缩放和旋转

单击形状,在形状四周会出现 8 个方向的控制句柄和 1 个旋转句柄,形状的缩放通过拖动控制句柄完成,形状的旋转通过拖动旋转句柄完成。

(2) 添加文字

在需要添加文字的形状上单击鼠标右键,从快捷菜单中选择"添加文字"命令,将光标定位在选定的图形中,输入需要的文字内容。

(3) 组合与取消组合

在编辑文档时,有时需要将多个图形组成一个整体,方便编辑和移动。按住 Ctrl 键再分别单击图形可选定所需的图形,然后移动鼠标指针至鼠标指针呈十字形箭头状时单击鼠标右键,选择快捷菜单中的"组合"→"组合"命令,则多个图形组合成一个整体。取消组合的操作是右击图形,在快捷菜单中选择"组合"→"取消组合"命令。

(4) 叠放次序

当在文档中绘制多个重叠的图形时,各个图形有叠放的次序,叠放的次序与绘制的先后有关系,最先绘制的在最下面。可以利用快捷菜单中的叠放次序命令改变图形的叠放次序。

(5) 设置形状格式

右击绘制的形状,在快捷菜单中选择"设置形状格式"命令,打开"设置形状格式"任务窗格,在其中完成操作。

4. SmartArt 图形

SmartArt 图形是 Word 中预设的形状、文字及样式的集合,包括列表、流程、循环、层次结构、关系、矩阵、棱锥图和图片 8 种类型,每种类型下有多个图形样式,用户可以根据文档的内容选择需要的样式,然后对图形的内容和效果进行编辑。

(1) 插入 SmartArt 图形

新建一个空白文档,单击"插入"选项卡中的"插图"组中的"SmartArt"按钮,打开"选择 SmartArt 图形"对话框。选择所需要的 SmartArt 图形,单击"确定"按钮即可。

(2) 输入内容

如果需要在整个 SmartArt 图形中输入文本,可选择插入的 SmartArt 图形,在

"SmartArt 工具"→"设计"→"创建图形"组中单击"文本窗格"按钮,在打开的文本窗格中输入内容。完成文本的输入后,还可对 SmartArt 图形中的单个形状进行增加和删除。

①输入文本:单击形状对应的文本位置,定位插入点后即可输入内容。

②增加同级形状:在当前插入点位置按 Enter 键可增加同级形状并输入文本。

③增加下级形状:在当前插入点位置按 Tab 键可将当前形状更改为下级形状,并输入文本。

④增加上级形状:在当前插入点位置按"Shit+Tab"快捷键可将当前形状更改为上级形状,并输入文本。

⑤删除形状:利用"Delete"键或"BackSpace"键可删除当前插入点所在项目中的文本,同时删除对应的形状。

(3) 调整布局

①插入 SmartArt 图形,并输入相应文本。选择需要插入形状位置之前的图形,单击"SmartArt 工具"→"设计"选项卡的"创建图形"组中的"添加形状"下拉按钮,在弹出的下拉菜单中选择"在下方添加形状"选项。

②选择新添加的形状,输入"经理助理"文本,如图 3.36 所示。

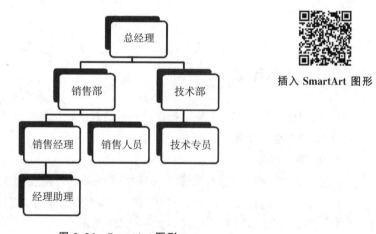

插入 SmartArt 图形

图 3.36　SmartArt 图形

③更改布局,将"总经理"图形变成"左悬挂"形式:选择任意一个形状,单击"SmartArt 工具"→"设计"选项卡的"创建图形"组中的"从右向左"按钮。

④更改布局后,单击"SmartArt 工具"→"设计"选项卡的"布局"组中的"其他"按钮,在弹出的下拉列表中选择 SmartArt 图形的布局。

⑤选择该布局后,即可看到更改后的效果。

单击"SmartArt 工具"→"设计"选项卡的"创建图形"组中的"布局"按钮,在弹出的下拉列表中选择"左悬挂"选项。

更改单元格的级别,将"总经理"图形改回来,再将"经理助理"图形提升一级别:选择"经理助理"形状,单击"SmartArt 工具"→"设计"选项卡的"创建图形"组中的"升级"按钮。

5. 艺术字操作

艺术字以普通文字为基础，通过添加阴影、改变文字的大小和颜色、把文字变成多种预定义的形状等来突出和美化文字。它的使用会使文档产生艺术美的效果，常用来创建旗帜鲜明的标志或标题。

（1）插入艺术字

在文档中插入艺术字可以通过"插入"选项卡中的"文本"组中的"艺术字"下拉按钮 来实现。生成艺术字后，会出现"绘图工具"→"格式"选项卡，可在其中的"艺术字样式"组中进行编辑操作，如改变艺术字样式、增加艺术字效果等。

（2）编辑和美化艺术字

艺术字相当于预设了文本格式的文本框，因此其编辑与美化操作与文本框完全相同。这里重点介绍更改艺术字形状的方法，此方法对文本框也同样适用。选择艺术字，在"绘图工具"→"格式"→"艺术字样式"组中单击"文本效果"下拉按钮，在打开的下拉菜单中选择"转换"选项，再在打开的子列表中选择某种形状对应的选项即可。

3.3 高 阶 篇

3.3.1 高效排版

样式的新建及使用

为了提高排版效率，Word 2016 提供了一些高效排版功能，包括样式、自动生成目录等。

1. 样式的创建及使用

（1）使用自带样式

在 Word 2016 文档中，有自带的标准样式，可以直接应用在输入的文档中。

选中待设置样式的文本，点击"开始"选项卡中的"样式"组中的"其他"按钮，在打开的样式列表中选择需要的样式，如图 3.37 所示。

（2）新建样式

当自带的标准样式不能满足需要时，可以自己创建新样式。

①打开 Word 文档，在功能区中切换至"开始"选项卡，单击"样式"组中的对话框启动器按钮，打开"样式"窗格。该窗格提供了 Word 2016 内置的样式供用户使用。在"样式"窗格中单击"新建样式"按钮。

②在打开的"根据格式设置创建新样式"对话框中对样式进行设置，设置完成后单击"确定"按钮。

创建的新样式将被添加到"样式"窗格的列

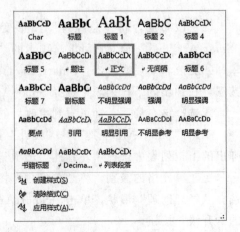

图 3.37 样式列表

表中和功能区"样式"组的样式库列表中。

新样式建立后，就可以像已有样式一样直接使用了。

（3）修改和删除样式

打开文档，选择需要更改样式的内容，单击"开始"选项卡下的"样式"组中的对话框启动器按钮，调出"样式"窗格。

在"样式"窗格中单击相应样式右侧的下拉按钮，在下拉菜单中选择"修改"选项，调出"修改样式"对话框，设置所需的格式即可。

删除样式的方法与上面类似，不同的是应在下拉菜单中选择删除样式的命令。此时，带有此样式的所有段落自动应用"正文"样式。

2. 自动生成目录

（1）创建目录

要自动生成目录，需要将文档中各级标题用样式库中的标题样式统一格式化。

第一种方法是在"大纲视图"下设置。

①单击"视图"选项卡中"视图"组中的"大纲视图"按钮，切换到大纲模式。

②将光标停在某个第一级标题上，在"大纲显示"→"大纲工具"组中的大纲级别下拉列表框中选"1级"。同样地，将光标停在某个第二级标题上，在下拉列表框中选"2级"。这样，把整个文档的结构给标注出来。

第二种方法是利用"样式"窗格设置。

①在页面视图中，单击"开始"选项卡中的"样式"组的对话框启动器按钮，打开"样式"窗格。

②把光标停在第一级标题上，然后在"样式"窗格中选"标题1"（这里的目的是给第一级标题添加对应的格式，与此同时标题的级别、层次结构也就加进去了）。用同样方法设置其他标题的样式。

把光标移动到要插入目录的位置，单击"引用"选项卡中"目录"组中的"目录"下拉按钮，选择一项自动目录。如果需要对目录的格式进行设置，可以单击"自定义目录"，打开"目录"对话框，如图 3.38 所示。

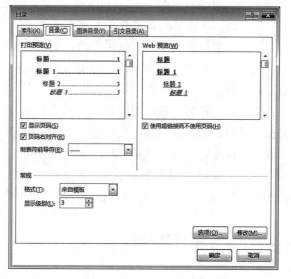

图 3.38 "目录"对话框

（2）更新目录

在 Word 2016 中，如果文字内容在编制目录后发生了变化，可以很方便地对目录进行更新。右击"目录"，从弹出的快捷菜单中选择"更新域"命令，然后在打开的对话框中选择"更新整个目录"单选按钮，即可将修改结果更新到目录中。也可以通过"引用"选项卡中的"目录"组中的"更新目录"按钮操作。

3. 邮件合并

在实际工作中，经常要处理大量日常报表和信件，如打印信封、工资条、成绩单、录取通知书，发送信函、邀请函给客户和合作伙伴等。这些报表和信件的主要内容基本相同，只是数据有所变化，如图 3.39 所示的邀请函。为了减少重复工作，提高效率，可以使用 Word 提供的邮件合并功能。

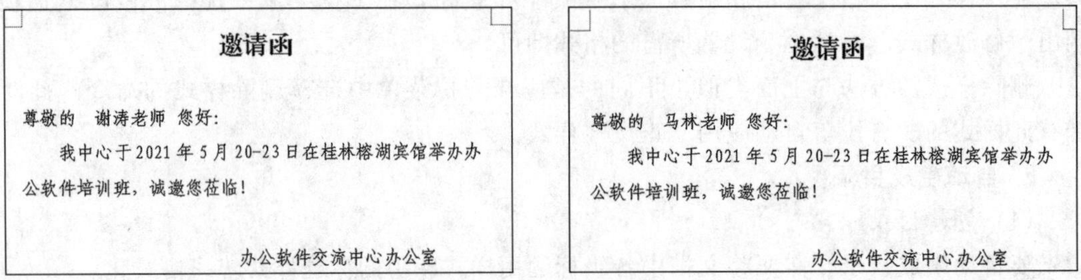

邀请函

尊敬的　谢涛老师　您好：

我中心于 2021 年 5 月 20-23 日在桂林榕湖宾馆举办办公软件培训班，诚邀您莅临！

办公软件交流中心办公室

邀请函

尊敬的　马林老师　您好：

我中心于 2021 年 5 月 20-23 日在桂林榕湖宾馆举办办公软件培训班，诚邀您莅临！

办公软件交流中心办公室

图 3.39　邀请函

（1）制作数据源和主文档

①新建一个 Word 文档（主文档），输入共有的文字或图形内容（不需要变化的内容），需要变化的内容处留空，命名保存。

②再建一个带有表格的文档（数据源），表格的首行为标题行，其他行为数据行，可以是 Word、Excel、Access、Outlook 联系人列表、HTML 文件等。

（2）建立主文档与数据源的连接

①关闭数据源文件，打开主文档，单击功能区“邮件”→“开始邮件合并”→“选择收件人”下拉按钮，在弹出的下拉菜单中选择“使用现有列表”命令，打开“选取数据源”对话框。

②选择制作好的数据源文件，单击“打开”按钮，此时“邮件”选项卡中的大部分按钮变为可用状态。在待插入数据文字左侧，单击“邮件”→“编写和插入域”→“插入合并域”下拉按钮，在打开的下拉菜单中选择对应的选项插入主文档即可。

也可以采用 Word 提供的“邮件合并向导”，它能帮助用户一步一步地了解整个邮件合并的使用过程，并高效、顺利地完成邮件合并任务。

3.3.2　修订文档

1. 修订文档

当用户在修订状态下修改文档时，Word 将跟踪文档中所有内容的变化情况，同时会把用户在当前文档中修改、删除、插入的每一项内容标记下来。

在 Word 2016 中，开启文档的修订状态是通过单击“审阅”选项卡中的“修订”组中的“修订”按钮来实现的。用户在修订状态下直接插入的文档内容将通过添加颜色和下画线标记下来，删除的内容也会标记出来，方便其他人查看。如果多个用户对同一文档进行修订，文档将通过不同的颜色区分不同用户的修订内容。

用户还可以根据需要对修订内容的样式进行自定义设置，这可以通过单击“审阅”选项卡中的"修订"组中的对话框启动器按钮 ,打开"修订选项"对话框来实现。

2. 添加批注

在多人审阅文档时,如果需要对文档内容的变更情况进行解释说明,或者向文档作者询问问题,可以在文档中插入批注信息。批注与修订的不同之处在于,批注并不在原文的基础上进行修改,而是在文档页面的空白处添加相关的注释信息,并用有颜色的方框圈起来。批注除了文本外,还可以是音频、视频信息。

在 Word 2016 中,添加批注信息是通过单击"审阅"选项卡中的"批注"组中的"新建批注"按钮,然后直接输入批注信息来完成的。若要删除批注信息,可以执行快捷菜单中的"删除批注"命令。

3. 审阅修订和批注

文档内容修订完成后,需要对文档的修订和批注状况进行最终审阅,并确定最终的文档版本。

在 Word 2016 中,接受或拒绝文档内容的每一项更改是通过单击"审阅"选项卡中的"更改"组中的"上一处"(或"下一处")按钮,定位到文档中的上一条(或下一条)修订或批注,再单击"更改"组中的"拒绝"或"接受"按钮来实现的。对于批注信息,还可以通过"批注"组中的"删除"按钮将其删除。

4. 快速比较文档

文档经过最终审阅后,可以通过对比方式查看修订前后两个文档版本的变化情况。在 Word 2016 中,提供了"精确比较"的功能以显示两个文档的差异。操作步骤是:单击"审阅"选项卡中的"比较"组中的"比较"下拉按钮,在下拉菜单中选择"比较"命令,打开"比较文档"对话框,在其中通过浏览找到原文档和修订的文档,如图 3.40 所示。单击"确定"按钮后,两个文档之间的不同之处将突出显示在"比较结果"文档的中间以供用户查看。在文档比较视图左侧的审阅窗格中,自动统计了原文档与修订文档之间的具体差异情况。

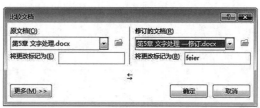

图 3.40 "比较文档"对话框

5. 标记文档的最终状态

如果文档已经确定修改完成,可以为文档标记最终状态来标记文档的最终版本。该操作将文档设置为只读,并禁用相关的内容编辑命令。

在 Word 2016 中,标记文档的最终状态是通过单击"文件"按钮,在"信息"选项卡中单击"保护文档"下拉按钮,在下拉菜单中选择"标记为最终"命令来完成的。

3.3.3 页面设置和打印文档

页面设置通常是对整个文档进行设置,包括页面大小、页边距、页眉、页脚、水印和边框等。

1. 设置纸张大小、方向与页边距

默认的 Word 页面大小为"A4"（21 cm×29.7 cm），页面方向为"纵向"，页边距为"普通"，在"布局"→"页面设置"组中单击相应的按钮可进行修改。

①单击"纸张大小"下拉按钮，在打开的下拉菜单中选择一种纸张选项，或选择"其他纸张大小"选项，在打开的"页面设置"对话框中可输入宽度和高度的值。

②单击"纸张方向"下拉按钮，在打开的下拉菜单中选择"横向"选项，可以将页面设置为横向。

③单击"页边距"下拉按钮，在打开的下拉菜单中选择一种页边距选项，或选择"自定义边距"选项，在打开的"页面设置"对话框中可设置上、下、左、右页边距的值。

2. 插入页码

页码用于显示文档的页数，首页一般不计入页数因而不显示页码。

①打开文档，在"插入"→"页眉和页脚"组中单击"页码"下拉按钮 ，在打开的下拉菜单中选择"设置页码格式"选项，打开"页码格式"对话框。

②在"页码编号"栏中选择"起始页码"单选按钮，在"起始页码"文本框中输入数值"1"，其他设置保持默认状态，如图 3.41 所示，单击"确定"按钮。

③在页脚编辑区双击，激活"页眉和页脚工具"→"设计"选项卡，在"选项"组中勾选"首页不同"复选框。

④在"页眉和页脚工具"→"设计"→"页眉和页脚"组中单击"页码"下拉按钮，在打开的下拉菜单中的"页面底端"选项下选择"普通数字 2"选项，如图 3.42 所示。

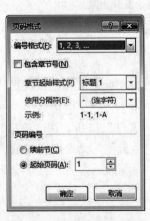

图 3.41 "页码格式"对话框

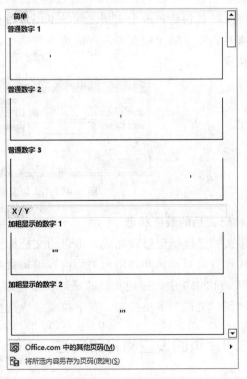

图 3.42 插入页码

3. 打印文档

(1) 打印预览

打印预览指在计算机中预先查看打印的效果，可以避免在不预览的情况下，打印出不符合需求的文档，浪费纸张。预览文档的方法：选择"文件"→"打印"命令，在右侧的界面中即可显示文档的打印效果，如图 3.43 所示。利用界面底部的参数可辅助预览文档内容，部分参数的作用如下。

① "页数"栏：在文本框中直接输入需要预览的内容所在的页数，按 Enter 键或单击其他空白区域即可跳转至该页面。也可通过单击该栏两侧的"上一页"按钮和"下一页"按钮逐页预览文档内容。

② "显示比例"栏：单击该栏左侧的"显示比例"按钮，可在打开的对话框中快速设置需要显示的预览比例；拖动该栏中的滑块可直观调整预览比例；单击该栏右侧的"缩放到页面"按钮，可快速将预览比例调整为显示整页文档的比例。

(2) 打印

如果想把计算机中编辑、排版好的文档变成书面文档，为计算机添加并连接打印机就可以将其打印输出。在输出前，可以对文档进行预览和相应的设置，如设置打印份数、纸张大小、打印方向等，然后单击"打印"按钮即可。

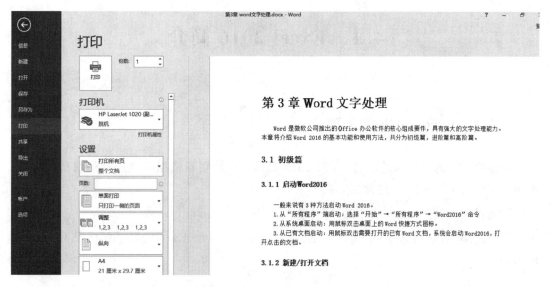

图 3.43 "打印"选项卡中的打印设置

第4章 Excel电子表格

人们在日常生活、工作中经常会遇到各种计算问题，如商业上进行销售统计，会计人员对工资、报表进行分析，教师统计学生成绩，医生分析化验数据和处理临床数据等，这些都可以通过电子表格软件来实现。

Excel 是一个电子表格软件，其最重要的功能是存储数据，并对数据进行统计与分析。Excel 是微软公司的办公软件 Microsoft Office 的组件之一。Excel 2016 是微软公司针对 Windows 10 环境开发的一款全新的应用程序，在界面和使用功能上与以前的版本相比变化不大，但在性能上却得到了很大的提升。

本章将介绍 Excel 2016 电子表格处理软件的基本功能、使用方法及应用。

4.1　Excel 2016 简介

4.1.1　Excel 2016 的启动

Excel 2016 的启动和退出与 Word 2016 类似，用户可以根据需要选择最快捷的方式。下面介绍启动 Excel 2016 的常用方法。

①选择"开始"→"Excel 2016" 。

②双击桌面上的快捷方式图标或者打开任意一个 Excel 2016 文档都可以启动 Excel 2016。

4.1.2　Excel 2016 的工作界面

Excel 2016 的工作界面与旧版本的工作界面大致相似，启动之后的界面如图 4.1 所示。Excel 2016 的工作界面主要由标题栏、快速访问工具栏、功能区、编辑栏、工作区、状态栏等部分组成。下面主要介绍编辑栏和工作区的作用。

1. 编辑栏

编辑栏包括名称框、工具按钮和编辑框3个部分，主要用于显示和编辑当前活动单元格中的数据或公式。默认情况下，编辑栏中会显示名称框，"插入函数"按钮 和编辑框等部分，但在单元格中输入数据或插入公式与函数时，编辑栏中的"取消"按钮 和"输

第 4 章　Excel 电子表格

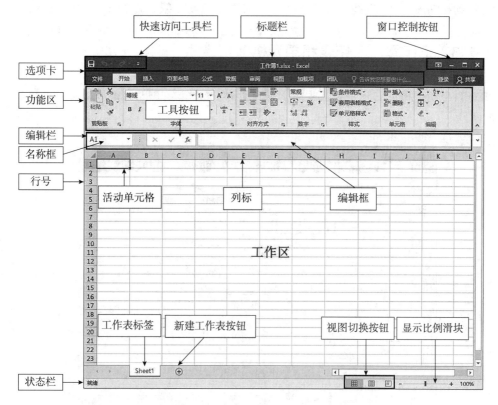

图 4.1　Excel 2016 的工作界面

入"按钮 ✓ 也将显示出来。

①名称框：用来显示当前单元格的地址或函数名称，也可用来定位单元格，如在名称框中输入"A4"后，按 Enter 键将直接定位并选择 A4 单元格。

②"取消"按钮 ✗：单击该按钮表示取消输入的内容。

③"输入"按钮 ✓：单击该按钮表示确定并完成输入。

④"插入函数"按钮 f_x：单击该按钮，将快速打开"插入函数"对话框，在其中可选择相应的函数插入到单元格中。

⑤编辑框：显示在单元格中输入或编辑的内容，也可在选择单元格后，直接在编辑框中进行输入和编辑操作。

2. 工作区

工作区是 Excel 2016 编辑数据的主要区域，表格中的内容通常都显示在工作区中，用户的大部分操作也需通过工作区进行。工作区主要包括行号、列标、单元格和工作表标签等部分。

①行号与列标：行号用阿拉伯数字 1，2，3…标识，列标用大写英文字母 A，B，C…标识。一般情况下，单元格地址由"列标＋行号"的形式组成，如位于 A 列 1 行的单元格表示为 A1。

②工作表标签：用来显示工作表的名称，并可以快速选择一个或多个工作表。单击工作表标签右侧的 ⊕ 按钮，可在当前工作簿中新增一张工作表。如果看不到想要的工作表，

可单击滚动按钮◀或▶，以找到该工作表；也可右击滚动按钮，查看所有工作表。

4.1.3 工作簿、工作表和单元格

要进行电子表格的管理，首先要分清楚工作簿、工作表和单元格三大基本元素，如图4.2所示。

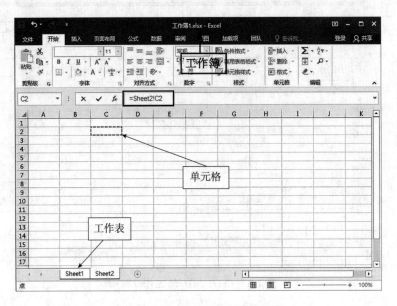

图 4.2　Excel 2016 三大基本要素

1. 工作簿

Excel 2016 的工作区显示的是当前打开的工作簿。工作簿是指在 Excel 中用来存储并处理数据的文件，其扩展名为".xlsx"。通常所说的 Excel 文件指的就是工作簿文件。Excel 2016 中可同时打开若干个工作簿，进行平铺、水平并排、垂直并排和层叠排列。

2. 工作表

工作簿由若干个工作表组成。工作表是 Excel 存储和处理数据的最重要的部分，是显示在工作簿窗口中的表格，由 1 048 576 行和 16 384 列组成，行号自上而下为 1～1 048 576，列标从左到右为 A，B，C，…，Y，Z，AA，AB，…，XFD。每一个工作表都有一个工作表标签，单击它可以实现工作表间的切换。Excel 2016 的一个工作簿中默认有一个工作表，名称为 Sheet1。用户可以根据需要添加工作表，每一个工作簿最多可以包含 255 个工作表。

3. 单元格

行和列的交叉部分称为"单元格"，它是存放数据的最小单元。单元格的内容可以是数字、字符、公式、日期、图形或声音文件等。每个单元格都有其固定地址，通过列标和行号唯一标识，如 D4 指的是第 4 列第 4 行交叉位置上的单元格。

由于一个工作簿文件可能会包含多个工作表，为了区分不同工作表的单元格，可以在单元格地址前面增加工作表的名称。如图 4.2 所示，Sheet2! C2 表示工作表"Sheet2"中

的单元格"C2","!"是工作表名与单元格名之间的分隔符。如果在不同的工作簿中工作表名相同可以这样表示:[工作簿名字]工作表名字!单元格地址。

4.1.4 常用命令及其快捷键

掌握 Excel 2016 的常用操作及其快捷键可以提高工作效率,如表 4.1 所示列出了 Excel 2016 常用操作及其快捷键。更多快捷键可扫描右侧二维码查看。

常用快捷键

表 4.1 Excel 2016 常用操作及其快捷键

常用操作	快捷键	说明
全选数据	Ctrl+A	选择整张工作表。如果工作表包含数据,则按"Ctrl+A"快捷键将选择当前区域;再次按"Ctrl+A"快捷键将选择整张工作表
复制	Ctrl+C	复制选定的单元格
查找和替换	Ctrl+F	显示"查找和替换"对话框,其中的"查找"选项卡处于选中状态
保存	Ctrl+S	使用当前文件名、位置和文件格式保存活动文件
粘贴	Ctrl+V	在插入点处插入剪贴板的内容,并替换任何所选内容

4.2 电子表格的基本操作

4.2.1 工作簿的基本操作

在使用 Excel 2016 编辑和处理数据之前,首先应该新建工作簿,在工作簿中处理完数据后,需保存工作簿。此外,常见的工作簿操作还包括打开和关闭等。

1. 新建工作簿

工作簿即 Excel 文件,也称电子表格。默认情况下,新建的工作簿以"工作簿1"命名。若继续新建工作簿,则以"工作簿2""工作簿3"……命名。其名称一般会显示在 Excel 工作界面的标题栏中。新建工作簿的方法较多,下面主要对常用的两种方法进行介绍。

①启动 Excel 2016,此时 Excel 将自动新建一个名为"工作簿1"的空白工作簿。

②启动 Excel 2016,选择"文件"→"新建"命令,如图 4.3 所示。

• 创建空白工作簿:在"新建"列表中选择"空白工作簿",即可创建一个新的空白工作簿。

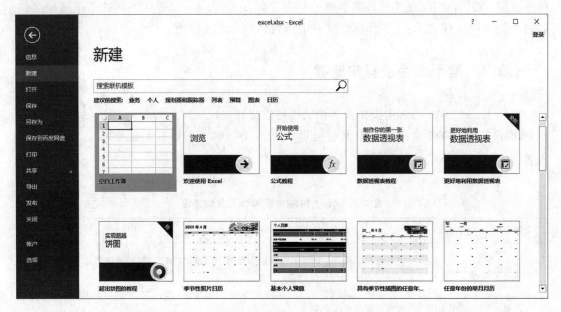

图 4.3　新建工作簿窗口

·使用模板快速创建：在"新建"列表中选择模板，也可以在搜索框中搜索需要的联机模板，将创建一个与所选模板结构完全相同的新工作簿。

2. 保存工作簿

编辑工作簿后，需要对工作簿进行保存操作。重复编辑的工作簿，可根据需要直接进行保存，也可通过另存为操作将编辑过的工作簿保存为新的文件。下面分别介绍保存和另存为的操作方法。

①直接保存工作簿：在快速访问工具栏中单击"保存"按钮，或按"Ctrl+S"快捷键，或选择"文件"→"保存"命令。如果是第一次进行保存操作，将打开"另存为"对话框，在该对话框中可设置文件的保存位置，在"文件名"下拉列表框中可输入工作簿名称，设置完成后单击"保存"按钮即可完成保存操作。若已保存过工作簿，则会覆盖保存在后来的工作簿中。

②另存为：如果需要将编辑过的工作簿保存为新文档，可选择"文件"→"另存为"命令，打开"另存为"对话框，在其中设置工作簿的保存位置和名称后单击"保存"按钮即可。

3. 打开工作簿

对工作簿进行查看和再次编辑时，需要打开工作簿，下面对打开工作簿的常用方法进行介绍。

①在 Excel 2016 工作界面中选择"文件"→"打开"命令或按"Ctrl+O"快捷键，在其中可选择并打开最近编辑过的工作簿。或在左侧的导航窗格中通过"这台电脑"或者"浏览"选项，依次展开要打开工作簿所在的文件夹，然后在右侧单击要打开的工作簿即可。

②打开工作簿所在的文件夹，双击工作簿，可直接将其打开。

4. 关闭工作簿

在 Excel 2016 中，可以选择"文件"→"关闭"命令，或单击窗口右上角的"关闭"按钮关闭工作簿。

4.2.2 工作表的基本操作

工作表是显示和分析数据的场所，主要用于组织和管理各种数据信息。工作表存储在工作簿中，用户可根据需要对工作表进行删除和添加。在编辑工作表的过程中，还需要进行选择、重命名、插入、移动和复制工作表等操作。下面分别对工作表的基本操作进行介绍。

1. 插入工作表

根据实际需要，用户可在工作簿中插入工作表。

【例 4.1】 新建一个工作簿，然后在其中插入一张新的工作表。

步骤 1：启动 Excel 2016，选择"Sheet1"工作表，单击鼠标右键，在弹出的快捷菜单中选择"插入"命令，打开"插入"对话框。

步骤 2：在"常用"选项卡的列表框中选择"工作表"选项，表示插入空白工作表，也可在"电子表格方案"选项卡中选择一种表格样式，单击"确定"按钮，如图 4.4（a）所示。

步骤 3：此时即可在"Sheet1"工作表标签之前创建一个新的工作表"Sheet2"，如图 4.4（b）所示，且该工作表的状态为当前工作表。

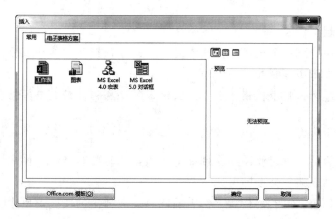

（a）"插入"对话框　　　　　　　　　　　（b）插入工作表

图 4.4　插入工作表

2. 删除工作表

当工作簿中的某张工作表作废或多余时，可以在其工作表标签上单击鼠标右键，在弹出的快捷菜单中选择"删除"命令将其删除。如果工作表中有数据，删除工作表时将打开提示对话框，单击"删除"按钮确认删除即可。

3. 选择工作表

选择工作表是一项非常基础的操作，包括选择一张工作表、选择连续的多张工作表、选择不连续的多张工作表、选择所有工作表等。

①选择一张工作表：单击相应的工作表标签，即可选择该工作表。

②选择连续的多张工作表：在选择一张工作表后按住 Shift 键，再选择不相邻的另一张工作表，即可同时选择这两张工作表之间的所有工作表。被选择的工作表呈现高亮颜色显示。

③选择不连续的多张工作表：选择一张工作表后按住 Ctrl 键，再依次单击其他工作表标签，即可同时选择所单击的工作表。

④选择所有工作表：在工作表标签的任意位置单击鼠标右键，在弹出的快捷菜单中选择"选定全部工作表"命令，可选择所有的工作表。

4. 重命名工作表

对工作表进行重命名，可以帮助用户快速了解工作表内容，便于查找和分类。重命名工作表的方法主要有以下两种。

①双击工作表标签，此时工作表标签呈可编辑状态，输入新的名称后按 Enter 键。

②在工作表标签上单击鼠标右键，在弹出的快捷菜单中选择"重命名"命令，工作表标签呈可编辑状态，输入新的名称后按 Enter 键。

5. 移动和复制工作表

移动和复制工作表主要包括在同一工作簿中移动和复制工作表、在不同的工作簿中移动和复制工作表两种方式。

(1) 在同一工作簿中移动和复制工作表

在要移动的工作表标签上按住鼠标左键不放，将其拖到目标位置即可。如果要复制工作表，则在拖动鼠标时按住 Ctrl 键。

(2) 在不同工作簿中移动和复制工作表

右击要移动的工作表标签，在快捷菜单中选择"移动或复制"命令，打开"移动或复制工作表"对话框，即可在不同工作簿中复制和移动工作表。

提示：在"移动或复制工作表"对话框中撤销选中"建立副本"复选框，则表示移动工作表。

6. 隐藏和显示工作表

当工作表较多时，为使工作区简洁，有时候需要隐藏某工作表，此时可右击该工作表的标签，在弹出的快捷菜单中选择"隐藏"命令即可。

如果需要恢复显示已隐藏的工作表，可右击任意工作表的标签，在弹出的快捷菜单中选择"取消隐藏"命令，将弹出"取消隐藏"对话框，在"取消隐藏工作表"列表框中选择要恢复显示的工作表，单击"确定"按钮，即可使隐藏的工作表恢复显示。

提示：在工作表标签上单击鼠标右键，在弹出的快捷菜单中选择"工作表标签颜色"命令，在其子菜单中选择所需的颜色，可以为工作表标签设置标识颜色。

7. 冻结工作表窗口

利用 Excel 2016 的冻结功能，在工作表滚动时，可以保持行、列标题或者某些数据始终可见，使其不随滚动而移动。选择"视图"选项卡，在"窗口"组中单击"冻结窗格"下拉按钮，弹出三种冻结方式，如图 4.5 所示。

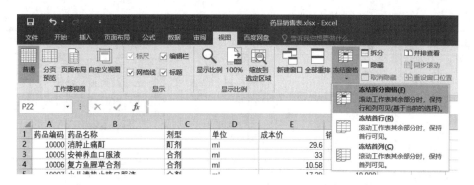

图 4.5　工作表窗口的冻结

4.2.3　单元格的基本操作

单元格是 Excel 2016 中最基本的存储数据单元，它通过对应的行号和列标进行命名和引用。多个连续的单元格称为"单元格区域"，其地址表示为"单元格:单元格"，如 A2 单元格与 C5 单元格之间连续的单元格可表示为"A2:C5"单元格区域。用户在编辑电子表格的过程中，通常需要对单元格进行多项操作，包括选择、合并与拆分、插入与删除等操作。

1. 选择单元格或单元格区域

在对单元格进行操作之前，首先应该选择需操作的单元格或单元格区域。在 Excel 2016 中选择单元格主要有如表 4.2 所示的几种方法。

表 4.2　选择单元格或单元格区域的基本方法

选择区域	操作方法	操作示例
选择单元格	单击要选择的单元格	选择 A1
选择多个连续的单元格	选择一个单元格，然后按住鼠标左键不放并拖动鼠标到最后一个单元格	选择 A1:B3
选择不连续的单元格	按住 Ctrl 键不放，分别单击要选择的单元格	选择 A1 和 B4
选择整行	单击行号可选择整行单元格	选择第 2 行

续表

选择区域	操作方法	操作示例
选择整列	单击列标可选择整列单元格	选择 B 列
选择整个工作表	单击工作表工作区左上角行号与列标交叉处的全选按钮	选择整个表

2. 合并与拆分单元格

在实际编辑表格的过程中，为了使表格结构看起来更美观、层次更清晰，通常需要对单元格或单元格区域进行合并与拆分操作，以满足表格样式的需要。

（1）合并单元格

选择需要合并的多个单元格，然后在"开始"→"对齐方式"组中单击"合并后居中"按钮 即可。还可单击该按钮右侧的下拉按钮，在下拉菜单中选择"跨越合并""合并单元格""取消单元格合并"等选项。

（2）拆分单元格

选择已合并的单元格，然后单击"合并后居中"按钮 即可。

3. 插入与删除单元格、行或列

在编辑表格时，用户可根据需要插入或删除单个单元格，也可插入或删除一行或一列单元格。

（1）插入单元格、行或列

插入单元格、行或列是编辑表格过程中常用的操作，其操作方法比较简单。

【例 4.2】 打开"药品销售表"工作簿，在"药品信息表"工作表的第 7 行前插入一行单元格。

步骤 1：选择 A7 单元格，单击右键，选择"插入"命令。

步骤 2：打开"插入"对话框，单击选中"整行"单选按钮，再单击"确定"按钮即可，如图 4.6 所示。

此时，即可查看插入一行单元格后的效果，如图 4.7 所示。

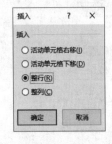

图 4.6 "插入"对话框　　　　　　图 4.7 查看效果

提示：单击"开始"→"单元格"组的"插入"按钮下侧的下拉按钮，在打开的下拉菜单中选择"插入工作表行"或"插入工作表列"选项，也可插入整行或整列单元格。在"插入"对话框中单击选中"活动单元格右移"单选按钮或"活动单元格下移"单选按钮，可在左侧或上方插入一个单元格。

（2）删除单元格、行或者列

当不需要某单元格时，可将其删除。选择要删除的单元格，单击"开始"→"单元格"组中"删除"按钮下侧的下拉按钮，在打开的下拉菜单中选择"删除单元格"选项，打开"删除"对话框，选中相应的单选按钮后，单击"确定"按钮即可删除所选单元格。

此外，单击"删除"按钮下侧的下拉按钮，在打开的下拉菜单中选择"删除工作表行"或"删除工作表列"选项，可删除整行或整列单元格。

4. 设置行高和列宽

默认情形下，工作表所有的单元格都具有相同的宽度和高度。当输入的字符串超过列宽的时候，超出的字符会被隐藏或者遮挡右边的单元格；当输入的数值和日期数据超过列宽时，则以一串"#"显示。因此，为了使表格显示符合要求，常常需要对单元格的行高与列宽进行调整。一般情况下，将其调整为能够完全显示表格数据即可。设置行高和列宽的方法主要有以下两种。

（1）使用鼠标快速调整

将鼠标指针移至单元格的行号或列标之间的分隔线上，当鼠标指针变成双向箭头的"十"字形时，按住鼠标左键不放，拖动分隔线到需要的位置即可，如图4.8（a）所示。

（2）使用对话框精确调整

如果要精确调整行高和列宽，可通过对话框设置。在"开始"→"单元格"组中单击"格式"下拉按钮，在打开的下拉菜单中选择"行高"选项或"列宽"选项，在打开的"行高"对话框或"列宽"对话框中输入行高值或列宽值，如图4.8（b）和图4.8（c）所示，单击"确定"按钮完成设置。

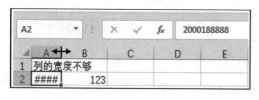
（a）利用鼠标快速调整
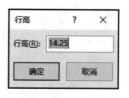
（b）精确调整行高
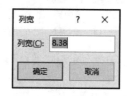
（c）精确调整列宽

图 4.8　设置行高和列宽

5. 隐藏与显示行和列

在电子表格的应用中，为便于分析，常常需要隐藏某些行或列，可以先选定待隐藏的行或者列，然后右击选定的行或者列，再在弹出的快捷菜单中选择"隐藏"命令。

如果要显示已经隐藏的行或者列，可以选定其上、下相邻的两行或者左、右相邻的两列，然后右击，在弹出的快捷菜单中选择"取消隐藏"命令即可。

6. 设置单元格的边框

Excel 2016 中的单元格边框是默认显示的，但是默认状态下的边框不能打印，为了满足打印需要，可为单元格设置边框效果。单元格边框效果可通过"字体"组和"设置单元格格式"对话框中的"边框"选项卡两种方式进行设置。

(1) 通过"字体"组设置

选择要设置的单元格后，在"开始"→"字体"组中单击"边框"按钮右侧的下拉按钮，在打开的下拉菜单中的"边框"栏可选择所需的边框线样式，在"绘制边框"栏的"线条颜色"和"线型"子菜单中可选择边框的颜色和线型，如图 4.9 (a) 所示。

(2) 通过"边框"选项卡设置

单击图 4.9 (a) 中的"其他边框"命令，打开"设置单元格格式"对话框中的"边框"选项卡，在其中可设置各种样式和颜色的边框，如图 4.9 (b) 所示。

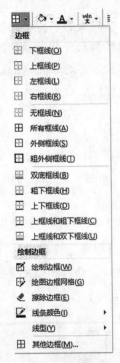

(a) 通过"字体"组设置边框

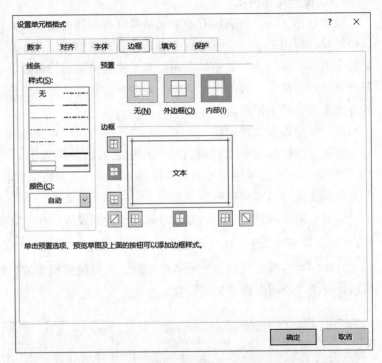

(b) 通过"边框"选项卡设置边框

图 4.9 设置单元格的边框

7. 设置单元格填充颜色

需要突出显示某个或某部分单元格时，可选择为单元格设置填充颜色。设置填充颜色可通过"字体"组和"设置单元格格式"对话框中的"填充"选项卡实现。

(1) 通过"字体"组设置

选择要设置的单元格或单元格区域后，在"开始"→"字体"组中单击"填充颜色"按钮右侧的下拉按钮，在打开的下拉菜单中可选择所需的填充颜色，如图 4.10 (a) 所示。

（2）通过"填充"选项卡设置

打开"设置单元格格式"对话框（快捷键为"Ctrl+1"），选中"填充"选项卡，在其中可设置填充的颜色和图案样式，如图4.10（b）所示。

格式化工作表

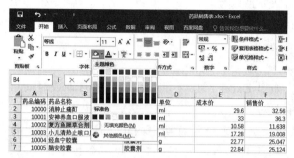

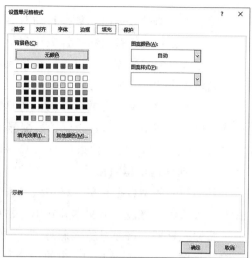

(a) 通过"字体"组设置填充颜色　　　　(b) 通过"填充"选项卡设置颜色和样式

图4.10　设置单元格填充颜色

4.3　数据的输入与格式化

输入数据是制作表格的基础，在Excel 2016中输入数据时，必须先了解输入数据的类型，不同类型的数据的输入方法有所不同。数据类型包括文本型、数值型、日期型、货币型等。

4.3.1　数据的输入与填充

1. 文本型数据

数据的录入与格式设置

在Excel 2016中，文本包括汉字、英文字母、数字、空格及所有通过键盘能输入的符号。文本输入后默认的对齐方式为在单元格中左对齐。输入的文本超过单元格列宽时，若右侧单元格没有数据，则超过宽度的数据会在右边单元格中显示；若右侧单元格有内容，则超过宽度部分隐藏，这时只需增大列宽或设置自动换行即可显示完整。如果需要在单元格中输入多行文本，可在输入时按"Alt+Enter"快捷键，进行强制换行。

提示： 输入数值文本，如需输入学生的学号，先在英文输入法状态下输入单引号（'），然后输入学号（如062031113），按Enter键后即显示输入的文本型数值数据的效果，如图4.11（a）所示。

2. 数值型数据

在 Excel 2016 中，数值型是最为复杂的数据类型，一般由数字 0～9、正号、负号、小数点、分数号"/"、百分号"％"、指数符号"E"或"e"、货币符号"＄"或"￥"等组成。

①输入数值型数据时，数据自动右对齐。默认形式为常规表示法。当数值位数达到 12 位或以上，会自动转换成科学计数法表示。

②输入百分比数据：可以直接在数值后输入百分号"％"。

③输入小数：一般直接在指定的位置输入小数点即可。

④输入分数：输入分数时，为了与日期型数据区分，需要在分数之前加一个零和一个空格。例如，在 A1 中输入"1/4"，则显示"1月4日"；在 B1 中输入"0 1/4"，则显示"1/4"，值为 0.25。输入效果如图 4.11（b）所示。

3. 日期和时间型数据

日期和时间型数据在单元格中右对齐。如果 Excel 2016 不能识别输入的日期或时间格式，输入的数据将被视为文本并在单元格中左对齐。

①输入日期：可通过输入斜杠"/"或者"－"来分隔日期中的年、月、日部分，首先输入年份，然后输入 1～12 中的一个数字作为月，再输入 1～31 中的一个数字作为日，显示时默认用斜杠"/"分隔年、月、日。

②输入时间：可用冒号（:）分开时间的时、分、秒。系统默认输入的时间是按 24 小时制的方式输入的。输入 12 小时制的时间时，在输入的时间后面加空格，再输入 AM 或 PM。

按"Ctrl＋;"快捷键可在单元格中插入当前日期；按"Ctrl＋Shift＋;"快捷键可在单元格中插入当前时间。如果要同时输入日期和时间，则应在日期与时间之间用空格加以分隔。日期和时间的输入效果如图 4.11（c）所示。

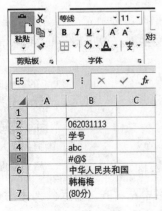

(a) 文本型数据　　　　(b) 数值型数据　　　　(c) 日期和时间型数据

图 4.11　数据的输入与填充

4. 填充有规律的数据

在输入 Excel 2016 表格数据的过程中，若单元格数据多处相同或是有规律的数据序列，可以利用快速填充表格数据的方法来提高工作效率。

(1) 在多个单元格中输入相同数据

若要一次性在所选单元格区域填充相同数据,可先选中要填充数据的单元格区域,再输入数据,然后按"Ctrl+Enter"快捷键即可将数据输入到所有选定的单元格中。

(2) 填充序列数据

通过拖动活动单元格填充柄可以在同一行或同一列的多个连续的单元格中填充与活动单元格内容相关的数据,如相同数据或序列数据等,如图 4.12 所示。其中,序列数据是指有规律地变化的数据,如日期、时间、等比数列、等差数列等。

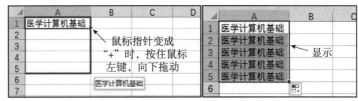

图 4.12 利用填充柄输入数据

(3) 用户自定义序列

序列数据是指有规律地变化的数据,如序列"甲,乙,丙,丁……"和"星期一,星期二,星期三……"等,都是 Excel 2016 中已经定义好的序列。只要在单元格中输入已定义序列中的某个值,再拖动填充柄至单元格区域的最后一个单元格就可以自动填充。

单击"文件"→"选项"命令,在弹出的对话框中选择"高级"→"常规"选项,单击"编辑自定义列表"按钮,在弹出的对话框的列表框中可以看到已定义好的序列,如图 4.13 所示。

用户还可以自定义序列。在某单元格区域中输入将要用作填充序列的数据,选定数据域,然后在图 4.13 的对话框中,单击"导入"按钮,即可使用选定的数据作为填充序列。也可以在"自定义序列"列表框中单击"新序列"选项,然后在"输入序列"列表框中输入新的序列元素,每输入一个元素后,按 Enter 键换行,序列数据输入完成后,再单击"添加"按钮。若要删除自定义序列,则选中后单击"删除"按钮即可。

(4) 使用序列生成器

一些有规律的数据序列("1,3,5,7…" "2021-01-01,2021-02-01,2021-03-01…"),还可以采用序列生成器来输入。

首先在某单元格中输入序列的初始值,然后选择包含该单元格的单元格区域,再单击"开始"→"编辑"→"填充"→"序列",在弹出的"序列"对话框中根据需要设置序列属性,单击"确定"按钮,如图 4.14 所示。

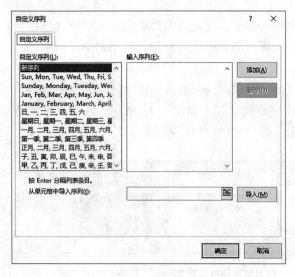
图4.13 "自定义序列"对话框

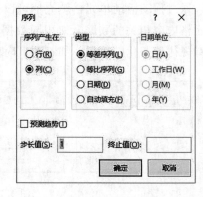
图4.14 "序列"对话框

5. 从外部导入数据

Excel 2016 提供从外部导入数据的功能，利用该功能，用户可以方便地将其他软件生成的数据导入工作表。在"数据"选项卡的"获取外部数据"组中单击某个按钮，可将相应文件（如 Access、网站或文本等格式）中的数据导入 Excel 2016 工作表中。

4.3.2 数据的编辑

1. 修改和删除数据

在表格中修改和删除数据主要有以下两种方法。

①在单元格中修改或删除：双击需要修改或删除数据的单元格，在单元格中定位光标，修改或删除数据，然后按 Enter 键完成操作。

②在编辑框中修改或删除：选择单元格，将鼠标指针移到编辑框中并单击，将光标定位到编辑框中，修改或删除数据后按 Enter 键完成操作。

2. 移动或复制数据

在 Excel 2016 中移动和复制数据主要有以下 3 种方法。

①通过"剪贴板"组移动或复制数据：选择需移动或复制数据的单元格，在"开始"→"剪贴板"组中单击"剪切"按钮 或"复制"按钮，选择目标单元格，然后单击"剪贴板"组中的"粘贴"按钮。

②通过快捷菜单移动或复制数据：选择需移动或复制数据的单元格，单击鼠标右键，在弹出的快捷菜单中选择"剪切"或"复制"命令，选择目标单元格，然后单击鼠标右键，在弹出的快捷菜单中选择"粘贴"命令，即可完成数据的移动或复制。

③通过快捷键移动或复制数据：选择需移动或复制数据的单元格，按"Ctrl＋X"快捷键或"Ctrl＋C"快捷键，选择目标单元格，然后按"Ctrl＋V"快捷键。

3. 查找和替换数据

当工作表中的数据量很大时,在其中直接查找数据就会非常困难,此时可通过 Excel 2016 提供的查找和替换功能来快速查找符合条件的单元格,还能快速对这些单元格进行统一替换,从而提高编辑的效率。

(1) 查找数据

利用 Excel 2016 提供的查找功能不仅可以查找普通数据,还可以查找公式、值、批注等。

【例 4.3】 在"药品销售表"工作簿中查找"安神养血口服液"。

步骤 1:打开"药品销售表"工作簿,在"开始"→"编辑"组中单击"查找和选择"下拉按钮 🔍,在打开的下拉菜单中选择"查找"选项,打开"查找和替换"对话框。

步骤 2:在"查找内容"文本框中输入"安神养血口服液",单击"查找下一个"按钮,便能快速查找到匹配条件的单元格。

步骤 3:单击"选项"按钮,可以打开更多的查找条件,如图 4.15 所示。单击"查找全部"按钮,可以在"查找和替换"对话框下方的列表框中显示所有包含所查找文本的单元格位置。如果要在一个工作簿中的多个工作表查找,可在"范围"处选择"工作簿"选项。

步骤 4:单击"×"按钮,关闭"查找和替换"对话框。

(2) 替换数据

如果发现表格中有多处相同的错误,或须对某项数据进行统一修改,可使用 Excel 2016 的替换功能来快速实现。

【例 4.4】 在"药品销售表"工作簿中查找"注射剂",并将其替换为"注射液"。

步骤 1:打开工作簿,在"开始"→"编辑"组中单击"查找和选择"下拉按钮,在打开的下拉菜单中选择"替换"选项,打开"查找和替换"对话框。

步骤 2:在"替换"选项卡的"查找内容"文本框中输入要查找的数据"注射剂",在"替换为"文本框中输入需替换的内容"注射液",如图 4.16 所示。

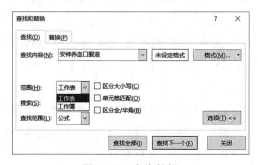

图 4.15 查找数据

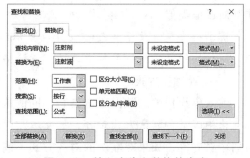

图 4.16 输入查找和替换的内容

步骤 3:单击"查找下一个"按钮,查找符合条件的数据,然后单击"替换"按钮进行替换,或单击"全部替换"按钮,将所有符合条件的数据一次性全部替换。此时,将打开提示对话框显示完成替换的数量,单击"确定"按钮,如图 4.17 所示。

步骤 4:单击"×"按钮,关闭"查找和替换"对话框。

提示:查找的快捷键是"Ctrl+F",替换的快捷键是"Ctrl+H"。

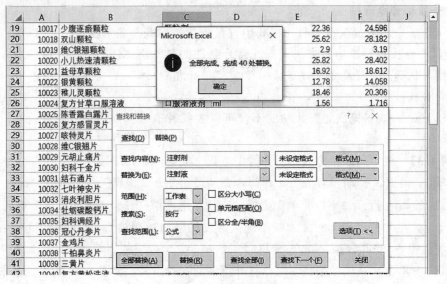

图 4.17 替换数据

4.3.3 数据格式设置

在输入并编辑好表格数据后，为了使工作表中的数据更加清晰明了、美观实用，通常需要对数据格式进行设置和调整。在 Excel 2016 中，数据格式设置主要包括设置字体格式、对齐方式和数字格式 3 个方面的内容。

1. 对数据进行字体格式化

在 Excel 2016 中，为了美化数据，经常会对数据进行字符格式化，如设置数据字体、字形和字号，为数据加下画线、删除线、上下标及改变数据颜色等。这主要是通过"开始"选项卡中的"字体"组中的相应按钮，或单击该组右下角的"对话框启动器" ，打开"设置单元格格式"对话框，在"字体"选项卡中完成的。它的操作与 Word 的"字体"对话框类似。

提示： 要取消数据格式的设置，可以选择"开始"选项卡中的"编辑"组中的"清除"下拉按钮，在下拉菜单中选择"清除格式"命令。其他工作表格式的取消亦是如此。

2. 设置对齐方式

输入单元格中的数据通常具有不同的数据类型，在 Excel 2016 中，不同类型的数据在单元格中以某种默认方式对齐，如文本左对齐，数值、日期和时间右对齐，逻辑值和错误值居中对齐等。如果对默认的对齐方式不满意，可以改变数据的对齐方式。

通过"开始"选项卡中的"对齐方式"组中的相应按钮来改变数据的对齐方式。如果有更高的要求，就需要单击该组右下角的"对话框启动器" ，打开"设置单元格格式"对话框，在"对齐"选项卡中进行设置，如图 4.18 所示。

除了设置对齐方式，在"对齐"选项卡中还可以对文本进行显示控制，有效解决文本的显示问题，如自动换行、缩小字体填充，将选定的区域合并为一个单元格，改变文字方向和旋转文字角度等，效果如图 4.19 所示。

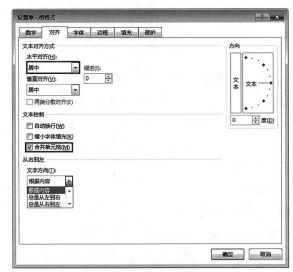
图 4.18 "对齐"选项卡

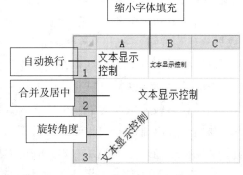
图 4.19 文本的显示控制

3. 设置数字格式

在 Excel 2016 中,可以设置不同的小数位数、百分号、货币符号、是否使用千位分隔符等来表示同一个数,如 1234.56、123456%、¥1234.56、1,234.56。这时,屏幕上的单元格显示的是格式化后的数字,编辑框显示的是系统实际存储的数据。

Excel 2016 提供了大量的数据格式,并将它们分成常规、数值、货币、会计专用、日期、时间、百分比、分数、科学计数、文本、特殊、自定义等类别。其中,"常规"是系统的默认格式。要设置数据格式,可以通过"开始"选项卡中的"数字"组中的相应按钮,或单击该组右下角的"对话框启动器" ,打开"设置单元格格式"对话框,在"数字"选项卡中完成,如图 4.20 所示。该对话框也可以通过快捷菜单中的"设置单元格格式"命令打开。

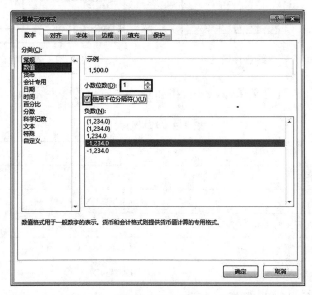
图 4.20 "设置单元格格式"对话框

4.3.4 数据验证

在向工作表中输入数据时，为了防止输入错误的数据，可以为单元格设置有效的数据范围，限制用户只能输入指定范围内的数据，这样可以极大地减小数据处理操作的复杂性。操作如下：选中要设置数据验证的单元格，单击"数据"选项卡"数据工具"组中的"数据验证"按钮，弹出"数据验证"对话框，在"设置"选项卡的"允许"下拉列表框中可以选择不同类型的数据，在"数据"下拉列表框中可以设置数据范围。如图4.21所示，设置了验证条件为：只允许输入1～10的整数。

在设置有验证条件的单元格中输入数据，当输入错误时会弹出提示。

我们也可以通过公式和函数，设置日期数据的范围。如图4.22所示，可在"开始日期"文本框中输入"=TODAY()"（表示当前日期），在"结束日期"文本框中输入"=TODAY()+5"（表示5天后的日期），单击"确定"按钮后，即可设置验证条件为：只允许输入当前日期和之后5天的日期。

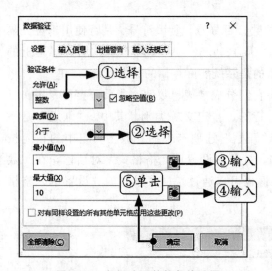

图4.21 数据验证整数条件设置

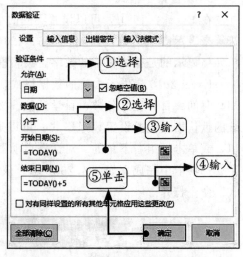

图4.22 数据验证日期条件设置

若要在数据验证中自定义条件，可使用如表4.3所示的一些常用的公式。

表4.3 常用公式

满足的条件	输入的公式
限制单元格只能输入数字	=ISNUMBER（A1）
限制单元格只能包含文本	=ISTEXT（A1）
限制单元格只能输入以A开头的文本	=LEFT（A1）="A"
限制单元格里面只能输入11位的数字	=LEN（A1）=11
限制单元格不能输入小于今天的日期	=TODAY（）
限制只能输入A1:A5单元格区域中的数据	=$A$1:$A$5

【例 4.5】 在"药品销售表"中设置验证条件，使得 E 列到 H 列中输入的数据都是大于 0 的数值；否则禁止输入，并显示"请输入大于 0 的数值！"的警告信息。

步骤 1：选中 E 列到 H 列，如图 4.23（a）所示。

步骤 2：在"数据"选项卡的"数据工具"组中单击"数据验证"按钮，打开"数据验证"对话框。

步骤 3：在对话框的"设置"选项卡中，设置验证条件："允许"为"小数"，"数据"为"大于"，"最小值"为"0"，如图 4.23（b）所示。

步骤 4：切换到对话框的"出错警告"选项卡中，设置"样式"为"警告"，"标题"为"输入警告"，"错误信息"为"请输入大于 0 的数值！"，如图 4.23（c）所示。单击"确定"按钮完成设置。

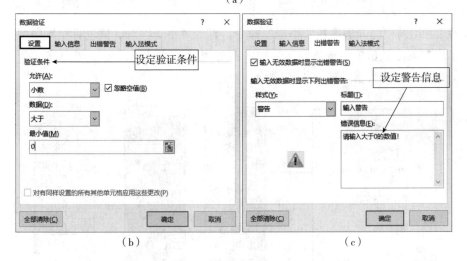

图 4.23 数据验证设置

4.3.5 条件格式

条件格式通过创建规则，根据单元格值确定单元格格式。在所选的单元格区域中，当单元格值满足规则时，Excel 2016 自动应用所设格式（如单元格的底纹或字体颜色）于相应单元格，即在所选的单元格区域中将符合条件的单元格以所设格式显示。

【例4.6】 对"药品销售表"中的工作表"药品信息"设置条件格式：将销售价大于25元的单元格设置成"浅红填充色深红色文本"效果，将销售价小于15元的单元格设置成"字体颜色为蓝色，背景填充为黄色"。效果如图4.24所示（条件格式的详细设置过程和清除条件规则的方法可扫描右侧二维码查看）。

例4.6详细设置过程

	A	B	C	D	E	F	G	H
1	药品销售统计报表							
2	药品编码	药品名称	剂型	单位	成本价	销售价	库存数量	销售数量
3	10001	脑安胶囊	胶囊剂	g	22.84	25.124	45	22
4	10002	金贝痰咳清颗粒	颗粒剂	g	25.5	28.05	34	16
5	10003	复方鱼腥草合剂	合剂	ml	10.58	11.638	23	12
6	10004	清热解毒胶囊	胶囊剂	g	18.26	20.086	6	14
7	10005	安神养血口服液	合剂	ml	33	36.3	12	5
8	10006	经血宁胶囊	胶囊剂	g	22.77	25.047	45	12
9	10007	小儿清热止咳口服液	合剂	ml	17.28	19.008	23	22
10	10008	乌鸡白凤胶囊	胶囊剂	g	17.1	18.81	23	11
11	10009	保和颗粒	颗粒剂	g	12.1	13.31	12	22
12	10010	参苓白术颗粒	颗粒剂	g	18.79	20.669	6	12

图4.24 设置条件格式效果

操作步骤如下。

步骤1：选定要设置格式的数据区域F3:F12（注意不要选中"销售价"单元格）。

步骤2：单击"开始"选项卡中的"样式"组中的"条件格式"下拉按钮，在下拉菜单中选择"突出显示单元格规则"→"大于"命令，打开"大于"对话框进行设置即可。

步骤3：用同样的方法选择"小于"命令，打开"小于"对话框进行设置即可。

除了用"突出显示单元格规则"这种普遍使用的方法外，还可以利用数据条、色阶、图标集的方式来显示数据，如图4.25所示。

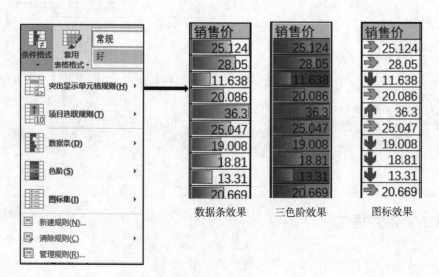

图4.25 利用多种"条件格式"显示数据

4.3.6 套用表格格式

表格格式是一组已定义好的格式的组合,包括数字、字体、对齐、边框、颜色、行高和列宽等格式。Excel 2016 提供了多种美观、专业的表格自动套用格式,可以快速实现工作表格式化。这可通过单击"开始"→"样式"组中的"套用表格格式"下拉按钮 ,在打开的下拉菜单中直接选择一种预置的表格样式实现。

【例 4.7】 为"药品信息表"工作表套用表格格式"浅色-表样式浅色 19",效果如图 4.26 所示。详细设置过程可扫描右侧二维码查看。

例 4.7 详细设置过程

药品编码	药品名称	剂型	单位	成本价	销售价	库存数量	销售数量
			药品销售统计报表				
10001	脑安胶囊	胶囊剂	g	22.84	25.124	45	22
10002	金贝痰咳清颗粒	颗粒剂	g	25.5	28.05	34	16
10003	复方鱼腥草合剂	合剂	ml	10.58	11.638	23	12
10004	清热解毒胶囊	胶囊剂	g	18.26	20.086	6	14
10005	安神养血口服液	合剂	ml	33	36.3	12	5
10006	经血宁胶囊	胶囊剂	g	22.77	25.047	45	12
10007	小儿清热止咳口服液	合剂	ml	17.28	19.008	23	22
10008	乌鸡白凤胶囊	胶囊剂	g	17.1	18.81	23	11
10009	保和颗粒	颗粒剂	g	12.1	13.31	12	22
10010	参苓白术颗粒	颗粒剂	g	18.79	20.669	6	12

图 4.26 套用表格格式效果图

4.3.7 操作实例:制作和格式化"药品销售统计报表"

①新建一个工作簿,并向 Sheet1 工作表输入如图 4.23(a)所示的"药品销售统计报表"数据。

②设置成本价、销售价、库存数量和销售数量的输入条件,要求输入的数据必须大于 0,否则禁止输入,并显示"请输入大于 0 的数据!"的警告信息。

操作实例详细设置过程

③将 Sheet1 重命名为"药品销售统计报表"。

④将标题"药品销售统计报表"按表格实际宽度合并居中,设置文字为仿宋、20 磅、加粗、橙色。将表头文字设置为 12 磅淡蓝色底纹加粗,并设置行高为 18 磅。自动调整列宽以适应数据。

⑤将表格线设置为蓝色,外边框线使用粗线,内框线用细线。设置所有单元格的数据居中显示。

⑥将表中所有的金额数据保留 2 位小数,并把库存数量低于 10 的数据用红色文本标注出来。

⑦以"药品销售表.xlsx"为文件名保存该工作簿。最终效果如图 4.27 所示。

操作方法可参考例 4.1 至例 4.5。详细设置过程可扫描上方二维码查看。

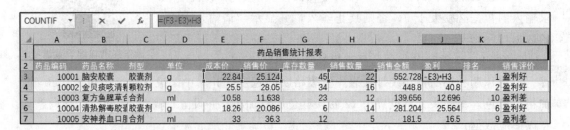

图 4.27 实例最终效果

4.4 数据的计算

4.4.1 利用公式计算

1. 公式的组成

Excel 2016 中的公式是以等号"="开头,通过使用运算符将数据和函数等元素按一定顺序连接在一起的表达式。在 Excel 2016 中,凡是在单元格中先输入等号,再输入其他数据的,都会被自动判定为公式。

下面以计算盈利为例,介绍公式的组成。

公式的组成元素。

①等号:公式必须以等号开始。

②单元格引用:单元格引用是指以单元格地址或名称来代表单元格的数据进行计算。如图 4.28 所示的公式中的 F3、E3 和 H3 就是对单元格的引用。

图 4.28 公式的组成

③括号:括号可以用于控制公式中元素运算的先后顺序。另外,一般每个函数后面都会跟一个括号,用于设置参数。

2. 公式的创建与编辑

(1)创建公式

首先选定要输入公式的单元格(即存放计算结果的单元格),再在编辑栏的编辑框或单元格内输入以等号开头的公式，输入确认后该单元格便显示计算结果。

（2）编辑公式

选择含有公式的单元格，将光标定位在编辑框或单元格中需要修改的位置，按 Backspace 键删除多余或错误的内容，再输入正确的内容，完成后按 Enter 键确认即可完成对公式的编辑。编辑完成后，Excel 2016 将自动按新公式进行计算。

（3）填充公式

在输入公式完成计算后，如果该行或该列后的其他单元格皆需使用该公式进行计算，可直接通过填充公式的方式快速完成其他单元格的数据计算。

选择已添加公式的单元格，将鼠标指针移至该单元格右下角的控制柄上，当其变成黑色"十"字状时，按住鼠标左键不放并拖动至所需位置，释放鼠标，即可在选择的单元格区域中填充相同的公式并计算出结果。

（4）复制和移动公式

在 Excel 2016 中，通过复制和移动公式也可以快速完成单元格数据的计算。在复制公式的过程中，Excel 2016 会自动调整引用单元格的地址，避免手动输入公式的麻烦，从而提高工作效率。复制公式的操作方法与复制数据的操作方法一样。

移动公式即将原始单元格的公式移动到目标单元格中，公式在移动过程中不会根据单元格的位移情况发生改变。移动公式的方法与移动其他数据的方法相同。

【例 4.8】 在"药品销售统计报表"工作表中增加两列：I 列"销售金额"和 J 列"盈利"。利用公式计算各药品的销售金额和盈利，销售金额＝销售价×销售数量，盈利＝（销售价－成本价）×销售数量。

步骤 1：选中单元格 I3，并输入公式"＝F3*H3"，如图 4.29（a）所示，按 Enter 键后便得到计算结果。

步骤 2：选中单元格 J3，并输入公式"＝（F3－E3）*H3"，按 Enter 键后便得到计算结果。

步骤 3：将鼠标指针移到填充柄处，当鼠标指针变成黑色"＋"时，按住鼠标左键往下拖动，可快速计算其他药品的销售金额和盈利，如图 4.29（b）所示。

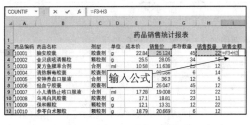
（a）输入公式

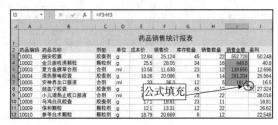
（b）填充公式

图 4.29　计算销售金额和盈利

4.4.2　利用函数计算

函数一般包括等号、函数名称和函数参数 3 个部分，即"＝函数名（参数 1，参数 2，…，参数n）"，如"＝SUM（A1：A9）"。其中，函数名称表示函数的功能，每个函数都具有唯一的函数名称；函数参数指函数运算对象，可以是数字、文本、逻辑值、表达式、引用或其他函数等。

1. 插入函数

SUM 函数

在 Excel 2016 中，可以通过编辑栏中的"插入函数"按钮或"公式"→"函数库"组来插入函数。

2. 常用函数

Excel 2016 提供了大量的内置函数，利用这些函数进行数据计算与分析，不仅可以大大提高工作效率，还可以提高数据的准确率。根据运算类别及应用行业的不同，Excel 2016 中的函数可以分为财务、日期与时间、数学与三角函数、统计、查找与引用、文本、逻辑等。表 4.4 列出了部分常用函数的格式和功能。

表 4.4 常用函数

功能	函数
求和	＝SUM（范围）
条件求和	＝SUMIF（范围，条件）
	＝SUMIFS（范围，条件1，条件2……）——多条件求和
求平均值	＝AVERAGE（范围）
条件平均	＝AVERAGEIF（条件范围，条件，计算范围）
求个数	＝COUNT（范围）——数字单元格的个数
	＝COUNTA（范围）——非空单元格的个数
条件统计	＝COUNTIF（范围，条件）
求最大值	＝MAX（范围）
求最小值	＝MIN（范围）
判断取值	＝IF（逻辑式，真时值，假时值）
排序函数	＝RANK（数据，范围，排序方式）
数据查询	＝VLOOKUP（查找值，查找区域，返回的列号，精确/模糊匹配）
	＝LOOKUP（查找值，查找区域，返回列表）
生成随机数	＝RAND（）——随机小数
提取星期函数	＝WEEKDAY（日期单元格，类型）——当前日期是星期几（数字形式1～7）
	＝TEXT（日期单元格,"aaaa"）——当前日期是星期几（中文形式）
截取文本内容	＝LEFT（文本，左起提取个数）
	＝RIGHT（文本，右起提取个数）
	＝MID（文本，提取起始位置，提取个数）
文本格式转换	＝TEXT（值，转换格式）

【例4.9】 在"药品销售统计报表"工作表中,增加K列"销售评价",使用IF函数求各药品的销售评价。评价是根据其盈利的多少来确定的:若盈利大于20元,则评价为"盈利好",否则为"盈利差"。

步骤1:选中第一个药品销售评价所在的单元格K3,单击编辑栏上的"插入函数"按钮 f_x ,打开"插入函数"对话框。

步骤2:在"插入函数"对话框中选择函数IF后,单击"确定"按钮弹出"函数参数"对话框,如图4.30所示。

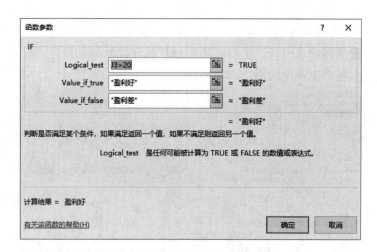

图4.30 IF函数设置参数对话框

步骤3:在"函数参数"对话框的"Logical_test"文本框中输入条件"J3>20",在"Value_if_true"文本框中输入"盈利好"(条件成立时的输出结果),在"Value_if_false"文本框中输入"盈利差"(条件不成立时的输出结果),单击"确定"按钮,完成函数的输入,即在K3单元格中得到了"盈利好"的结果。

4.4.3 单元格的引用

单元格引用就是标识工作表上的单元格或单元格区域。Excel 2016中单元格的引用包括相对引用、绝对引用和混合引用3种。

1. 相对引用

相对引用指在公式中用列标和行号直接表示单元格,如A1、B5等。当某个单元格的公式被复制到另一个单元格时,原单元格中公式的地址在新单元格中就会发生变化。

例如,在单元格A9中输入公式"=SUM(A1:A8)",当将单元格A9中的公式复制到C10后,C10中的公式就会变成"=SUM(C2:C9)"。

2. 绝对引用

绝对引用就是在单元格的列标和行号前面加上"$"符号。此时,若将单元格中的公式复制到新的单元格,公式中引用的单元格地址始终保持不变。

【例4.10】 在"药品销售统计报表"工作表中,使用RANK函数根据各药品盈利的多少求出药品的排名。

步骤 1：在"销售评价"列前插入一列，在单元格 K2 中输入"排名"。选中第一个药品排名所在的单元格 K3，单击编辑栏上的"插入函数"按钮 f_x，打开"插入函数"对话框。

步骤 2：在"插入函数"对话框中选择函数 RANK 后，单击"确定"按钮，弹出"函数参数"对话框。

步骤 3：在"函数参数"对话框中，输入参与排序的数据"Number"为"J3"，参与排序的单元格区域"Ref"为"\$J\$3：\$J\$12"（选中范围后按 F4 功能键，可以快速设置绝对引用），设置排序的方式"Order"为"0"，如图 4.31 所示。特别注意，参与排序的单元格区域必须使用绝对引用，使得当函数被复制到其他单元格时，排序区域不会自动发生变化，否则会得到错误的结果。

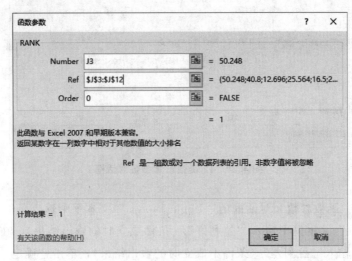

公式和函数中单元格的引用地址

图 4.31 RANK 函数的参数设置

3. 混合引用

混合引用的表示方法是在列标或行号前加 \$ 符号，如 \$B10 或 D\$12。在公式中如果采用混合引用，当公式所在的单元格位置改变时，绝对引用部分不变，相对引用部分将对应改变位置。例如，在单元格 A9 中输入公式"＝A\$3"，当将 A9 中的公式复制到 B10 时，B10 中的公式就会变成"＝B\$3"。在实际应用中，当需要保持列不变而改变行，或者需要保持行不变而改变列时，就要用到混合引用。

4.4.4 快速计算与自动求和

Excel 2016 的计算功能非常人性化，用户既可以选择公式、函数来进行计算，也可以直接选择某个单元格区域查看其求和、求平均值等结果。

1. 快速计算

选择需要计算单元格之和或单元格平均值的区域，在 Excel 2016 工作界面的状态栏中将可以直接查看计算结果，包括平均值、单元格个数和总和等，如图 4.32 所示。

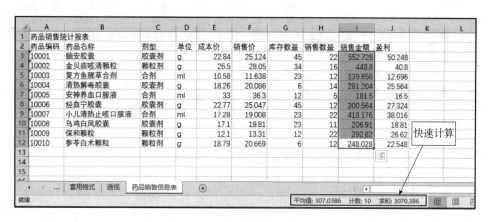

图 4.32　快速计算界面显示

2. 自动求和

求和函数主要用于计算某一单元格区域中所有数值之和。其方法为：选择需要求和的单元格，在"公式"→"函数库"组中单击"自动求和"按钮，此时，即可在当前单元格中插入求和函数"SUM"，同时 Excel 2016 将自动识别函数参数，单击编辑栏中的"输入"按钮或按 Enter 键，完成求和的计算。

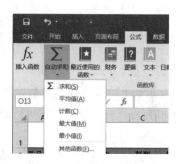

图 4.33　自动求和下拉列表

提示：如图 4.33 所示，单击"自动求和"按钮下方的下拉按钮，在打开的下拉菜单中还可以选择"平均值""最大值""最小值"等选项，分别计算所选区域的平均值、最大值和最小值等。

4.4.5　操作实例：药品销售表的计算

操作实例详细
设置过程

①为工作表"药品销售统计报表"建立一个副本"药品销售统计报表（2）"，并把该副本重命名为"药品销售计算表"，在表的右边增加"销售金额"、"盈利"、"排名"和"销售评价"四列。

②在单元格 A14、A15、A16、A17 和 A18 中分别输入文字"平均销售金额"、"最高销售金额"、"最低销售金额"、"药品数量"和"盈利好的药品个数"。

③使用公式和函数计算各药品的销售金额和盈利，根据盈利多少给出排名和销售评价情况。其中，若盈利大于 20 元，则评价为"盈利好"，否则为"盈利差"。

④使用函数求出各药品的平均销售金额、最高销售金额和最低销售金额，统计药品数量（不同编号的药品数）及盈利好的药品个数，表格中的金额数据统一设置为小数点后保留两位。

⑤分别合并单元格区域 A1:L1 及单元格区域 A13:L13，并为整个表格设置蓝色的细线边框。最终效果如图 4.34 所示。

部分操作方法可参考例 4.8 至例 4.10。详细设置过程可扫描上方二维码查看。

	A	B	C	D	E	F	G	H	I	J	K	L
1	药品销售统计报表											
2	药品编码	药品名称	剂型	单位	成本价	销售价	库存数量	销售数量	销售金额	盈利	排名	销售评价
3	10001	脑安胶囊	胶囊剂	g	22.84	25.12	45	22	552.73	50.25	1	盈利好
4	10002	金贝痰咳清颗粒	颗粒剂	g	25.50	28.05	34	16	448.80	40.80	2	盈利好
5	10003	复方鱼腥草合剂	合剂	ml	10.58	11.64	23	12	139.66	12.70	10	盈利差
6	10004	清热解毒胶囊	胶囊剂	g	18.26	20.09	6	14	281.20	25.56	6	盈利好
7	10005	安神养血口服液	合剂	ml	33.00	36.30	12	5	181.50	16.50	9	盈利差
8	10006	经血宁胶囊	胶囊剂	g	22.77	25.05	45	12	300.56	27.32	4	盈利好
9	10007	小儿清热止咳口服液	合剂	ml	17.28	19.01	23	22	418.18	38.02	3	盈利好
10	10008	乌鸡白凤胶囊	胶囊剂	g	17.10	18.81	23	11	206.91	18.81	8	盈利差
11	10009	保和颗粒	颗粒剂	g	12.10	13.31	12	22	292.82	26.62	5	盈利好
12	10010	参苓白术颗粒	颗粒剂	g	18.79	20.67	6	12	248.03	22.55	7	盈利好
13												
14	平均销售金额								307.04			
15	最高销售金额								552.73			
16	最低销售金额								139.66			
17	药品数量								10			
18	盈利好的药品个数								7			

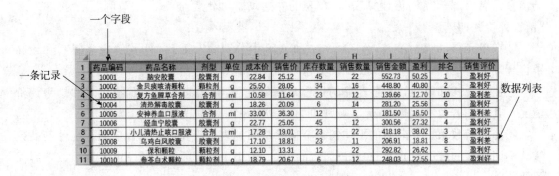

图 4.34　计算效果图

4.5　数据管理和分析

Excel 2016 不仅具有数据计算处理的能力，而且还具有数据库管理的一些功能。利用它可以方便、快捷地对数据进行排序、筛选、分类汇总、创建数据透视表等统计分析工作。

4.5.1　建立数据清单

如果要使用 Excel 2016 的数据管理功能，首先必须将电子表格创建为数据清单。数据清单又称“数据列表”，是由 Excel 2016 工作表中单元格构成的矩形区域，即一张二维表，如图 4.35 所示。数据清单是一种特殊的表格，必须包括两部分，即表结构和表记录。表结构是数据清单中的第一行，即列标题（又称为“字段名”），Excel 2016 将利用这些字段名对数据进行查找、排序及筛选等操作。表记录则是 Excel 2016 实施管理功能的对象，该部分不允许有非法数据内容出现。

一个字段

一条记录

数据列表

	A	B	C	D	E	F	G	H	I	J	K	L
1	药品编码	药品名称	剂型	单位	成本价	销售价	库存数量	销售数量	销售金额	盈利	排名	销售评价
2	10001	脑安胶囊	胶囊剂	g	22.84	25.12	45	22	552.73	50.25	1	盈利好
3	10002	金贝痰咳清颗粒	颗粒剂	g	25.50	28.05	34	16	448.80	40.80	2	盈利好
4	10003	复方鱼腥草合剂	合剂	ml	10.58	11.64	23	12	139.66	12.70	10	盈利差
5	10004	清热解毒胶囊	胶囊剂	g	18.26	20.09	6	14	281.20	25.56	6	盈利好
6	10005	安神养血口服液	合剂	ml	33.00	36.30	12	5	181.50	16.50	9	盈利差
7	10006	经血宁胶囊	胶囊剂	g	22.77	25.05	45	12	300.56	27.32	4	盈利好
8	10007	小儿清热止咳口服液	合剂	ml	17.28	19.01	23	22	418.18	38.02	3	盈利好
9	10008	乌鸡白凤胶囊	胶囊剂	g	17.10	18.81	23	11	206.91	18.81	8	盈利差
10	10009	保和颗粒	颗粒剂	g	12.10	13.31	12	22	292.82	26.62	5	盈利好
11	10010	参苓白术颗粒	颗粒剂	g	18.79	20.67	6	12	248.03	22.55	7	盈利好

图 4.35　数据清单示例

要正确创建数据清单，应遵循以下准则。

①避免在一张工作表中建立多个数据清单，如果在工作表中还有其他数据，要在它们与数据清单之间留出空行、空列。

②通常在数据清单的第一行创建字段名。字段名必须唯一,且每一字段的数据类型必须相同,如字段名是"剂型",则该列存放的必须全部是剂型名称。

③数据清单中不能有完全相同的两行记录。

在 Excel 2016 中,用户可以按照数据清单的要求创建数据清单,系统也可以自动将一个满足条件的单元格区域作为数据清单。

4.5.2 数据排序

数据排序

在实际应用中,为了方便查找和使用数据,用户通常按一定顺序对数据清单进行重新排列。其中,数值按大小排序,时间按先后排序,英文字母按字母顺序(默认不区分大小写)排序,汉字按拼音首字母排序或按笔画排序。

用来排序的字段称为"关键字"。排序方式分升序(递增)和降序(递减),排序方向有按行排序和按列排序。此外,还可以采用自定义排序。

数据排序有两种形式:简单排序和多条件排序。

1. 简单排序

简单排序指对一个关键字(单一字段)进行升序或降序排序。可以单击"数据"选项卡中的"排序和筛选"组中的"升序"按钮 ↓、"降序"按钮 ↓ 快速实现。

2. 多条件排序

多条件排序指对一个以上关键字(多个字段)进行升序或降序排序。当排序的字段值相同时,可按另一个关键字继续排序。通过单击"数据"选项卡中的"排序和筛选"组中的"排序"按钮 来实现。

【例 4.11】 对"药品销售统计报表"工作表排序,按主要关键字"剂型"升序排序,若剂型相同,则按次要关键字"单位"升序排序,剂型和单位都相同时,按第三关键字"销售金额"降序排序,如图 4.36 所示。详细设置过程可扫描右侧二维码查看。

例 4.11 详细设置过程

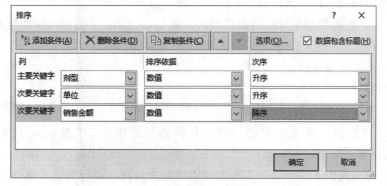

图 4.36 "排序"对话框

4.5.3 数据筛选

数据筛选

当数据清单中记录非常多,但用户只对其中一部分数据感兴趣时,可以使用 Excel 2016 的数据筛选功能将用户不感兴趣的记录暂时隐藏起来，只显示用户感兴趣的数据。当筛选条件被清除时，隐藏的数据又恢复显示。

数据筛选有两种：自动筛选和高级筛选。自动筛选可以实现单个字段筛选及多字段筛选的逻辑“与”关系（同时满足多个条件），操作简便，能满足大部分应用需求；高级筛选能实现多字段筛选的逻辑“或”关系，较复杂，需要在数据清单以外建立一个条件区域。

1. 自动筛选

自动筛选可通过单击“数据”选项卡中的“排序和筛选”组中的“筛选”按钮来实现。在所需筛选的字段名下拉菜单中选择符合的条件，若没有，则选择“文本筛选”或“数字筛选”级联菜单中的“自定义筛选”命令，在打开的“自定义自动筛选方式”对话框中输入条件。如果要使数据恢复显示，单击“排序和筛选”组中的“清除”按钮，或再次单击“筛选”按钮。

【例 4.12】 在“药品销售统计报表”工作表中筛选出所有剂型为“合剂”的记录，其效果如图 4.37 所示。

	A	B	C	D	E	F	G	H	I	J	K	L
1	药品销售统计报表											
2	药品编码	药品名称	剂型	单位	成本价	销售价	库存数量	销售数量	销售金额	盈利	排名	销售评价
5	10003	复方鱼腥草合剂	合剂	ml	10.58	11.638	23	12	139.656	12.696	10	盈利差
7	10005	安神养血口服液	合剂	ml	33	36.3	12	5	181.5	16.5	9	盈利差
9	10007	小儿清热止咳口服液	合剂	ml	17.28	19.008	23	22	418.176	38.016	3	盈利好

图 4.37 自动筛选结果

操作步骤如下。

步骤 1：选择数据清单中任意单元格。

步骤 2：单击“数据”选项卡中的“排序和筛选”组中的“筛选”按钮，在各个字段名的右边会出现筛选按钮，单击“剂型”列的筛选按钮，在下拉菜单中仅选择“合剂”，如图 4.38 所示，使筛选结果只显示合剂类型的药品信息记录。

图 4.38 设置筛选条件

步骤 3：单击“确定”按钮，符合条件的记录就会被显示出来，其他记录将被隐藏。

2. 高级筛选

当筛选的条件较为复杂，或出现多字段间的逻辑“或”关系时，使用“数据”选项卡中的“排序和筛选”组中的“高级”按钮更为方便。

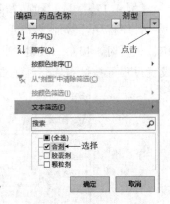

在进行高级筛选时，字段名的右边不会出现筛选按钮，而是需要在条件区域中输入条件。条件区域应建立在数据清单以外，用空行或空列与数据清单分隔。输入筛选条件时，首行输入条件字段名，从第 2 行起输入筛选条件，输入在同一行上的条件关系为逻辑“与”，输入在不同行上的条件关系是逻辑“或”。然后单击“数据”选项卡中的“排序和筛选”组中的“高级”按钮，在打开的“高级筛选”对话框内进行数据区域和条件区域的选择，筛选的结果可在原数据清单位置显示，也可在数据清单以外的位置显示。

【例 4.13】 在"药品销售统计报表"工作表中筛选"胶囊剂"销售金额小于等于 500 元或盈利大于等于 25 元的记录，并将筛选结果显示在其他位置（选择 A16 单元格）。结果如图 4.39 所示，详细设置过程可扫描右侧二维码查看。

例 4.13 详细设置过程

药品编码	药品名称	剂型	单位	成本价	销售价	库存数量	销售数量	销售金额	盈利	排名	销售评价
10001	脑安胶囊	胶囊剂	g	22.84	25.124	45	22	552.728	50.248	1	盈利好
10002	金贝痰咳清颗粒	颗粒剂	g	25.5	28.05	34	16	448.8	40.8	2	盈利好
10003	复方鱼腥草合剂	合剂	ml	10.58	11.638	23	12	139.656	12.696	10	盈利差
10004	清热解毒胶囊	胶囊剂	g	18.26	20.086	6	14	281.204	25.564	6	盈利好
10005	安神养血口服液	合剂	ml	33	36.3	12	5	181.5	16.5	9	盈利差
10006	经血宁胶囊	胶囊剂	g	22.77	25.047	45	12	300.564	27.324	4	盈利好
10007	小儿清热止咳口服液	合剂	ml	17.28	19.008	23	22	418.176	38.016	3	盈利好
10008	乌鸡白凤胶囊	胶囊剂	g	17.1	18.81	23	11	206.91	18.81	8	盈利差
10009	保和颗粒	颗粒剂	g	12.1	13.31	12	22	292.82	26.62	5	盈利好
10010	参苓白术颗粒	颗粒剂	g	18.79	20.669	6	12	248.028	22.548	7	盈利好

剂型	销售金额	盈利
胶囊剂	<=500	>=25

药品编码	药品名称	剂型	单位	成本价	销售价	库存数量	销售数量	销售金额	盈利	排名	销售评价
10004	清热解毒胶囊	胶囊剂	g	18.26	20.086	6	14	281.204	25.564	6	盈利好
10006	经血宁胶囊	胶囊剂	g	22.77	25.047	45	12	300.564	27.324	4	盈利好

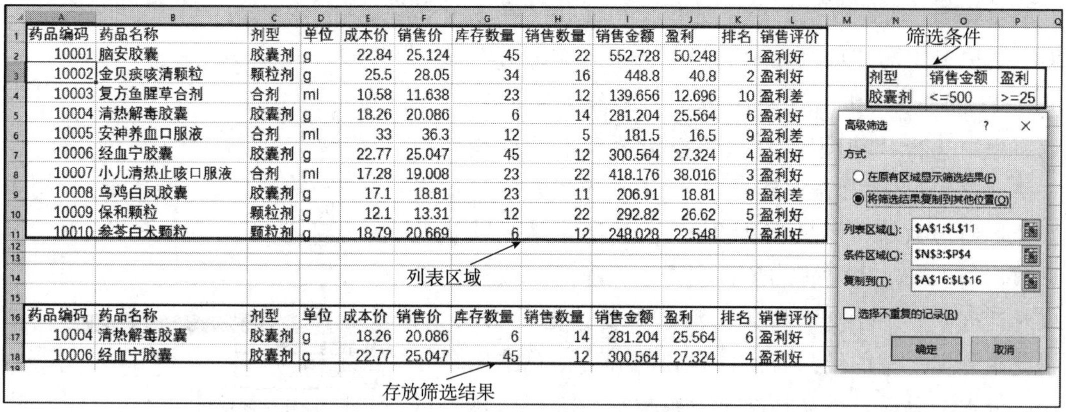

图 4.39 高级筛选示例

4.5.4 分类汇总

实际应用中经常用到分类汇总，像仓库的库存管理经常要统计各类产品的库存总量，药店的销售管理经常要统计各类药品的售出总量等。它们的共同特点是首先要进行分类（排序），将同类别数据放在一起，然后再进行数量求和之类的汇总运算。Excel 2016 提供了分类汇总功能。

分类汇总就是对数据清单按某个字段进行分类，将字段值相同的有序记录作为一类，进行求和、求平均、计数等汇总运算。针对同一个分类字段，可进行多种方式的汇总。

需要注意的是，在分类汇总前，必须对分类字段排序，否则将得不到正确的分类汇总结果；在分类汇总时要清楚对哪个字段分类，对哪些字段汇总及汇总的方式，这些都需要在"分类汇总"对话框中逐一设置。

【例 4.14】 在"药品销售统计报表"工作表中，求各剂型销售数量和销售金额的总和。汇总结果如图 4.40 所示。

	A	B	C	D	E	F	G	H	I	J	K	L
1	药品编码	药品名称	剂型	单位	成本价	销售价	库存数量	销售数量	销售金额	盈利	排名	销售评价
2	10003	复方鱼腥草合剂	合剂	ml	10.58	11.638	23	12	139.656	12.696	10	盈利差
3	10005	安神养血口服液	合剂	ml	33	36.3	12	5	181.5	16.5	9	盈利差
4	10007	小儿清热止咳口服液	合剂	ml	17.28	19.008	23	22	418.176	38.016	3	盈利好
5			合剂 汇总					39	739.332			
6	10001	脑安胶囊	胶囊剂	g	22.84	25.124	45	22	552.728	50.248	1	盈利好
7	10004	清热解毒胶囊	胶囊剂	g	18.26	20.086	6	14	281.204	25.564	6	盈利好
8	10006	经血宁胶囊	胶囊剂	g	22.77	25.047	45	12	300.564	27.324	4	盈利好
9	10008	乌鸡白凤胶囊	胶囊剂	g	17.1	18.81	23	11	206.91	18.81	8	盈利差
10			胶囊剂 汇总					59	1341.406			
11	10002	金贝痰咳清颗粒	颗粒剂	g	25.5	28.05	34	16	448.8	40.8	2	盈利好
12	10009	保和颗粒	颗粒剂	g	12.1	13.31	12	22	292.82	26.62	5	盈利好
13	10010	参苓白术颗粒	颗粒剂	g	18.79	20.669	6	12	248.028	22.548	7	盈利好
14			颗粒剂 汇总					50	989.648			
15			总计					148	3070.386			

图 4.40 分类汇总结果

根据分类汇总的要求,实际是对"剂型"字段分类,对"销售数量"和"销售金额"进行汇总,汇总方式是求和。操作步骤如下。

步骤1:选中"剂型"列中的任意单元格,单击"数据"选项卡中的"排序和筛选"组中的"升序"按钮,按"剂型"字段升序排序。

分类汇总

步骤2:选择数据清单中的任意单元格,单击"数据"选项卡中的"分级显示"组中的"分类汇总"按钮,打开"分类汇总"对话框。在"分类字段"下拉列表框中选择"剂型",在"汇总方式"下拉列表框中选择"求和",在"选定汇总项"(汇总字段)列表框中选择"销售数量"和"销售金额",并清除其余默认汇总项,其设置如图4.41所示,单击"确定"按钮。在该对话框中,"替换当前分类汇总"复选框的含义是:用此次分类汇总的结果替换已存在的分类汇总结果。

分类汇总后,默认情况下,数据会分3级显示,可以单击分级显示区上方的 1 2 3 按钮控制。单击 1 按钮,只显示清单中的列标题和总计结果;单击 2 按钮,显示各个分类汇总结果和总计结果;单击 3 按钮,显示全部详细数据。

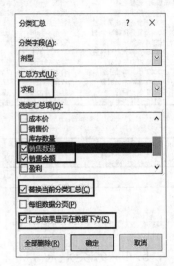

图4.41 "分类汇总"对话框设置

*4.5.5 数据透视表

分类汇总适合按一个字段进行分类,对一个或多个字段进行汇总。如果要对多个字段进行分类并汇总,这就需要利用数据透视表工具来实现。

【例4.15】 在"药品销售统计报表"工作表中,在"剂型"列后增加一列"药房",要求既要按照"剂型"分类,又要按照"药房"分类,统计不同药房、不同剂型的药品销售金额总和。此例需要使用数据透视表来完成统计,详细设置过程可扫描右侧二维码查看。其结果如图4.42所示。

数据透视表

求和项:销售金额	列标签			
行标签	合剂	胶囊剂	颗粒剂	总计
西药房	599.7	1134.5	448.8	2183.0
中药房	139.7	206.9	540.8	887.4
总计	739.3	1341.4	989.6	3070.4

图4.42 数据透视表统计结果

操作步骤如下。

步骤1:选择数据清单中任意单元格。

步骤2:单击"插入"选项卡中的"表格"组中的"数据透视表"按钮,打开"创建数据透视表"对话框。选择要分析的数据的范围(如果系统给出的区域选择不正确,用户可用鼠标自己选择单元格区域)及数据透视表的放置位置(可以放在新建表中,也可以放在现有工作表中),然后单击"确定"按钮。此时出现"数据透视表字段"任务窗格,把要分类的字段拖入"行"区、"列"区,使之成为数据透视表的行、列标题,将要汇总的字段拖入"Σ值"区。本例中"药房"字段作为行标签,"剂型"字段作为列标签,统计的数据项为"销售金额"。默认情况下,数据项如果是非数值型字段则对其计数,否则求和。

创建好数据透视表后,"数据透视表工具"选项卡会自动出现,它可以用来修改数据透视表。数据透视表的修改主要有以下3个方面。

(1) 更改数据透视表布局

数据透视表结构中行、列、数据字段都可以被更替或增加。将行、列、数据字段移出表示删除字段,移入表示增加字段。

(2) 改变汇总方式

这可以通过单击"数据透视表工具"→"分析"选项卡中的"活动字段"组中的"字段设置"按钮,在打开的对话框的"值汇总方式"选项卡中进行操作。

(3) 数据更新

有时数据清单中的数据发生了变化,但数据透视表并没有随之变化。此时,不必重新生成数据透视表,只需单击"数据透视表工具"→"分析"选项卡中的"数据"组中的"刷新"按钮即可。

4.6 数据图表化

Excel 2016能够将电子表格中的数据转换成各种类型的统计图表,更直观地揭示数据之间的关系,反映数据的变化规律和发展趋势,从而高效、便捷地进行数据分析。当工作表中的数据发生变化时,图表会相应改变,不需要重新绘制。

4.6.1 图表的基本概念和组成

图表由图表区和绘图区构成,图表区是指图表整个背景区域,绘图区则包括数据系列、坐标轴、图表标题、数据标签、图例等部分,如图4.43所示。

数据系列:图表中的相关数据点,代表着表格中的行、列。图表中每一个数据系列都具有不同的颜色和图案,且各个数据系列的含义将通过图例体现出来。在图表中,可以绘制一个或多个数据系列。

坐标轴:度量参考线,x轴为水平坐标轴,通常表示分类;y轴为垂直坐标轴,通常表示数据。

图表标题:图表名称,一般自动与坐标轴或图表顶部居中对齐。

数据标签:数据标记附加信息的标签,通常代表表格中某单元格的数据点或值。

图例:表示图表的数据系列,通常有多少数据系列,就有多少图例色块,其颜色或图案与数据系列相对应。

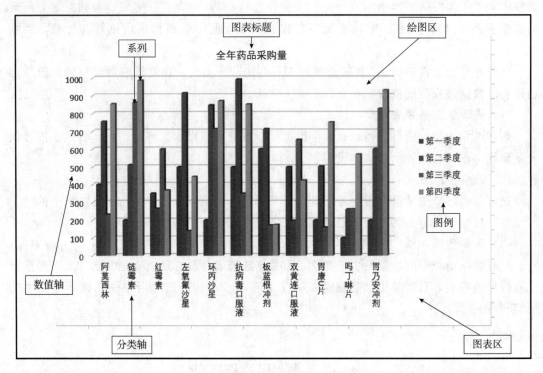

图 4.43 图表样式

4.6.2 不同类型的图表

Excel 2016 提供了十余种图表类型,每一类又有若干种子类型,并且有很多二维和三维图表类型可供选择。常用的图表类型有以下几种。

柱形图:用于显示一段时间内数据变化或各项之间的比较情况。柱形图简单易用,是最受欢迎的图表形式。

条形图:可以看作是横着的柱形图,是用来描绘各个项目之间数据差别情况的一种图表,它强调的是在特定的时间点上进行分类和数值的比较。

折线图:将同一数据系列的数据点在图表中用直线连接起来,以等间隔显示数据的变化趋势。

面积图:用于显示某个时间阶段总数与数据系列的关系,又称为"面积形式的折线图"。

饼图:能够反映统计数据中各项所占的百分比或某个单项占总体的比例,使用该类图表便于查看整体与个体之间的关系。

XY 散点图:通常用于显示两个变量之间的关系,利用散点图可以绘制函数曲线。

圆环图:类似于饼图,但在中央空出了一个圆形的空间。它也用来表示各个部分与整体之间的关系,但是可以包含多个数据系列。

气泡图:类似于 XY 散点图,但是它是对成组的 3 个数值而非 2 个数值进行比较。

雷达图:用于显示数据中心点及数据类别之间的变化趋势。可对数值无法表现的倾向分析提供良好的支持，为了能在短时间内把握数据相互间的平衡关系，也可以使用雷达图。

迷你图：以单元格为绘图区域，绘制出简约的数据小图标。由于迷你图太小，无法在图中显示数据内容，所以迷你图与表格是不能分离的。迷你图包括折线图、柱形图、盈亏3种类型，其中折线图用于返回数据的变化情况，柱形图用于表示数据间的对比情况，盈亏则可以将业绩的盈亏情况形象地表现出来。

Excel 2016中还可以快速、方便地制作一些商务图表，如层次结构图表中的树状图、旭日图；统计图表中的直方图、箱形图，还有瀑布图；等等。

4.6.3 创建图表

创建图表

在 Excel 2016 中，可以快速、简便地创建图表，只需要选择数据源，然后单击"插入"选项卡中的"图表"组中对应图表类型的下拉按钮，在下拉菜单中选择具体的类型即可。

1. 柱形图

柱形图也叫直方图，是较为常用的一种图表类型，主要用于显示一段时间内的数据变化或显示各项之间的比较情况，易于比较各组数据之间的差别。柱形图包括簇状柱形图、堆积柱形图、百分比堆积柱形图、三维簇状柱形图、三维堆积柱形图、三维百分比堆积柱形图。

【例4.16】 根据"药品销售统计报表"工作表中的药品名称、成本价和销售价产生一个三维簇状柱形图，如图4.44所示。

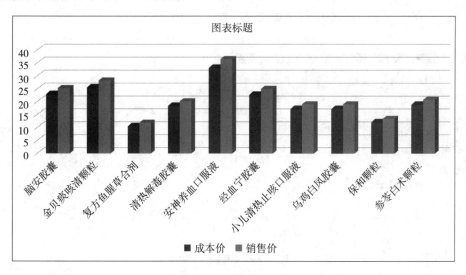

图 4.44 三维簇状柱形图

步骤1：选定建立图表的数据源，这一步非常重要。先选定"药品名称"列（B2：B12），按住Ctrl键，再选定"成本价"列（E2：E12）和"销售价"列（F2：F12），如图4.45所示。

步骤2：单击"插入"选项卡中的"图表"组中的"插入柱形图或条形图"下拉按钮，在"三维柱形图"区中选择"三维簇状柱形图"，然后将图表调整至合适大小。

	A	B	C	D	E	F	G
1						药品销售统计报表	
2	药品编码	药品名称	剂型	单位	成本价	销售价	库存数量
3	10001	脑安胶囊	胶囊剂	g	22.84	25.124	45
4	10002	金贝痰咳清颗粒	颗粒剂	g	25.5	28.05	34
5	10003	复方鱼腥草合剂	合剂	ml	10.58	11.638	23
6	10004	清热解毒胶囊	胶囊剂	g	18.26	20.086	6
7	10005	安神养血口服液	合剂	ml	33	36.3	12
8	10006	经血宁胶囊	胶囊剂	g	22.77	25.047	45
9	10007	小儿清热止咳口服液	合剂	ml	17.28	19.008	23
10	10008	乌鸡白凤胶囊	胶囊剂	g	17.1	18.81	23
11	10009	保和颗粒	颗粒剂	g	12.1	13.31	12
12	10010	参苓白术颗粒	颗粒剂	g	18.79	20.669	6

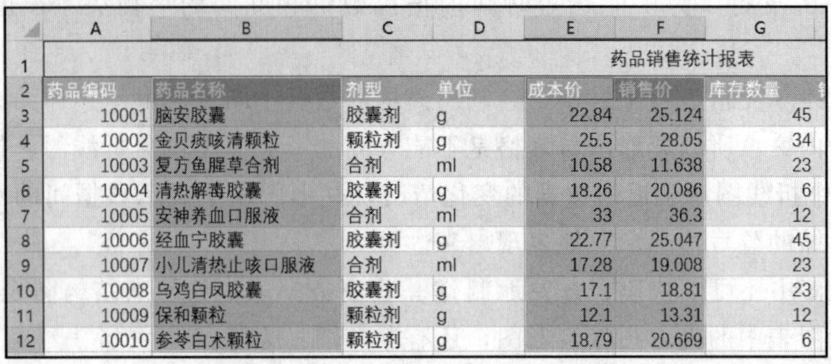

图 4.45 正确选定建立图表的数据源

2. 折线图

折线图可以显示随时间（根据常用比例设置）而变化的连续数据，因此非常适用于显示在相等时间间隔下的数据变化趋势。在折线图中，类别数据沿水平轴均匀分布，所有值数据沿垂直轴均匀分布。折线图包括折线图、堆积折线图、百分比堆积折线图、带数据标记的折线图、带标记的堆积折线图、带数据标记的百分比堆积折线图和三维折线图。

【例 4.17】 根据如图 4.46（a）所示的数据，生成第一季度和第二季度药品销量波动的折线图，具体操作如下。

选择如图 4.46（a）中所示的单元格区域，在“插入”选项卡中，单击“图表”组中的“插入折线图或面积图”下拉按钮，在弹出的下拉菜单中选择“带数据标记的折线图”类型图表，即可在当前工作表中创建折线图，如图 4.46（b）所示。

（a）　　　　　　（b）

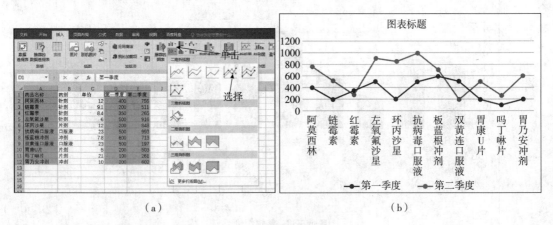

图 4.46 折线图示例

3. 饼图

饼图可显示一个数据系列中各项的大小与各项总和的比例。在工作中如果遇到需要计算总费用或总金额中各个部分构成比例的情况，一般都是通过各个部分与总额相除来计算的，而且这种比例表示方法很抽象，这时可以使用饼图，直接以图表的方式显示各个组成部分所占比例。饼图包括饼图、复合饼图、复合条饼图和三维饼图。

【例 4.18】 以饼图来显示各种药品的销售情况，具体操作步骤如下。

步骤 1：选择如图 4.47（a）所示的单元格区域，在"插入"选项卡中，单击"图表"组中的"插入饼图或圆环图"下拉按钮，弹出下拉菜单。

步骤 2：选择"三维饼图"图表类型，在当前工作表中创建一个如图 4.47（b）所示的三维饼图图表。

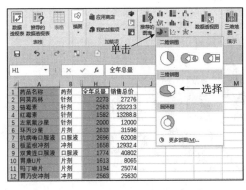
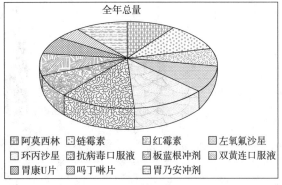

（a）插入"三维饼图" （b）三维饼图图表

图 4.47 饼图示例

4.6.4 编辑图表

在创建图表之后，还可以对图表进行修改、编辑，包括更改图表类型及选择图表布局和图表样式等。这通过"图表工具"选项卡中的相应功能来实现。该选项卡在选定图表后便会自动出现，它包括两个部分："设计"和"格式"。其中，在"设计"部分可以进行如下操作。

添加图表元素：显示或隐藏主要横坐标轴与主要纵坐标轴；显示或隐藏网格线；添加或修改图表标题、坐标轴标题、图例、数据标签和数据表；添加误差线、趋势线、涨/跌柱线和线条等。

快速布局：快速套用集中内置的布局样式，更改图表的整体布局。

更改颜色：自定义图表快速颜色。

更改图表样式：为图表应用内置样式。

切换行/列：将图表的 x 轴数据和 y 轴数据对调。

选择数据：打开"选择数据源"对话框，在其中可以编辑、修改系列和分类轴标签。

更改图表类型：重新选择合适的图表。

移动图表：在本工作簿中移动图表或将图表移动到其他工作簿。

在"格式"部分可以进行如下操作。

设置所选内容格式：在"当前所选内容"组中快速定位图表元素，并设置所选内容格式。

插入形状：在图表中插入形状。

编辑形状样式：快速套用形状样式，设置形状填充、形状轮廓以及形状效果。

插入艺术字：快速套用艺术字样式，设置艺术字颜色、外边框或艺术效果。

排列图表：排列图表元素的对齐方式等。

设置图表大小：设置图表的宽度与高度，裁剪图表。

【例 4.19】 将例 4.16 中的图表标题改为"药品价格表"，添加 x 轴标题"药品名称"，y 轴标题为"元"。效果如图 4.48 所示。

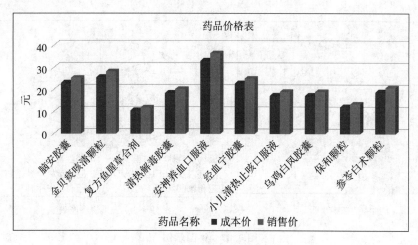

图 4.48 编辑图表

步骤 1：单击图表标题文本框，在其中输入"药品价格表"。

步骤 2：在"图表工具"→"设计"选项卡中的"图表布局"组中，单击"添加图表元素"下拉按钮，在下拉菜单中选择"轴标题"→"主要横坐标轴"命令，在出现的"坐标轴标题"文本框中输入"药品名称"。

步骤 3：在"添加图表元素"下拉菜单中选择"轴标题"→"主要纵坐标轴"命令，在出现的"坐标轴标题"文本框中输入"元"。

步骤 4：选中标题名称"元"，单击鼠标右键，弹出如图 4.49 所示的快捷菜单，选择最后一项"设置坐标轴标题格式"，弹出"设置坐标轴标题格式"任务窗格，在"文字方向"下拉列表框中选择"竖排"，如图 4.50 所示。用同样的方法设置横坐标"药品名称"。

还可以设置图例格式，步骤如下：选中图例，单击鼠标右键，选择"设置图例格式"命令，弹出"设置图例格式"任务窗格，将图例设置为靠右排列，如图 4.51 所示，效果如图 4.52 所示。

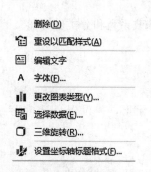
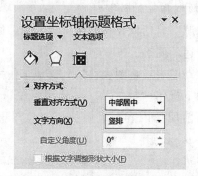
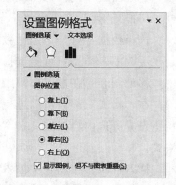

图 4.49 编辑图表　　图 4.50 "设置坐标轴标题格式"窗格　图 4.51 "设置图例格式"任务窗格

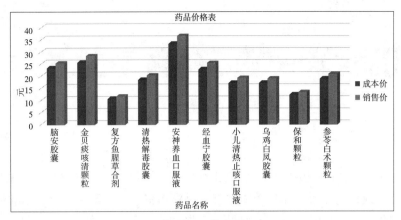

图 4.52 效果图

4.6.5 格式化图表

生成一个图表后,为了获得更理想的显示效果,可以对图表的各个对象进行格式化。这通过"图表工具"→"设计"选项卡中的相应按钮来完成,也可以双击要进行格式设置的图表对象,在打开的格式任务窗格中进行设置。

数据图表化

【例 4.20】 为图 4.52 中的三维簇状柱形图设置图表区的背景和图例的背景。其效果如图 4.53 所示(数据的图表化详细设置过程可扫描右侧二维码查看)。

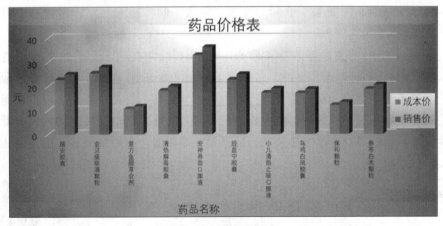

图 4.53 格式化图表

操作步骤如下。

步骤 1:设置图表的背景。左键双击图表区,将弹出"设置图表区格式"任务窗格,选中"填充"栏中的"渐变填充"单选按钮,然后在"预设渐变"下拉列表框中,选择"顶部聚光灯-个性色 5"样式。

步骤 2:设置图例的背景。左键双击图例,操作方法与步骤 1 类似,设置图例的填充颜色为系统预设的"浅色渐变-个性色 2"。

步骤 3:保存工作簿。

第5章
PowerPoint 演示文稿

PowerPoint 2016 是 Office 2016 办公组件之一，是微软公司推出的一个制作和展示演示文稿的软件，通过它能够制作出图文并茂、色彩丰富、生动形象并且具有极强的表现力和感染力的宣传文稿、演讲文稿、幻灯片、动画和视频等，还可以制作出图形圆滑流畅、文字优美的流程图或规划图。它对演讲、报告、产品说明、培训和教学等场合有很大帮助，能增加演讲的吸引力，起到事半功倍的效果。本章主要介绍 PowerPoint 2016 的窗口组成和基本操作、创建演示文稿、编辑和设置演示文稿、设置演示效果、放映与打印幻灯片等内容。

5.1 PowerPoint 2016 入门

PowerPoint 是一款用于制作演示文稿的软件，在日常办公中使用非常广泛。在 PowerPoint 中可以添加图片、动画、音频和视频等对象，制作出集文字、图形和多媒体于一体的演示文稿。

PowerPoint 2016 的工作界面与其他 Office 2016 组件类似，其不同之处主要体现在 2016 版本对 Office 主题进行了改进，在原有的白色和深灰色主题上新增了彩色和黑色两种主题色，有了更多色彩元素；功能区上方新增了"TellMe"助手功能，可以快速搜索获得想要使用的功能和想要执行的操作；新增设计器，能够根据幻灯片中的内容自动生成多种多样的设计版面效果；新增墨迹公式、屏幕录制等功能，有触摸屏功能的设备还可使用墨迹书写功能。

5.1.1 PowerPoint 2016 的启动

启动 PowerPoint 2016 的方法与启动其他 Office 2016 组件类似，具体方法如下。

PowerPoint 2016 的工作环境

①选择"开始"→"PowerPoint 2016"命令。
②双击桌面上的 PowerPoint 2016 快捷方式图标。
③双击 PowerPoint 2016 演示文稿，可启动 PowerPoint 2016 并打开该演示文稿。

5.1.2　PowerPoint 2016 的窗口组成

启动 PowerPoint 2016 后将进入 PowerPoint 2016 的工作界面，如图 5.1 所示。下面主要对 PowerPoint 特有的组成部分进行介绍。

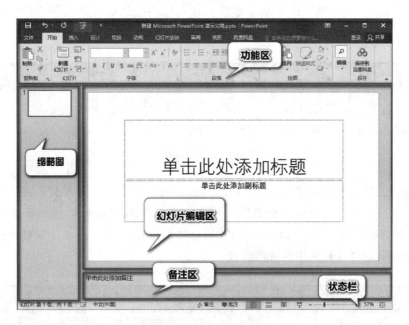

图 5.1　PowerPoint 2016 的工作界面

幻灯片编辑区：位于演示文稿编辑区的中心，用于显示和编辑幻灯片的内容。默认情况下，标题幻灯片中包含一个正标题占位符和一个副标题占位符，内容幻灯片中包含一个标题占位符和一个内容占位符。

左侧缩略图窗格：位于演示文稿编辑区的左侧，在普通视图下显示幻灯片缩略图，单击某张幻灯片缩略图，可跳转到该幻灯片，并在右侧的幻灯片编辑区中显示该幻灯片的内容。

备注窗格：在该窗格中可以输入当前幻灯片的备注信息，为演示者的演示作提醒说明。

状态栏：位于工作界面的下方，主要由状态提示栏、备注、批注、视图切换按钮、幻灯片放映和显示比例栏六部分组成。其中，状态提示栏用于显示幻灯片的数量、序列信息，以及当前演示文稿使用的主题；"备注"按钮可显示或隐藏备注栏；"批注"按钮用于快速隐藏或显示批注；视图切换按钮用于在演示文稿的不同视图之间切换，单击相应的视图切换按钮即可切换到对应的视图中；显示比例栏用于设置幻灯片窗格中幻灯片的显示比例，单击"－"或"＋"按钮，将以 10% 的比例缩小或放大幻灯片，拖动两个按钮之间的滑块，可放大或缩小幻灯片，单击右侧的"使幻灯片适应当前窗口"按钮，将根据当前幻灯片窗格的大小显示幻灯片；单击"幻灯片放映"按钮，即可从当前位置开始放映幻灯片。

5.1.3 PowerPoint 2016 视图方式

PowerPoint 2016 为用户提供了普通、大纲视图、幻灯片浏览、备注页和阅读视图 5 种视图模式，如图 5.2 所示。在工作界面下方的状态栏中单击相应的视图切换按钮或在 "视图"→"演示文稿视图"组中单击相应的视图切换按钮即可进入相应的视图。各视图的功能介绍分别如下。

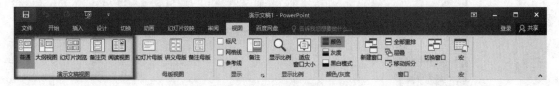

图 5.2 5 种视图模式

普通视图：普通视图是 PowerPoint 2016 默认的视图模式，打开演示文稿即进入普通视图，单击"视图"→"演示文稿视图"组中"普通"按钮也可切换到普通视图，如图 5.3 所示。在普通视图式下，可以对幻灯片的总体结构进行调整，也可以对单张幻灯片进行编辑，是编辑幻灯片最常用的视图模式。

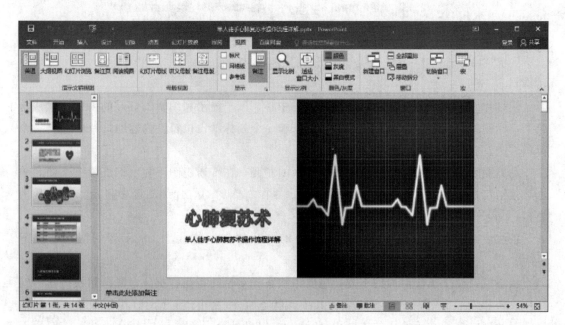

图 5.3 普通视图

大纲视图：单击"大纲视图"按钮即可进入大纲视图，如图 5.4 所示。大纲视图左侧缩略图窗格中可以显示当前演示文稿中所有幻灯片的标题与正文内容，在其中可快速编辑幻灯片中的文本内容。

幻灯片浏览视图：单击"幻灯片浏览"按钮即可进入幻灯片浏览视图，如图 5.5 所示。在该视图中可以浏览演示文稿中所有幻灯片的整体效果，并且可以对其整体结构进行

第 5 章　PowerPoint 演示文稿

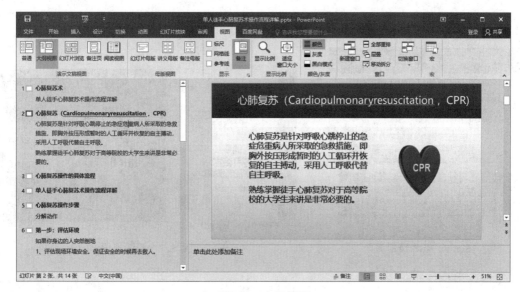

图 5.4　大纲视图

调整，如调整演示文稿的背景、移动或复制幻灯片等，但是不能编辑幻灯片中的具体内容。

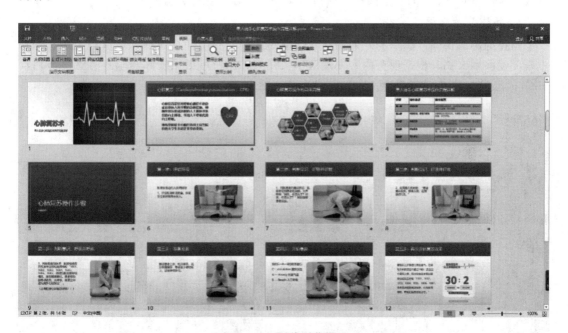

图 5.5　幻灯片浏览视图

备注页视图：单击"备注页"按钮即可进入幻灯片备注页视图，如图 5.6 所示。备注页视图将备注窗格以整页格式进行查看和使用，在备注页视图中可以更加方便地编辑备注内容。

阅读视图：单击"阅读视图"按钮即可进入幻灯片阅读视图，如图 5.7 所示。进入阅读视图后，可以在当前计算机上以窗口方式查看演示文稿放映效果。单击"上一张"按钮或"下一张"按钮可切换幻灯片，单击"菜单"按钮选择"结束放映"可退出阅读视图，

— 117 —

或按 Esc 键退出阅读视图。

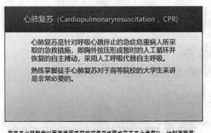

图 5.6 备注页视图

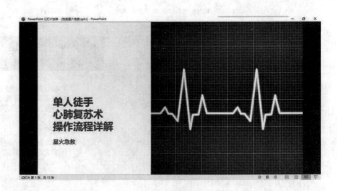

图 5.7 阅读视图

5.1.4 PowerPoint 2016 演示文稿的基本操作

PowerPoint 2016 的基本操作包括演示文稿的新建、保存、打开和关闭。

1. 新建演示文稿

新建演示文稿的方法很多，如创建空白演示文稿、利用样本模板创建演示文稿、根据主题创建演示文稿、根据现有内容创建演示文稿等，用户可根据实际需求进行选择。启动 PowerPoint 2016 后，选择"文件"→"新建"命令，如图 5.8 所示。

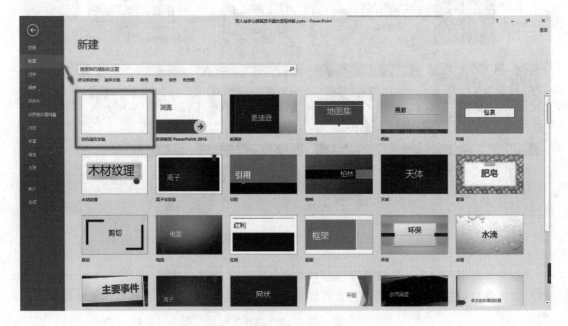

图 5.8 新建空白演示文稿

(1) 新建空白演示文稿

启动 PowerPoint 2016 后，系统将自动新建一个名为"演示文稿 1"的空白演示文稿。此外，也可通过其他方法完成演示文稿的新建，主要有以下两种方法。

①选择"文件"→"新建"命令，在中间列表框中单击"空白演示文稿"图标，再单击右侧的"创建"按钮。

②按"Ctrl+N"快捷键。

(2) 利用样本模板创建演示文稿

PowerPoint 2016 提供了相册、宣传手册和培训样本等模板，用户可在这些模板的基础上快速创建带有内容的演示文稿。其方法为：选择"文件"→"新建"命令，在中间列表框中单击"样本模板"图标，在"可用的模板和主题"列表框中选择一种模板样式，在右侧单击"创建"按钮，便可创建该样本模板样式的演示文稿。

(3) 根据主题创建演示文稿

为了使创建的演示文稿具有统一的外观风格，可使用 PowerPoint 2016 自带的主题创建演示文稿。根据主题创建的演示文稿中，各张幻灯片将具有统一的背景、颜色和字体等，其具体操作如下。

选择"文件"→"新建"命令，在中间列表框中单击"主题"图标。

在"可用的模板和主题"列表框中选择一种主题样式，在右侧单击"创建"按钮便可创建该主题样式的演示文稿。

2. 保存演示文稿

保存演示文稿的方式主要包括直接保存和另存为两种方式。PowerPoint 2016 演示文稿的扩展名为.pptx。

直接保存：选择"文件"→"保存"命令或单击快速访问工具栏中的"保存"按钮。如果文档已执行过保存操作，PowerPoint 2016 将直接用现在编辑的内容替换过去保存的内容。如果文档是第一次进行保存，PowerPoint 2016 会自动打开"另存为"对话框，用户需在该对话框中设置演示文稿保存的位置和名称。

另存为：对于保存过的演示文稿，如果需要将其保存为其他格式或保存到其他位置，可以选择"文件"→"另存为"命令，打开"另存为"对话框，在其中重新指定新的文件名称或保存位置，然后单击"保存"按钮。

3. 打开演示文稿

当需要对演示文稿进行编辑、查看或放映操作时，首先应将其打开。打开演示文稿的方法主要包括以下 4 种。

①打开演示文稿：启动 PowerPoint 2016 后，选择"文件"→"打开"命令或按"Ctrl+O"快捷键，打开"打开"对话框，在其中选择需要打开的演示文稿，单击"打开"按钮，即可打开选择的演示文稿。

②打开最近使用的演示文稿：PowerPoint 2016 提供了记录最近打开的演示文稿的功能，如果想打开最近打开过的演示文稿，可选择"文件"→"最近"命令，在打开的页面中将显示最近打开的演示文稿名称和保存路径，选择需打开的演示文稿即可将其打开。

③以只读方式打开演示文稿：以只读方式打开的演示文稿只能进行浏览，不能进行编辑。其方法为：选择"文件"→"打开"命令，打开"打开"对话框，在其中选择需要打

开的演示文稿，单击"打开"按钮右侧的下拉按钮，在打开的下拉菜单中选择"以只读方式打开"选项。此时，打开的演示文稿标题栏中将显示"只读"字样，在以只读方式打开的演示文稿中进行编辑后，不能直接进行保存操作。

④以副本方式打开演示文稿：以副本方式打开演示文稿是指将演示文稿作为副本打开，在副本中进行编辑，不会影响源文件的内容。在打开的"打开"对话框中选择需打开的演示文稿后，单击"打开"按钮右侧的下拉按钮，在打开的下拉菜单中选择"以副本方式打开"选项即可，此时演示文稿标题栏中将显示"副本"字样。

4. 关闭演示文稿

当不再需要对演示文稿进行操作后，可将其关闭，关闭演示文稿的常用方法有以下两种。

①单击"关闭"按钮：单击 PowerPoint 2016 工作界面标题栏右上角的"关闭"按钮，关闭演示文稿并退出 PowerPoint 程序。

②通过命令关闭：选择"文件"→"关闭"命令。通过这种方式只关闭当前演示文稿，不退出 PowerPoint 程序，可继续新建或打开其他演示文稿。

5.1.5　PowerPoint 2016 幻灯片的基本操作

一个演示文稿通常由多张幻灯片组成，在制作演示文稿的过程中往往需要对多张幻灯片进行操作，如新建幻灯片、应用幻灯片版式、选择幻灯片、移动和复制幻灯片，以及删除幻灯片等，下面分别进行介绍。

1. 新建幻灯片

在新建空白演示文稿或根据主题新建演示文稿时，默认只有一张幻灯片，不能满足实际编辑需要，因此需要用户手动新建幻灯片。新建幻灯片的方法主要有以下两种。

①在左侧缩略图窗格中新建：在普通视图或大纲视图的左侧缩略图窗格中，在需要插入幻灯片的位置单击鼠标右键，在弹出的快捷菜单中选择"新建幻灯片"命令。或者在左侧缩略图窗格中选中一张幻灯片，按 Enter 键，可直接新建空白无版式幻灯片。

②通过"幻灯片"组新建：在普通视图或幻灯片浏览视图中选择一张幻灯片，在"开始"→"幻灯片"组中单击"新建幻灯片"按钮下方的下拉按钮，在打开的下拉菜单中选择一种幻灯片版式即可，如图 5.9 所示。

2. 应用幻灯片版式

幻灯片版式指的是幻灯片内容在幻灯片上的排列方式。如果对新建的幻灯片版式不满意，可进行更改。其方法为：在"开始"→"幻灯片"组中单击"版式"下拉按钮，在打开的下拉菜单中选择一种幻灯片版式，即可将其应用于当前幻灯片。

3. 选择幻灯片

选择幻灯片是编辑幻灯片的前提，选择幻灯片主要有以下 3 种方法。

①选择单张幻灯片：在普通视图的左侧缩略图窗格中单击幻灯片缩略图，或在大纲视图的左侧缩略图窗格中单击图标，即可选择当前幻灯片。

②选择多张幻灯片：在幻灯片浏览视图或普通视图的左侧缩略图窗格中按住 Shift 键并单击幻灯片可选择多张连续的幻灯片，按住 Ctrl 键并单击幻灯片可选择多张不连续的幻灯片。

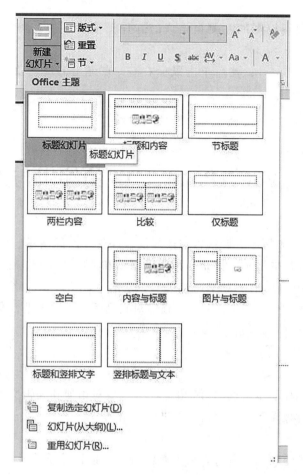

图 5.9 幻灯片版式

③选择全部幻灯片：在幻灯片浏览视图或普通视图的左侧窗格中按"Ctrl+A"快捷键。

4．移动和复制幻灯片

当需要调整某张幻灯片的顺序时，即需对其进行移动操作。当需要使用某张幻灯片中已有的版式或内容时，可直接复制该幻灯片进行更改，提高工作效率。移动和复制幻灯片的方法主要有以下 3 种。

①通过拖动鼠标：在普通视图的左侧窗格中选择需移动的幻灯片，按住鼠标左键不放拖动到目标位置后释放鼠标完成移动操作；选择幻灯片并按住鼠标左键不放，按住 Ctrl 键并拖动到目标位置，完成幻灯片的复制操作。

②通过菜单命令：在普通视图的左侧窗格中选择需移动或复制的幻灯片，在其上单击鼠标右键，在弹出的快捷菜单中选择"剪切"或"复制"命令。将光标定位到目标位置，单击鼠标右键，在弹出的快捷菜单中选择"粘贴"命令，完成幻灯片的移动或复制。

③通过快捷键：选择需移动或复制的幻灯片，按"Ctrl+X"快捷键（移动）或"Ctrl+C"快捷键（复制），然后在目标位置按"Ctrl+V"快捷键进行粘贴，完成移动或复制操作。

5. 删除幻灯片

在普通视图、大纲视图的左侧窗格或幻灯片浏览视图中均可删除幻灯片,其方法如下。

① 选择要删除的幻灯片,然后单击鼠标右键,在弹出的快捷菜单中选择"删除幻灯片"命令。

② 选择要删除的幻灯片,按 Delete 键或 Backspace 键。

5.2　PowerPoint 2016 的编辑与设置

PowerPoint 2016 是用于专题报告、教师授课课件、产品演示、广告宣传等设计制作和演示的软件,制作出的演示文稿是一种用于展示和放映的文档。为了使展示效果更好,通常需要在幻灯片中添加很多对象,如文本、艺术字、图片、表格、图表、音频、视频等。此外,为了提高幻灯片的整体效果,还需对其母版、主题等进行设置。

5.2.1　编辑幻灯片

编辑幻灯片是制作演示文稿的第一步,下面主要对添加和编辑文本、添加和编辑艺术字、添加和编辑图片效果等常用编辑操作进行介绍。

1. 插入文本

文本是幻灯片的重要组成部分,无论是演讲类、报告类还是形象展示类的演示文稿,都离不开文本的输入与编辑。

(1) 输入文本

在幻灯片中主要可以通过占位符、文本框和"大纲"窗格三种方法输入文本。

在占位符中输入文本:新建演示文稿或插入新幻灯片后,幻灯片中会包含两个或多个虚线文本框,即占位符。占位符可分为文本占位符和项目占位符两种形式,文本占位符用于放置标题和正文等文本内容,在幻灯片中显示为"单击此处添加标题"或"单击此处添加文本",单击占位符,即可输入文本内容。项目占位符中通常包含"插入表格""插入图表""插入 SmartArt 图形""插入 3D 模型""插入来自文件的图片""插入联机图片""插入视频文件""插入图标"等图标,单击相应的图标,可插入图片、表格、图表或媒体文件等对象,如图 5.10 所示。

通过文本框输入文本:幻灯片中除了可在占位符中输入文本外,还可以在空白位置绘制文本框来添加文本。在"插入"→"文本"组单击"文本框"按钮下方的下拉按钮,在打开的下拉列表中选择"横排文本框"选项或"竖排文本框"选项,当鼠标指针变↓形状时,单击需添加文本的空白位置就会出现一个文本框,在其中输入文本即可,如图 5.11 所示。

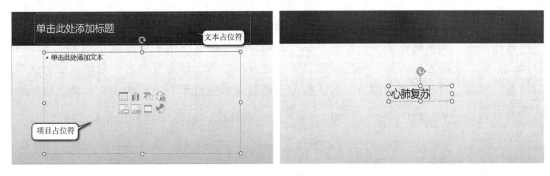

图 5.10　占位符中输入文本　　　　　　图 5.11　文本框输入文本

通过大纲视图输入文本：在"视图"选项卡的"演示文稿视图"中单击"大纲视图"按钮，将鼠标指针定位到相应的幻灯片图标后即可输入文本。在大纲视图左侧窗格中直接输入的文本一般都显示为标题，输入标题文本后，按"Ctrl＋Enter"快捷键可以切换到下一级。将光标定位到文本中，按 Tab 键可将该文本降一级；按"Shift＋Tab"快捷键，可将该文本升一级。在输入同一级内容时，可按"Shift＋Enter"快捷键进行换行。在"大纲"窗格输入文本时，所输入内容会依次显示在右侧幻灯片中，如图 5.12 所示。

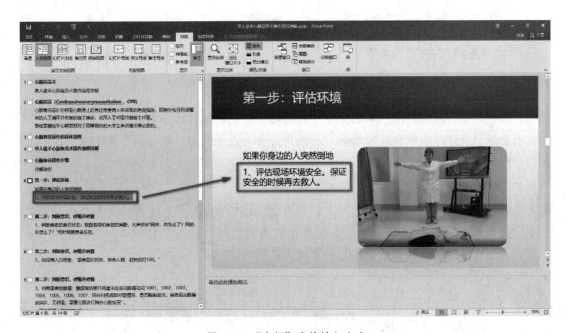

图 5.12　"大纲"窗格输入文本

(2) 编辑文本格式

为了使幻灯片的文本效果更加美观，通常需要对其字体、字号、颜色、对齐方式、文字方向及特殊效果等进行设置。在 PowerPoint 2016 中主要可以通过"开始"选项卡的"字体"组和"字体"对话框以及"段落"组和"段落"对话框设置文本格式。

选择文本、文本框或文本占位符，在"开始"→"字体"组中可以对字体、字号、颜色等进行设置，还能单击加粗"**B**"、倾斜"*I*"、下画线"U"等按钮为文本添加相应效果。在"开始"→"字体"组右下角单击"对话框启动器"按钮，在打开的"字体"对话框中也可对文本的字体、字号、颜色等效果进行设置，如图 5.13 所示。

选择文本、文本框或文本占位符，在"开始"→"段落"组中可以对对齐方式、项目符号、行距、文字方向、分栏等进行设置，在"开始"→"段落"组右下角单击"对话框启动器"按钮，在打开的"段落"对话框中也可对文本的行距、段前和段后间距、特殊格式等效果进行设置，如图 5.14 所示。

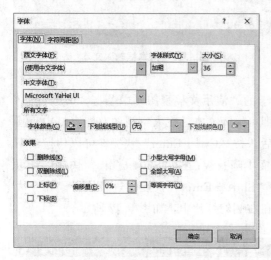 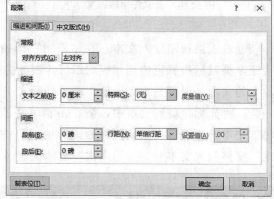

图 5.13 "字体"对话框　　　　　　图 5.14 "段落"对话框

2. 插入并编辑艺术字

艺术字是一种具有美化效果的文本，在幻灯片中主要起醒目、美观的作用。为了使演示文稿能达到良好的放映和宣传效果，一般只需在重点标题文本中应用艺术字效果。

（1）插入艺术字

在 PowerPoint 2016 中选择输入的文本，在"绘图工具"→"格式"→"艺术字样式"组中单击"其他"按钮，在打开的下拉列表中选择相应的选项，可为当前所选文本设置艺术字效果，如图 5.15 所示。此外，也可在"插入"→"文本"组中单击"艺术字"下拉按钮，在打开的下拉列表中选择艺术字样式选项，然后在出现的提示文本框中输入艺术字文本，如图 5.16 所示。

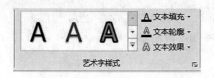 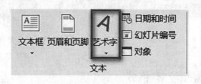

图 5.15 艺术字样式　　　　　　图 5.16 插入艺术字

（2）编辑艺术字

选择输入的艺术字文本，在"绘图工具"→"格式"→"艺术字样式"组中单击"其他"按钮，在打开的下拉列表中选择相应选项，可以修改艺术字的样式。在"绘图工具"→

"格式"→"形状样式"组中单击"其他"按钮,在打开的下拉列表中可以选择修改艺术字文本框的形状样式。

(3) 设置文本效果

选择输入的艺术字文本,在"绘图工具"→"格式"→"艺术字样式"组中单击其右下角"对话框启动器"按钮打开"设置形状格式"窗格,可以设置阴影、映像等效果,如图 5.17 所示。

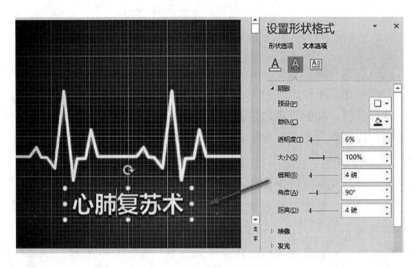

图 5.17 设置文本效果

3. 插入表格

表格可直观形象地表达数据情况,在 PowerPoint 中不仅可以在幻灯片中插入表格,还能根据幻灯片的主题风格对表格进行编辑和美化。

(1) 插入表格

在幻灯片中插入表格主要有以下 3 种方法。

自动插入表格:选择要插入表格的幻灯片,在"插入"→"表格"组中单击"表格"按钮,在打开的下拉列表中拖动鼠标选择表格行列数,到合适位置后单击鼠标即可插入表格,如图 5.18 所示。

通过"插入表格"对话框插入:选择要插入表格的幻灯片,在"插入"→"表格"组中单击"表格"按钮,在打开的下拉列表中选择"插入表格"选项,打开"插入表格"对话框,在其中输入表格的行数和列数,单击"确定"按钮完成插入,如图 5.19 所示。

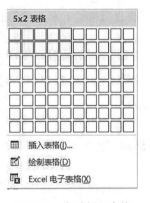

图 5.18 自动插入表格

手动绘制表格:在"表格"下拉列表中选择"绘制表格"选项,此时鼠标指针变为 ⁄ 形状,在需要插入表格处按住鼠标左键不放并拖动,出现一个虚线框显示的表格,拖动鼠标调整虚框到适当大小后释放鼠标,绘制出表格的边框,

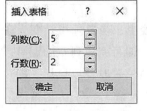

图 5.19 "插入表格"对话框

然后在"表格工具"→"设计"→"绘制边框"组中单击"绘制表格"按钮，在绘制的边框中按住鼠标左键横向或纵向拖动出现一条虚线，释放鼠标即可在表格中画出行线或列线，如图 5.20 所示。

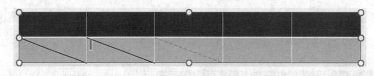

图 5.20 绘制表格

（2）输入表格内容并编辑表格

插入表格后即可在其中输入文本和数据，并可根据需要对表格进行合并、拆分单元格，插入、删除行或列，调整表格的位置和大小等操作。

合并单元格：选择要合并的单元格，在"表格工具"→"布局"→"合并"组中单击"合并单元格"按钮。

拆分单元格：选择要拆分的单元格，在"表格工具"→"布局"→"合并"组中单击"拆分单元格"按钮，在弹出的设置对话框中输入要拆分的列数和行数，单击"确定"按钮完成单元格的拆分。

插入行或列：将光标定位到表格的任意单元格中，在"表格工具"→"布局"→"行和列"组中单击"在上方插入"按钮、"在下方插入"按钮、"在左侧插入"按钮、"在右侧插入"按钮，即可在表格相应位置插入行或列。

调整表格大小：选择表格，将鼠标指针移到表格边框上，当鼠标指针变 形状时，按住鼠标左键不放并拖动鼠标，可调整表格大小。

调整表格位置：将鼠标指针移动到表格上，当鼠标指针变为 形状时，按住鼠标左键不放进行拖动，移至合适位置后释放鼠标，可调整表格位置。

输入文本和数据：将鼠标光标定位到单元格中即可输入文本和数据。

选择行或列：将鼠标指针移至表格左侧，当鼠标指针变为 形状时，单击鼠标左键可选择该行。将鼠标指针移至表格上方，当鼠标指针变为 形状时，单击鼠标左键可选择该列。

删除行或列：选择多余的行或列，在"表格工具"→"布局"→"行和列"组中单击"删除"按钮，在打开的下拉列表中选择相应选项即可。

（3）调整行高和列宽

在绘制表格的过程中，为了使表格整齐美观且更符合表格内容的需要，往往需要调整表格的行高和列宽。

将鼠标指针移到表格中需要调整列宽或行高的单元格分隔线上。当鼠标指针变为 形状时，按住鼠标左键不放左右拖动，移至合适位置时释放鼠标，即可完成列宽的调整。当鼠标指针变为 形状时，按住鼠标左键不放上下拖动，移至合适位置时释放鼠标，即可完成行高的调整。如果想精确设置表格行高或列宽的值，可在"表格工具"→"布局"→"单元格大小"组的数值框中输入具体数值，如图 5.21 所示。

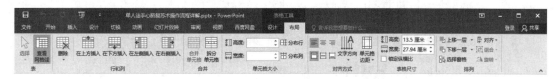

图 5.21　调整行高和列宽

(4) 美化表格

为了使表格样式与幻灯片整体风格更搭配，可以为表格添加样式。PowerPoint 2016 提供了很多预设的表格样式供用户使用。

在"表格工具"→"设计"→"表格样式"组中单击"其他"按钮 ，打开样式列表，在其中选择需要的样式即可，如图 5.22 所示。同时，在该组中单击"底纹"按钮 、"边框"按钮 、"效果"按钮 ，在打开的下拉列表中还可为表格设置底纹、边框和三维立体效果。

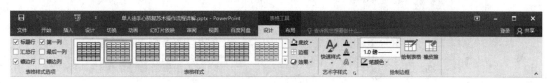

图 5.22　美化表格

4. 插入图表

演示文稿作为一种元素十分多样化的文档，通常不需要添加太多的文本，而主要是通过图片、图表等形式来展示内容。图表可以直接将数据的说明和对比清晰直观地表现出来，增强幻灯片的说服力。

(1) 创建图表

在"插入"→"插图"组中单击"图表"按钮 ，打开"插入图表"对话框，在对话框左侧选择图表类型，如选择"组合图"选项，在对话框右侧的列表框中选择组合图类型下的图表样式，然后单击"确定"按钮。此时将打开"Microsoft PowerPoint 中的图表"电子表格，在其中输入表格数据，然后关闭电子表格，即可完成图表的插入，如图 5.23 所示。

(2) 编辑图表

在 PowerPoint 中直接插入的图表，其大小、样式、位置等都是默认的，用户可根据需要进行调整和更改。

调整图表大小：选择图表，将鼠标指针移到图表边框上，当光标变为 形状时，按住鼠标左键不放并拖动鼠标，可调整图表大小。

调整图表位置：将鼠标指针移动到图表上，当鼠标指针变为 形状时，按住鼠标左键不放进行拖动，移至合适位置后释放鼠标，可调整图表位置。

修改图表数据：选择图表，在"图表工具"→"设计"→"数据"组中单击"编辑数据"按钮，如图 5.24 所示，打开"Microsoft PowerPoint 中的图表"窗口，修改单元格中的数据，图 5.25 所示，修改完成后关闭窗口即可。

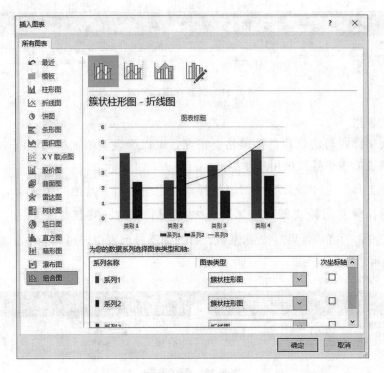

图 5.23 插入图表

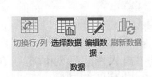

图 5.24 图表设计数据

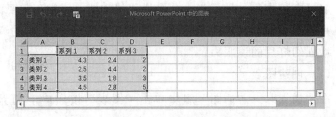

图 5.25 修改图表数据

更改图表类型：在"图表工具"→"设计"→"类型"组中单击"更改图表类型"按钮，在打开的"更改图表类型"对话框中进行选择，单击"确定"按钮关闭对话框即可。

(3) 美化图表

与表格一样，PowerPoint 2016 为图表也提供了很多预设样式，帮助用户快速美化图表。选择图表，在"图表工具"→"设计"→"图表样式"组中单击"其他"按钮，打开样式列表，在其中选择需要的样式即可，如图 5.26 所示。此外，也可在图例选择某个数据系列，选择"图表工具"→"格式"→"形状样式"组，在其中对单个数据列的样式进行设置，如图 5.27 所示。或选择图表中的某个数据系列，选择"图表工具"→"格式"→"形状样式"组，单击其右下角"对话框启动器"按钮，打开"设置图表区格式"窗格，如图 5.28 所示，在其中对图例样式进行设置。

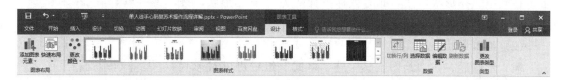

图 5.26 设计图表样式

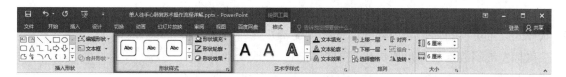

图 5.27 设置图表形状样式

(4) 设置图表布局

图表主要由图表区、数据系列、图例、网格线和坐标轴等组成,可以通过"图表工具"→"设计"→"布局"中的各组分别对其进行设置。其中,"快速布局"下拉列表如图 5.29 所示。

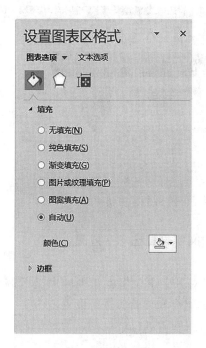

图 5.28 "设置图表区格式"窗格

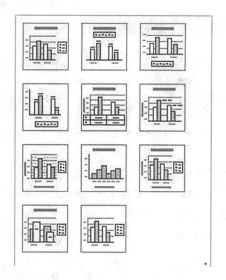

图 5.29 "快速布局"下拉列表

5. 插入形状

PowerPoint 为用户提供了形状绘制功能,该功能不仅可用于展示幻灯片内容,还常用于演示文稿版式设计,下面对 PowerPoint 的形状功能进行介绍。

(1) 绘制形状

在"插入"→"插图"组中单击"形状"下拉按钮,打开的下拉列表如图 5.30 所示。在其中选择形状样式，此时鼠标指针变为"十"形状，按住鼠标左键不放进行拖动，即可绘制所选择的形状。

（2）编辑形状

插入形状后，在"绘图工具"→"格式"组中可以对形状的大小和外观等进行编辑，还可为其应用不同的样式。

"插入形状"组：选择绘制的形状，单击"编辑形状"下拉按钮，在打开的下拉列表中选择"更改形状"子列表中的形状样式，可更换当前形状的样式。选择"编辑顶点"选项，按住鼠标左键不放拖动图形四周出现的控制柄，可改变形状，如图 5.31 所示。

"形状样式"组：单击列表框旁的下拉按钮，在打开的下拉列表中选择图形样式，可为图形快速应用样式，如图 5.32 所示。单击右侧的"形状填充""形状轮廓""形状效果"等下拉按钮，可对形状的颜色填充效果、形状轮廓效果和三维立体效果等进行自定义设置。

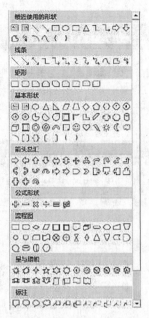

图 5.30 插入形状

图 5.31 编辑顶点

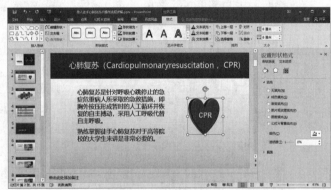

图 5.32 形状样式

"艺术字样式"组：通过该组可以为形状中的文字设置艺术字效果，如图 5.33 所示。选择文字，再选择相应的艺术字样式即可完成。

"排列"组：对于多个重叠放置的图形，可以对其上下位置的排列顺序进行调整，调整图形的叠放顺序。此外，还可对可见性、对齐、组合和旋转等进行设置。

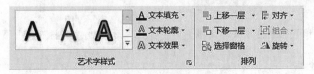

图 5.33 艺术字样式

6. 插入 SmartArt 图形

PowerPoint 2016 中的 SmartArt 图形可以直观地说明图形内各个部分之间的关系，包括列表、流程、循环、层次结构、关系、矩阵、棱锥图、图片等类型，不同的类型分别适用于不同的场合。

(1) 插入 SmartArt 图形

在"插入"→"插图"组中单击"SmartArt"按钮,打开"选择 SmartArt 图形"对话框,如图 5.34 所示。在对话框左侧单击选择 SmartArt 图形的类型,如单击"列表"选项卡,在对话框右侧的列表中选择所需的样式,然后单击"确定"按钮。返回幻灯片,即可查看插入的 SmartArt 图形,最后在 SmartArt 图形的形状中分别输入相应的文本并设置文本格式即可。也可单击"SmartArt"→"设计"→"创建图形"组的"文本窗格"按钮,在"在此处键入文字"框中输入相应的文字,按键盘上的 Tab 键可对文本降一级,按"Shift+Tab"快捷键可对文本升一级。

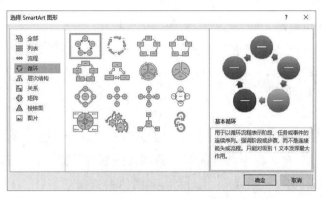

图 5.34 插入 SmartArt 图形

(2) 编辑 SmartArt 图形

插入 SmartArt 图形后,在"SmartArt 工具"→"设计"选项卡中可以对 SmartArt 的样式进行设置。

"创建图形"组:该组主要用于编辑 SmartArt 图形中的形状,如图 5.35 所示。如果默认的 SmartArt 图形中的形状不够,可单击"添加形状"按钮右侧的下拉按钮,在打开的下拉列表中选择相应选项添加形状。如果形状的等级不对,可单击"升级""降级"按钮对形状的级别进行调整,也可单击"上移""下移"按钮调整形状的顺序。

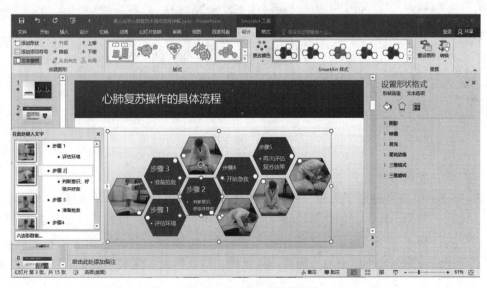

图 5.35 SmartArt 创建图形

"版式"组：主要用于更换 SmartArt 图形的布局，单击"其他"按钮，在该组列表框中选择要更换的布局即可。

"SmartArt 样式"组：该组主要用于设置 SmartArt 图形的样式。单击"其他"按钮，在列表框中选择所需样式即可更改图形样式。单击"更改颜色"下拉按钮，在打开的下拉列表中还可以设置 SmartArt 图形的颜色。

"重置"组：单击"重设图形"按钮，可清除对 SmartArt 图形所做的全部更改。单击"转换"下拉按钮，在下拉列表中选择相应选项，可将 SmartArt 图形转换为文本或形状。

7. 插入图片和剪贴画

图片是 PowerPoint 中非常重要的一种元素，不仅可以提高幻灯片的美观度，还可以更好地衬托文字，达到图文并茂的效果。在幻灯片中可以插入计算机中保存的图片，也可以插入 PowerPoint 的联机图。

（1）插入图片

选择需要插入图片的幻灯片，然后选择"插入"→"图像"组，单击"图片"按钮，在打开的"插入图片"对话框中选择需插入的图片的保存位置，然后选择需插入的图片，单击"插入"按钮，如图 5.36 示。

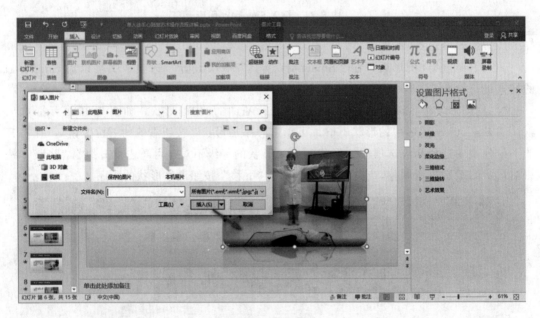

图 5.36 插入图片

（2）插入联机图片

PowerPoint 2016 提供了大量专业设计的联机图片（旧版本剪贴画功能），包括背景、人物、动物、植物、建筑、运动和科技等类型，可用于美化幻灯片。选择需要插入图片的幻灯片，在"插入"→"图像"组中单击"联机图片"按钮，打开"插入图片"对话框。在"必应图像搜索"文本框中输入需要的关键词，然后单击"搜索"按钮即可搜索联机图片，在搜索结果中单击图片即可将其插入到幻灯片中。

(3) 编辑图片

选择图片后,利用"图片工具"→"格式"选项卡的"调整"组、"图片样式"组、"排列"组和"大小"组中的按钮可对图片样式进行设置,如图 5.37 所示。

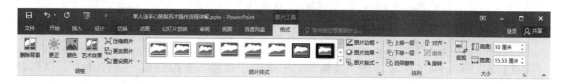

图 5.37 编辑图片

(4) 插入并编辑相册

PowerPoint 2016 为用户提供了批量插入图片或制作相册的功能,通过该功能可以在幻灯片中创建电子相册并对其进行设置。

在"插入"→"图像"组中单击"相册"下拉按钮,选择"新建相册",打开"相册"对话框。

在打开的对话框中单击"相册内容"栏下的"文件/磁盘"按钮,打开"插入新图片"对话框,选择要插入的多张图片,单击"插入"按钮。

选择要插入的图片版式、相框图形、主题等,然后单击"创建"按钮,即可创建电子相册,如图 5.38 所示。

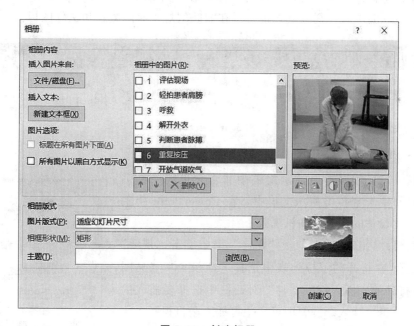

图 5.38 创建相册

8. 插入音频

声音是演示文稿中比较常用的一种多媒体元素,在很多演讲场合都需要通过插入音频来烘托气氛或辅助讲解。在 PowerPoint 2016 中可以插入剪辑管理器中的声音和存储在计算机中的声音文件,还可以插入录制的音频。

(1) 插入本地音频

选择幻灯片，在"插入"→"媒体"组中单击"音频"按钮，在打开的下拉列表中选择"PC 上的音频"选项（见图 5.39），打开"插入音频"对话框，在其中选择需插入幻灯片中的音频文件，单击"插入"按钮，即可将该音频文件插入幻灯片中。

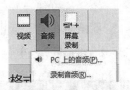

图 5.39　插入音频

(2) 插入录制音频

选择幻灯片，在"插入"→"媒体"组中单击"音频"下拉按钮，在打开的下拉列表中选择"录制音频"选项。打开"录音"对话框，单击"录制"按钮 开始录制，录制完成后单击"停止"按钮 停止录制，单击"播放"按钮 播放录音，确认录制无误后单击"确定"按钮即可将音频插入幻灯片中。

(3) 编辑音频文件

插入幻灯片中的音频文件一般都是默认样式的，用户可根据实际需要对其进行调整和美化。选择音频文件，然后选择"音频工具"→"格式"组，在其中可对音频文件的外观进行美化，其美化方法与其他幻灯片对象的美化方法一样。在"音频工具"→"播放"组中可对音频文件的播放、淡入淡出效果、开始方式、音量等进行设置，如图 5.40 所示。在幻灯片中添加背景音乐时，为了保证幻灯片的美观，可将音频文件的播放方式设置为"单击时"开始播放，并将音频文件拖动到幻灯片编辑区之外，这样在放映幻灯片时即可隐藏音频文件图标。选中音频文件图标，然后在"音频工具"→"播放"→"音频选项"组中勾选"放映时隐藏"复选框，也可以在放映幻灯片时隐藏音频文件图标。

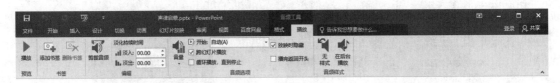

图 5.40　编辑音频

9. 插入视频

跟音频一样，视频也是演示文稿中非常常见的一种多媒体元素，常用于宣传类演示文稿中。在 PowerPoint 中主要可以插入此设备的视频、联机视频。

选择幻灯片，在"插入"→"媒体"组中单击"视频"下拉按钮，在打开的下拉列表中选择"此设备"（见图5.41），在打开的"插入视频文件"对话框中选择要插入的视频文件，单击"插入"按钮即可。也可插入联机视频。

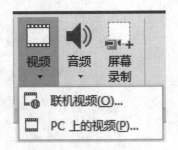

图 5.41　插入视频

10. 屏幕录制

有的时候我们需要屏幕录制，但是我们的电脑上没有安装相关的录屏软件，这时可以使用 PowerPoint 2016 "插入"→"媒体"组中的"屏幕录制"功能。在"插入"→"媒体"组中单击"屏幕录制"按钮，进入屏幕录制界面，单击"录制区域"按钮，拖动鼠标，选择需录制屏幕的区域，再单击红色的"录制"按钮，就可以进行屏幕录制（见图 5.42）。录制完毕后按"Win＋Shift＋Q"快捷键便可退出屏幕录制。在 PowerPoint

2016 中，选择刚才录制的视屏，单击鼠标右键，选择"将媒体文件另存为"，就可以把录制的视频保存。

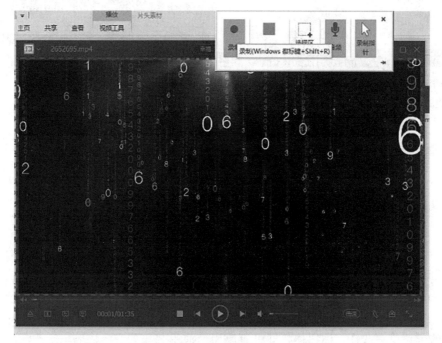

图 5.42 屏幕录制

5.2.2 应用幻灯片主题

幻灯片版式中的各个元素并不是独立存在的，而是由背景、文本、图形、表格、图片等元素组合搭配而成的。为了使演示文稿的整体效果更加美观，通常需要对其主题和版式进行设置。PowerPoint 2016 为用户提供了很多预设了颜色、字体、版式等效果的主题样式，用户在选择主题样式后，还可自定义幻灯片的配色方案和字体方案等。

统一设置
幻灯片外观

1. 应用幻灯片主题

PowerPoint 2016 的主题样式均已经对颜色、字体和效果进行了合理的搭配，用户只需选择一种固定的主题效果，就可以为演示文稿中各幻灯片的内容应用相同的效果，从而达到统一幻灯片风格的目的。在"设计"→"主题"组中单击"其他"按钮 ，在打开的下拉列表中选择一种主题选项即可，如图 5.43 所示。如果要把主题应用到某些幻灯片上，只需选定幻灯片后，在主题上单击鼠标右键，选择"应用于选定幻灯片"。

2. 更改主题颜色方案

PowerPoint 2016 为预设的主题样式提供了多种主题的颜色方案，用户可以直接选择所需的颜色方案，对幻灯片主题的颜色搭配效果进行调整。

在"设计"→"变体"组中单击"其他"按钮，在"颜色"的子菜单中选择一种主题颜色，即可将颜色方案应用于所有幻灯片。在"颜色"的子菜单中选择"自定义颜色"选项，在打开的对话框中可对幻灯片主题颜色的搭配进行自定义设置。

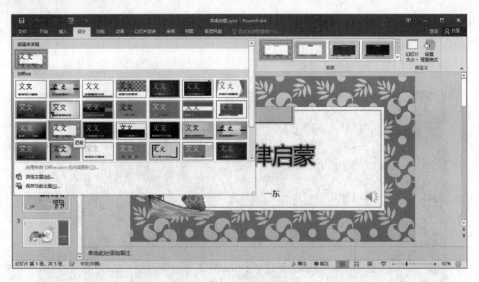

图 5.43 幻灯片主题

3. 更改字体方案

PowerPoint 2016 为不同的主题样式提供了多种字体搭配设置。在"设计"→"变体"组中单击"其他"按钮,在"字体"的子菜单中选择一种字体,即可更改当前演示文稿的字体方案。选择"自定义字体"选项,打开"新建主题字体"对话框,在其中可以对标题和正文字体进行自定义设置。

4. 更改效果方案

在"设计"→"变体"组中单击"其他"按钮,在"效果"的子菜单中选择一种效果,可以快速更改图表、SmartArt 图形、形状、图片、表格和艺术字等幻灯片对象的外观,如图 5.44 所示。

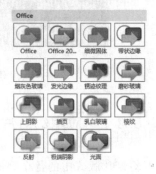

图 5.44 设计变体效果

5.2.3 应用幻灯片母版

PowerPoint 中预设的主题可以统一幻灯片的风格,此外,通过对母版进行自定义设置,也可以设置和统一幻灯片的风格。幻灯片母版可以统一和存储幻灯片的模板信息,在完成母版的编辑后,即可对母版样式进行快速应用,减少重复输入,提高工作效率。通常情况下,如果想为幻灯片应用同一背景、标志、标题文本及主要文本格式,就需使用 PowerPoint 2016 的幻灯片母版功能。

1. 认识母版的类型

PowerPoint 2016 中的母版包括幻灯片母版、讲义母版和备注母版 3 种类型,其作用和视图模式各不相同,下面分别进行介绍。

幻灯片母版:在"视图"→"母版视图"组中单击"幻灯片母版"按钮,即可进入幻灯片母版视图。幻灯片母版视图是编辑幻灯片母版样式的主要场所,在幻灯片母版视图中,左侧为"幻灯片版式选择"窗格,右侧为"幻灯片母版编辑"窗口。选择相应的幻灯片版式后，便可在右侧对幻灯片的标题、文本样式、背景效果、页面效果等进行设置，在母版中更改和设置的内容将应用于同一演示文稿中所有应用了该版式的幻灯片。

讲义母版：讲义母版的作用是可以按讲义母版定义的格式打印演示文稿。在"视图"→"母版视图"组中单击"讲义母版"按钮 ，即可进入讲义母版视图。在讲义母版视图中可查看页面上显示的多张幻灯片，也可设置页眉和页脚的内容，以及改变幻灯片的放置方向等。进入讲义母版视图后，通过"讲义母版"选项卡下的"页面设置"组，可以设置讲义的方向及幻灯片的大小等；通过"占位符"组可设置是否在讲义中显示出页眉、页脚、页码和日期；通过"编辑主题"组，可以修改讲义幻灯片的主题和颜色等；通过"背景"组可设置讲义背景。

备注母版：在"视图"→"母版视图"组中单击"备注母版"按钮 ，即可进入备注母版视图。备注母版主要用于对幻灯片备注窗格中的内容格式进行设置，选择各级标题文本后即可对其字体格式等进行设置。3 种母版视图如图 5.45 所示。

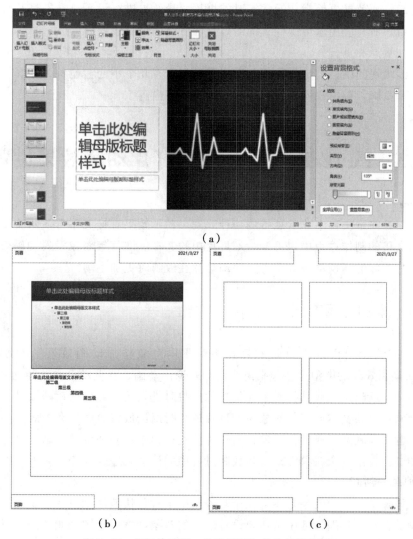

图 5.45　幻灯片母版、讲义母版和备注母版视图

2. 编辑幻灯片母版

编辑幻灯片母版与编辑幻灯片的方法非常相似，幻灯片母版中也可以添加图片、声音、文本等对象，但通常只添加通用对象，即只添加在大部分幻灯片中都需要使用的对象。完成母版样式的编辑后单击"关闭母版视图"按钮即可退出母版。

(1) 设置标题和各级文本样式

在幻灯片母版中一般只需设置常用幻灯片版式的标题和各级文本样式，如标题幻灯片母版、标题和内容幻灯片版式等。

(2) 设置幻灯片页面

PowerPoint 2016 幻灯片大小默认为 16∶9 模式，用户也可根据需要对其进行更改。进入幻灯片母版视图，在"大小"组中单击"幻灯片大小"下拉按钮，在打开的下拉菜单中选择需要的尺寸。也可以自定义大小，即在下拉菜单中选择"自定义幻灯片大小"命令，在打开的对话框中进行设置，最后单击"确定"按钮，保存设置。

(3) 设置幻灯片背景

为了使幻灯片效果更美观，通常需对幻灯片背景效果进行设置。在幻灯片母版中设置了背景效果后，所有应用该母版样式的幻灯片都将应用该背景效果。

(4) 添加页眉和页脚

在母版编辑视图中，幻灯片的顶部和底部通常会有几个小的占位符，在其中可设置幻灯片的页眉和页脚，包括日期、时间、编号和页码等内容。

5.3　PowerPoint 2016 幻灯片动画效果设置

动画效果是演示文稿中非常独特的一种元素，动画效果直接关系着演示文稿的放映效果。在演示文稿的制作过程中，可以为幻灯片中的文本、图片等对象设置动画效果，还可以设置幻灯片之间的切换动画效果等，使幻灯片在放映时更加生动。

5.3.1　添加动画效果

设置动画效果

在 PowerPoint 中可以为每张幻灯片中的不同对象添加动画效果。PowerPoint 动画效果的类型主要包括进入动画、退出动画、强调动画和路径动画 4 种。

进入动画：反映文本或其他对象在幻灯片放映时进入放映界面的动画效果。

退出动画：反映文本或其他对象在幻灯片放映时退出放映界面的动画效果。

强调动画：反映文本或其他对象在幻灯片放映过程中需要强调的动画效果。

路径动画：指定某个对象在幻灯片放映过程中的运动轨迹。

1. 添加单一动画

为对象添加单一动画效果是指为某个对象或多个对象快速添加进入、退出、强调或动作路径动画。在幻灯片编辑区中选择要设置动画的对象，然后在"动画"→"动画"组中单击"其他"按钮 （见图 5.46），在打开的下拉列表框中选择某一类型动画下的动画选项即可。为幻灯片对象添加动画效果后，系统将自动在幻灯片编辑窗口中对设置了动画效果的对象进行预览放映，且该对象旁会出现数字标识，数字顺序代表播放动画的顺序。"动画"列表框中只列举了比较常用的动画效果，选择"更多进入效果""更多强调效果"等选项，可以在打开的对话框中选择更多的动画效果。

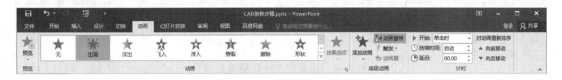

图 5.46　"动画"选项卡

2. 添加组合动画

组合动画是指为同一个对象同时添加进入、退出、强调和路径动画 4 种类型中的任意动画组合，如同时添加进入和退出动画等。

选择需要添加组合动画效果的幻灯片对象，然后在"动画"→"高级动画"组中单击"添加动画"下拉按钮 ，在打开的下拉列表中选择某一类型的动画后，再次单击"添加动画"按钮，继续选择其他类型的动画效果即可，添加组合动画后，该对象的左侧将同时出现多个数字标识。默认多种动画效果是独立排序的，可以在"动画"→"高级动画"组中单击"动画窗格"按钮，选择动画效果，按住鼠标左键拖动位置以改变动画的顺序，如图 5.47 所示。

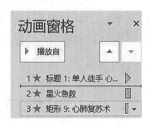

图 5.47　动画窗格

5.3.2　设置动画效果

为对象添加动画效果后，还可以对已经添加的动画效果进行设置，使这些动画效果在播放时更具条理性，如设置动画播放参数、调整动画的播放顺序和删除动画等。

设置动画播放参数：默认添加的动画效果总是按照添加的顺序逐一播放，并且默认的动画效果播放速度以及时间是统一的，根据需要可以更改这些动画效果的播放时间和播放速度。动画播放参数主要通过"动画"→"计时"组进行设置。

在"开始"下拉列表框中可设置动画开始播放的方式，包括"单击时"、"与上一动画同时"和"上一动画之后"。"单击时"指单击鼠标开始播放动画；"与上一动画同时"和"上一动画之后"指与上一动画同时播放或上一动画播放结束即开始播放，属于自动播放。

在"持续时间"数值框中可输入动画播放的时间长短。

在"延迟"数值框中可设置播放时间，即上一动画效果播放后经过多少秒后再播放该动画。

5.3.3　设置幻灯片切换动画效果

设置幻灯片切换动画即设置当前幻灯片与下一张幻灯片的过渡动画效果，切换动画可使幻灯片之间的衔接更加自然、生动。

在"切换"→"切换到此幻灯片"组,对幻灯片切换效果进行选择,换片方式、切换时间等操作通过"计时"组进行设置。设置幻灯片切换动画效果如图5.48所示。

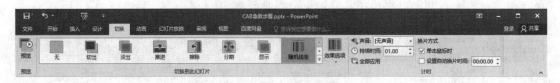

图5.48 设置幻灯片切换动画效果

5.3.4 添加动作

"动作"按钮的功能与超链接比较类似,利用"插入"→"链接"组的"动作"按钮对幻灯片中的对象添加动作后,可设置为单击或经过该动作时,快速切换到上一张幻灯片、下一张幻灯片或第一张幻灯片,如图5.49所示。

5.3.5 创建超链接

除了使用"动作"按钮链接到指定幻灯片外,还可以为幻灯片中的文本或者图片等对象创建超链接,创建

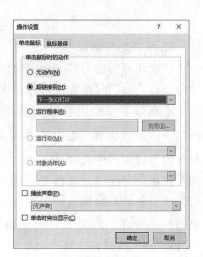

图5.49 添加动作

超链接后,在放映幻灯片时便可单击该对象将页面跳转到超链接所指向的幻灯片。

在幻灯片编辑区中选择要添加超链接的对象,然后在"插入"→"链接"组中单击"超链接"按钮,在打开的"插入超链接"对话框(见图5.50)左侧的"链接到"列表中选择"本文档中的位置"选项,然后在列表框中选择要链接到的幻灯片位置。选择需要链接的幻灯片,单击"确定"按钮即可。

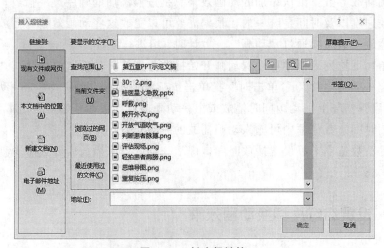

图5.50 创建超链接

5.4 PowerPoint 2016 幻灯片的放映与打印

使用 PowerPoint 2016 制作演示文稿的最终目的就是要将幻灯片效果展示给观众,即放映幻灯片。同时,幻灯片的音频效果、视频效果、动画效果都需要通过放映功能进行展示。除了可以放映之外,PowerPoint 2016 也提供了打印功能,用户可对幻灯片进行打印并留档保存。

5.4.1 放映设置

在 PowerPoint 2016 中,放映幻灯片时可以设置不同的放映方式,如演讲者控制放映、观众自行浏览或演示文稿自动循环放映,还可以隐藏不需要放映的幻灯片和录制旁白等,从而满足不同场合的放映需求。

1. 幻灯片放映

设置幻灯片的放映方式主要包括设置放映类型、放映幻灯片的数量、换片方式和是否循环放映演示文稿等,在"幻灯片放映"→"设置"组中单击"设置幻灯片放映"按钮,将打开图 5.51 所示的"设置放映方式"对话框,其中各主要设置功能介绍如下。

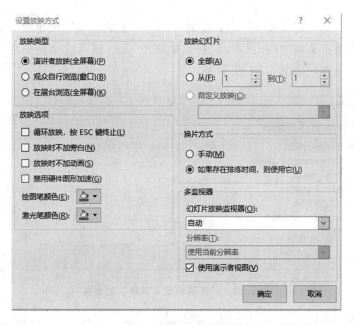

图 5.51 设置幻灯片放映

开始设置幻灯片:在"放映类型"栏中单击选中相应的单选项,即可为幻灯片设置相应的放映类型。其中"演讲者放映"方式是 PowerPoint 2016 默认的放映类型,放映时幻灯片全屏显示,在放映过程中,演讲者具有完全的控制权;"观众自行浏览"方式是一种让观众自行观看幻灯片的交互式放映类型，观众可以通过快捷菜单进行翻页、打印和浏览，但不能单击鼠标进行放映；"在展台浏览"方式同样以全屏显示幻灯片，与演讲者放映方式不同的是除了保留鼠标指针用于选择屏幕对象进行放映外，不能进行其他放映控制，要终止放映只能按 Esc 键。

设置放映选项：在"放映选项"栏中单击选中前 3 个复选框可分别设置循环放映、不添加旁白和不加动画，还可设置绘图笔的颜色等。在"绘图笔颜色"和"激光笔颜色"下拉列表框中可以选择一种颜色，在放映幻灯片时，可使用该颜色的绘图笔在幻灯片上写字或做标记。

设置放映幻灯片的数量：在"放映幻灯片"栏中可设置需要进行放映的幻灯片数量，即可以选择放映演示文稿中所有的幻灯片或手动输入放映开始和结束的幻灯片页数。

设置换片方式：在"换片方式"栏中可设置幻灯片的切换方式，手动切换表示在演示过程中将手动切换幻灯片及演示动画效果；自动切换表示演示文稿将按照幻灯片的排练时间自动切换幻灯片和动画，但是如果没有已保存的排练计时，即使选中该单选项，放映时还是以手动方式进行控制。

2. 自定义幻灯片放映

自定义幻灯片放映是指选择性地放映部分幻灯片，它可以将需要放映的幻灯片另存为一个名称再进行放映，这类放映主要适用于内容较多的演示文稿。

在"幻灯片放映"→"开始放映幻灯片"组中单击"自定义幻灯片放映"下拉按钮，在打开的下拉列表中选择"自定义放映"选项，打开"自定义放映"对话框，单击"新建"按钮。

在打开的"定义自定义放映"对话框的"幻灯片放映名称"文本框中输入本次放映名称，然后在"在演示文稿中的幻灯片"列表中按住 Shift 键不放选择要放映的幻灯片，然后单击"添加"按钮，如图 5.52 所示。

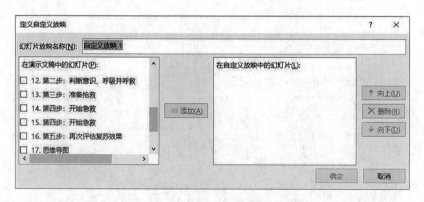

图 5.52 "定义自定义放映"对话框

添加后单击右侧的"向上"或"向下"按钮，可以调整播放顺序，单击"确定"按钮，返回"自定义放映"对话框，单击"放映"按钮即可进入幻灯片放映状态进行观看。

3. 隐藏幻灯片

放映幻灯片时，如果只需要放映其中的几张幻灯片，除了可以通过自定义放映来选择幻灯片之外，还可将不需要放映的幻灯片隐藏起来，需要放映时再将其重新显示。

在"幻灯片"窗格中选择需要隐藏的幻灯片,在"幻灯片放映"→"设置"组中单击"隐藏幻灯片"按钮,再次单击该按钮便可将其重新显示。被隐藏的幻灯片上将出现标志。

4. 录制旁白

在没有解说员或演讲者的情况下,可事先为演示文稿录制好旁白。在"幻灯片放映"→"设置"组中单击"录制幻灯片演示"按钮,打开"录制幻灯片演示"对话框,如图 5.53 所示。在其中进行设置后单击"开始录制"按钮,此时幻灯片开始放映并开始计时录音。只要安装了音频输入设备就可直接录制旁白。放映结束的同时将完成旁白的录制,并返回幻灯片浏览视图,每张幻灯片右下角会出现一个喇叭图标,表示已添加旁白。

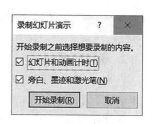

图 5.53　录制旁白

5. 设置排练计时

在正式放映幻灯片之前,可预先统计出放映整个演示文稿和放映每张幻灯片所需的大致时间。通过排练计时可以使演示文稿自动按照设置好的时间和顺序进行播放,使放映过程不需要人工操作。

在"幻灯片放映"→"设置"组中单击"排练计时"按钮,进入放映排练状态,并在左上角打开"录制"工具栏,如图 5.54 所示。同时开始放映幻灯片。幻灯片在人工控制下不断进行切换,同时在"录制"工具栏中进行计时,完成后弹出提示框确认是否保留排练计时,单击"是"按钮完成排练计时操作。

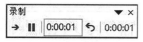

图 5.54　排练计时

5.4.2　放映幻灯片

对幻灯片进行放映设置后,即可开始放映幻灯片,在放映过程中演讲者可以进行标记和定位等控制操作。

1. 放映幻灯片

幻灯片的放映包含开始放映、切换放映和结束放映等操作,下面分别进行介绍。

(1) 开始放映

开始放映幻灯片的方法有以下 3 种。

①在"幻灯片放映"→"开始放映幻灯片"组中单击"从头开始"按钮或按 F5 键,将从第 1 张幻灯片开始放映。

②在"幻灯片放映"→"开始放映幻灯片"组中单击"从当前幻灯片开始"按钮或按"Shift+F5"快捷键,将从当前选择的幻灯片开始放映。

③单击状态栏上的"放映幻灯片"按钮,将从当前幻灯片开始放映。

(2) 切换放映

在放映需要讲解或介绍的演示文稿时,如课件类、会议类演示文稿,经常需要切换到上一张或切换到下一张幻灯片,此时就需要使用幻灯片放映的切换功能,具体方法如下。

①切换到上一张幻灯片：按 Page Up 键、按←键或按 Backspace 键。
②切换到下一张幻灯片：单击鼠标左键、按空格键、按 Enter 键或按→键。

（3）结束放映

当最后一张幻灯片放映结束后，系统会在屏幕的正上方显示提示信息"放映结束，单击鼠标退出。"此时单击鼠标左键即可结束放映。如果想在放映过程中结束放映，可以按 Esc 键。

2. 添加标记

在放映幻灯片时，为了配合演讲，可在幻灯片中添加标记以强调这部分内容，标记内容主要通过绘图笔和激光笔来实现。

在演讲放映模式下放映幻灯片时单击鼠标右键，在弹出的快捷菜单中选择"指针选项"命令，在其子菜单中选择"笔"或"荧光笔"命令。此时鼠标指针将变成点状，按住鼠标左键，在需要着重标记的位置进行拖动，即可标记重点内容，如图 5.55 所示。已标记内容的演示文稿，在退出放映时将打开提示框，提醒用户是否保留墨迹。单击"保留"按钮保留墨迹。单击"放弃"按钮则不保留墨迹。

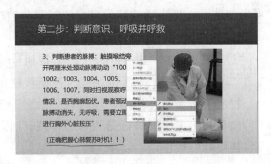

图 5.55 添加标记

3. 快速定位幻灯片

在放映演示文稿时，无论当前放映的是哪一张幻灯片，都可以通过幻灯片的快速定位功能快速定位到指定的幻灯片进行放映。其方法为：单击鼠标右键，在弹出的快捷菜单中选择"查看所有幻灯片"命令，在弹出的界面中选择切换至的目标幻灯片便可，如图 5.56 所示。

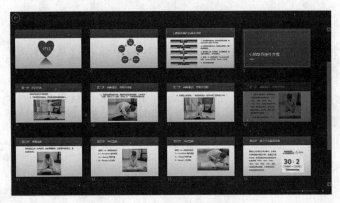

图 5.56 查看所有幻灯片

5.4.3 演示文稿打印设置

幻灯片制作完成后，用户可以根据实际需要以不同的颜色（如彩色、灰度或黑白）打印整个演示文稿中的幻灯片、大纲、备注页和观众讲义，但在打印之前还需进行页面设置及打印预览，使打印出来的效果符合实际需要。

1. 页面设置

对幻灯片进行页面设置主要包括调整幻灯片的大小、设置幻灯片编号起始值及打印方向等，使之适合各种类型的纸张。

在"设计"→"自定义"组中单击"幻灯片大小"下拉按钮，在下拉列表中选择"自定义幻灯片大小"，打开"幻灯片大小"对话框。设置幻灯片大小和打印方向，在"幻灯片编号起始值"数值框中输入打印的起始编号，完成后单击"确定"按钮即可，如图 5.57 所示。

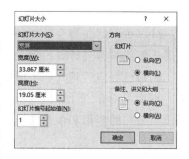

图 5.57 "幻灯片大小"对话框

2. 预览并打印幻灯片

对演示文稿进行页面设置后，便可预览打印效果并进行打印。选择"文件"→"打印"命令，在右侧的"打印预览"列表框中即可浏览打印效果，然后在中间列表框中可以对打印机、要打印的幻灯片编号、份数和颜色模式等进行设置，如图 5.58 所示。完成后单击"打印"按钮 即可开始打印幻灯片。

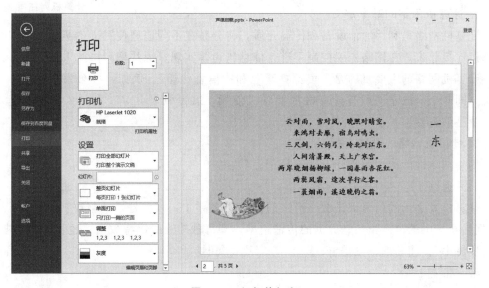

图 5.58 幻灯片打印

打印、输出演示文稿

第6章 计算机网络基础

计算机网络在当今社会和经济发展中起着非常重要的作用,世界上任何一个拥有计算机的人都能够通过计算机网络了解世界,从海量的网络资源中便捷地获得个人需要的信息。网络已经渗透到人们生活的各个角落,成为我们生活中重要的组成部分。

本章主要介绍计算机网络的发展,层次模型和网络协议,如何组建一个计算机网络,以及因特网的应用和信息安全等内容。

6.1 计算机网络概述

6.1.1 计算机网络的定义与类型

计算机网络概述

1. 计算机网络的基本定义

计算机网络是利用通信设备和传输介质,将分布在不同地理位置上的具有独立功能的计算机连接起来,在网络协议控制下进行信息传递,实现资源共享和协同工作。

计算机网络的主要目的是"资源共享"和"信息传递"。例如,办公室里只有一台打印机,同一个局域网的所有计算机都能联机使用,就是资源共享;利用QQ进行远程交流,就是信息传递。

2. 计算机网络的性能指标

衡量网络性能的主要指标有以下几个。

(1) 速率

计算机发送出的信号都是数字形式的。一个比特(bit)就是二进制数字中的一个1或0。网络技术中的速率指的是数据的传输速率,即每秒传输的比特数量,也称为"数据率"或"比特率"。速率的单位是bit/s或b/s(比特每秒)。

(2) 带宽

在计算机网络中,带宽用来表示网络的通信线路传输数据的能力,即在单位时间内网络中通信线路所能传输的最高速率。由此可知,带宽的单位就是速率的单位,即bit/s。但是在平时生活中所说的带宽是以MB为单位的,如果把100 Mb换算为以MB为单位,理论上可以达到12.5 MB,但实际上可能也就10 MB左右。

(3) 时延

时延是指数据从网络的一端传送到另一端所需的时间。网络中的时延是由以下几个不同的部分组成：发送时延和传播时延，排队时延和处理时延。

(4) 吞吐量

吞吐量表示在单位时间内通过某个网络或接口的实际的数据量，包括全部的上传和下载的流量。

3. 计算机网络的分类

计算机网络的分类方法很多，最常用的分类方法是 IEEE 根据计算机网络覆盖地理范围的大小，将网络分为个人区域网（Personal Area Network，PAN）、局域网（Local Area Network，LAN）、城域网（Metropolitan Area Network，MAN）和广域网（Wild Area Network，WAN）。

(1) 个人区域网

个人区域网就是在个人工作的地方把属于个人使用的电子设备（如便携式电脑、平板电脑等）用无线技术连接起来的网络，因此也常称为"无线个人区域网"（Wireless PAN，WPAN），其范围很小，大约为 10 m。WPAN 可以是一个人使用，也可以是若干人共同使用（例如，一个外科手术小组的几位医生把几米范围内使用的一些电子设备组成一个无线个人区域网）。这些电子设备可以很方便地进行通信，就像用普通电缆连接一样。请注意，无线个人区域网 WPAN 和个人区域网 PAN 并不完全相同，因为 PAN 不一定都是使用无线连接的。

(2) 局域网

局域网通常在一幢建筑物内或相邻几幢建筑物之间。局域网是结构复杂程度最低的计算机网络，也是目前应用最广泛的一类网络。尽管局域网是最简单的网络，但并不意味着它们必定是小型网络。由于光通信技术的发展，局域网的覆盖范围越来越大，往往将直径达数千米的一个连续的园区网（如大学校园网、智能小区网）也归纳到局域网的范围。

(3) 城域网

城域网的覆盖范围为数百平方千米的一座城市，它往往由许多大型局域网组成。城域网主要为个人用户、企业局域网用户提供网络接入，并将用户信号转发到因特网中。城域网的信号传输距离比局域网长，信号更加容易受到环境的干扰。城域网的网络结构较为复杂，往往采用点对点、环形、树形和环形相结合的混合结构。由于数据、语音、视频等信号可能都采用同一城域网，因此城域网的组网成本较高。

(4) 广域网

广域网的覆盖范围通常为数千平方千米，一般为多个城域网的互联（如中国公用计算机互联网），甚至是全世界各个国家之间网络的互联（如因特网），因此广域网能实现大范围的资源共享。广域网一般采用光纤进行信号传输，网络主干线路的数据传输速率非常快，网络结构较为复杂，往往是一种网状和其他拓扑结构的混合模式。广域网由于需要跨越不同城市、地区、国家，因此网络工程最为复杂。

6.1.2 计算机网络的形成与发展

计算机网络的产生和演变过程经历了从简单到复杂、从低级到高级、从单机系统到多机系统的发展过程，其演变过程可概括为四个阶段。

萌芽阶段：以单个计算机为中心的远程联机系统，构成面向终端的计算机通信网络（20世纪50年代）。

形成阶段：多个自主功能的主机通过通信线路互联，形成资源共享的计算机网络（20世纪60年代末）。

国际标准化阶段：形成具有统一的网络体系结构、遵循国际标准化协议的计算机网络（20世纪70年代末）。

高速网络互联阶段：向互联、高速、智能化方向发展的计算机网络（始于20世纪80年代末）。

6.1.3 全球因特网（Internet）的发展

1. internet 和 Internet

以小写字母 i 开头的 internet（互联网）是一个通用名词，它泛指由多个计算机网络互联而成的网络。在这些网络之间的通信协议可以是任意的。

以大写字母 I 开头的 Internet 则是一个专用名词，它指当前全球范围内最大的、开放的、由众多网络相互连接而成的特定计算机网络，它采用 TCP/IP 协议作为通信的规则，且其前身是美国的 ARPANET（阿帕网）。通常所说的"上网"指的就是接入 Internet。

"因特网"曾被推荐为 Internet 的译名，但因多种原因，目前广泛使用的译名有两个，即"因特网"和"互联网"。

2. 因特网的起源及发展

因特网起源于 20 世纪 60 年代，1969 年美国国防部高级研究计划局（Advanced Research Projects Agency，ARPA）建设了一个 ARPANET，当时仅连接了数台远程计算机，供科学家们进行计算机联网实验用，这就是因特网的前身。

ARPANET 问世后，网络规模增长很快，到 20 世纪 70 年代中期，接入的计算机网络增加到了几十个。人们认识到不可能仅使用一个单独的网络来解决所有通信问题，于是专家们开始研究多种网络互联技术。1983 年，ARPANET 采用 TCP/IP 协议为标准通信协议，形成了因特网的雏形。

1991 年，世界上许多商业公司纷纷接入因特网，使网络上的通信量急剧增大，于是美国政府决定将因特网的经营权转交给商业公司。提供因特网接入服务的商业公司称为 ISP（Internet Service Provider，因特网服务提供商）。任何个人、企业或组织只要向 ISP 交纳规定的接入费用，就可通过 ISP 接入因特网。1992 年，因特网上的主机超过了 100 万台。1993 年，因特网的主干网传输速率提高到了 45 Mbit/s。

现在，因特网已经成为世界上规模最大和增长速度最快的计算机网络，没有人能够准确地知道因特网上究竟连接了多少台计算机。目前，全球互联网骨干线路的基本结构如

图 6.1 所示。

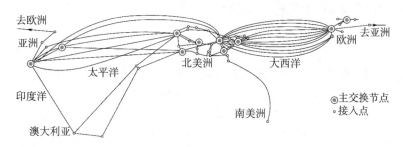

图 6.1 全球互联网骨干线路的基本结构示意图

6.1.4 因特网在我国的发展

1994 年 4 月 20 日我国用 64 kbit/s 专线正式连入 Internet。从此，我国被国际上正式承认为接入 Internet 的国家。同年 5 月中国科学院高能物理研究所设立了我国的第一个万维网服务器。同年 9 月，中国公用计算机互联网（ChinaNet）正式启动。

1. 我国主要的 ISP

我国目前有多家经营国际互联网的单位，它们是中国公用计算机互联网（ChinaNet，中国电信经营）、中国移动互联网（CMNet，中国移动经营）、中国联通互联网（UNINet，联通公司经营）、中国教育和科研计算机网（CERNet，教育部管理）、中国科技网（CSTNet，中科院管理）等。上述骨干网均可通过国家关口局与国际互联网相通。根据 CNNIC（China Internet Network Information Center，中国互联网络信息中心）2021 年统计，截至 2020 年 12 月，我国互联网国际出口带宽为 11 511 397 Mb/s，较 2019 年底增长 30.4%。

2. 我国因特网的普及率

CNNIC 第 47 次统计报告指出，"十三五"期间，我国建成了全球规模最大的信息通信网络。光纤接入规模屡创新高，截至 2020 年 12 月，我国光纤接入用户总数已达 4.54 亿户；4G 基站和用户数量全球领先；自 2019 年 5G 商用以来至 2020 年 12 月，我国已建成全球最大的 5G 网络，5G 基站超 71.8 万个，5G 终端连接数突破 2 亿。

互联网基础资源如表 6.1 所示。

表 6.1 2020 年 12 月互联网基础资源

IPv4/个	IPv6（块/32）	域名/个	.CN 域名/个	国际出口带宽/Mb·s^{-1}
389 231 616	57 634	5 094 229 512	18 970 054	11 511 397

截至 2020 年 12 月，我国网民规模为 9.89 亿，互联网普及率达 70.4%。

互联网应用与群众生活结合日趋紧密，微信、短视频、直播等应用降低了互联网使用门槛，不断丰富群众的文化娱乐生活。我国互联网的发展与普及水平居发展中国家前列。

6.1.5 我国互联网医疗的发展

2015年，我国提出"互联网+"的战略布局，将互联网与传统行业进行结合，创造出新的生态。互联网医疗，是以"人人健康，健康人人"为目标，将传统医疗模式在互联网平台上得到新的应用，包括以互联网作为载体提供健康咨询、健康教育、医疗服务信息查询、电子病历档案建立、疾病自查、自体健康风险评估、电子处方、远程诊疗服务、药品仪器购买及健康管理等多种形式的精准个性化服务内容。《全国医疗卫生服务体系规划纲要（2015—2020）》中明确指出，要积极推动移动互联网、远程医疗服务的发展，应用信息化技术促进全民健康和智慧医疗服务。《纲要》中指出，要用5年时间建立覆盖全国的电子健康档案、人口信息和电子病历三大数据库和信息动态的更新，实现各级医疗保障、医疗服务与公共卫生服务的信息共享与业务协同，这为我国互联网医疗领域发展和改革提供了国家政策层面的支持。

目前，"互联网医疗"在以美国为首的发达国家已比较成熟，而我国也有一定的发展，具有代表性的模式主要有以下几种。

①远程医疗：医疗机构运用通信、计算机及网络技术，为本医疗机构外患者提供技术支持的医疗活动。

②在线医疗：医疗健康服务和信息通过互联网及相关技术进行交互和发布的新形式，包括健康教育、医疗信息查询、电子健康档案、在线疾病咨询、电子处方、远程会诊和远程康复指导等多种医疗健康服务模式。

③移动医疗：通过使用移动通信技术，如PDA、移动电话和卫星通信，来提供医疗服务和信息。具体到移动互联网领域，则以基于安卓和iOS等移动终端系统的医疗健康类应用为主。

④互联医疗：将不同App、硬件、系统、平台间的数据进行连接，最后让人人之间实现医疗健康服务的连接，可分为实物互联和虚拟互联。实物互联是指医生之间、医患之间的互联，而虚拟互联则是指数据、信息间的共享和协同。

除了发展各种医疗模式之外，我国还积极推进智慧医院的建设，国家卫生健康委员会已经明确了智慧医院的定义和内涵，并启动对医院智慧服务进行分级管理。目前智慧医院的建设范围主要涵盖三大领域。

①面向患者的智慧服务：利用信息化手段，为患者提供预约诊疗、自助缴费、报告查询、候诊提醒、智能导诊、药房自动发药机、导医机器人等服务；

②面向医务人员的智慧医疗：利用信息化建设促进医疗、科研、教学工作便捷高效地开展，如智慧病房、远程医学会诊平台、人工智能影像辅助诊断、药物合理使用及预警系统等；

③面向管理者的智慧管理：利用人工智能、大数据和云计算等"互联网+"技术辅助医疗管理和领导决策，促进医院精细化管理、多院区统一化管理等。

6.2 计算机网络体系结构

6.2.1 网络协议

网络协议为计算机网络中进行数据交换而建立的规则、标准或约定的集合。
网络协议由三个要素组成。
(1) 语义
语义用于解释控制信息每个部分的意义。它规定了需要发出何种控制信息,以及完成的动作与做出怎样的响应。
(2) 语法
语法是用户数据与控制信息的结构与格式,以及数据出现的顺序。
(3) 时序
时序是对事件发生顺序的详细说明。(也可称为"同步")
人们形象地把这三个要素描述为:语义表示要做什么,语法表示要怎么做,时序表示做的顺序。
网络协议有很多种,具体选择哪一种协议则要看情况而定。Internet 上的计算机使用的是 TCP/IP 协议。

6.2.2 网络体系结构

为了减少网络协议的复杂性,专家们把网络通信问题划分为许多小问题,然后为每一个小问题设计一个通信协议。这样使得每一个协议的设计、分析、编码和测试都比较容易。协议层次结构就是按照信息的传输过程,将网络的整体功能划分为多个不同的功能层,每一层都向它的上一层提供一定的服务。

网络协议的层次化结构模型和通信协议的集合称为"网络体系结构"。网络体系结构是网络互联的基本模型。常见的计算机网络体系结构有 OSI/RM (Open System Interconnection/Reference Model,开放系统互联参考模型)和 TCP/IP (传输控制协议/网际协议)等。

1. OSI/RM 网络体系结构

如图 6.2 所示,ISO(国际标准化组织)提出的 OSI/RM 将网络体系结构划分为 7 个层次,它们分别是物理层、数据链路层、网络层、传输层、会话层、表示层和应用层。OSI/RM 模型还规定了每层的功能,以及不同层之间如何进行通信协调。由于 OSI/RM 模型出现的时间比 TCP/IP 晚,在 OSI 开始使用前,TCP/IP 已经被广泛应用了,如果要换成 OSI 模型也不现实。所以,OSI/RM 网络体系结构并没有在计算机网络中得到实际应用,它往往作为一个理论模型进行网络分析。

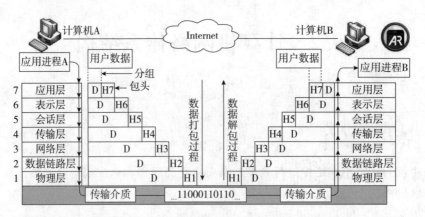

图 6.2　OSI/RM 协议层次与信号传输过程

2. TCP/IP 网络体系结构

TCP/IP 是由 IETF（Internet Engineering Task Force，因特网工程任务组）推出的网络互联协议簇，它性能卓越，并且在因特网中得到了广泛应用。如图 6.3 所示，TCP/IP 协议定义了 4 个层次，它们是网络接口层、网络层、传输层和应用层。TCP/IP 与 OSI/RM 在网络层次上并不完全对应，但是在概念和功能上基本相同。

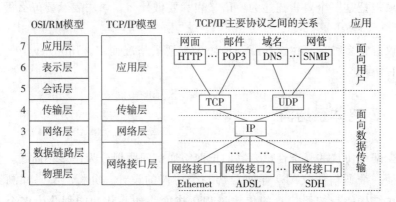

图 6.3　TCP/IP 协议层次结构模型和主要协议

（1）网络接口层

网络接口层处于 TCP/IP 模型的最底层，对应于 ISO/OSI 参考模型的物理层和数据链路层，主要负责数据在网络上无差错地传输。网络接口层从网络层接收 IP 数据包并将 IP 数据包通过网络电缆发送出去，或者从网络电缆上接收数据帧，并分离出数据包，再交给网络层。

（2）网络层

网络层的主要功能是为网络内任意两台主机之间的数据交换提供服务，并进行路由选择和流量控制。网络层传输的信息以报文分组为单位，分组是将较长的报文按固定长度分成若干段，每个段按规定格式加上相关信息，如路由控制信息和差错控制信息等。网络层接收到主机的报文后，把它们转换为分组，然后根据路由协议确定送到指定目标主机的路由。当分组到达目标主机后，再还原成报文。

(3) 传输层

传输层的主要功能是提供端到端的数据包传输服务。传输层由 TCP（Transmission Control Protocol，传输控制协议）和 UDP（User Datagram Protocol，用户数据报协议）两个主要协议组成。TCP 提供可靠传输服务，但传输性能较低；UDP 提供不可靠传输服务，但传输性能较高。

(4) 应用层

应用层的功能是负责两个应用程序进程之间的通信，即为网络用户之间的通信提供专用的应用程序，如网页浏览、即时通信、电子邮件、文件传输、数据库查询等。由于 TCP/IP 协议提供的网络服务繁多，因此这层的网络协议也非常多。

6.2.3 网络服务模型

1. 客户端/服务器模型

客户端/服务器（client/server）模型是大部分网络应用的基本模型。客户端和服务器指通信中涉及的两个应用程序进程，客户端指网络服务请求方，服务器指网络服务提供方。如图 6.4 所示，在客户端/服务器模型中，客户端主动地发起通信，服务器被动地等待通信的建立。

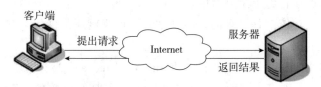

图 6.4　客户端/服务器模型

客户端/服务器采用主从式网络结构，它把客户端与服务器区分开来，每一个客户端软件都可以向服务器或服务器应用程序发出请求。有很多不同类型的服务器，如网站服务器、聊天服务器、邮件服务器、办公服务器、游戏服务器等。虽然它们提供的功能不同，服务器的规模大小也相差很大，但是它们的基本结构是一致的。

例如，当用户在某一网站（如新浪网站）阅读文章时，用户的计算机和网页浏览器（如 Internet Explorer，IE）就被当作一个客户端，网站的多台计算机、数据库和应用程序就被当作服务器。当用户使用网页浏览器，单击网站中一篇文章的超链接时，网站服务器从数据库中找出所有该文章需要的信息，结合成一个网页，再发送回客户端的浏览器。

服务器软件一般运行在性能强大的专用计算机上，客户端一般运行在普通个人计算机上。服务器的工作特征是：被动地等待来自客户端的请求，并将请求处理结果传回到客户端。客户端的工作特征是：主动地向服务器发送请求，然后等待服务器的回应。在因特网中，客户端与服务器之间的通信过程使用 TCP/IP 协议来完成。

2. 对等网络模型

对等网络（Peer-to-Peer，P2P）又称为"端到端技术"。

注意："Peer"在英语里有"对等者、伙伴、对端"的意义。端到端与点到点（Point-to-Point）之间存在区别，端到端指对等网络中的节点，点到点指普通网络中的节点。

如图 6.5 所示，P2P 是一种分布式网络，在 P2P 网络环境中，彼此连接的多台计算机之间都处于对等的地位，各台计算机有相同的功能，无主从之分，一台计算机既可作为服务器，设定共享资源供网络中其他计算机使用，又可以作为工作站。整个网络一般来说不依赖专用的集中服务器，也没有专用的工作站。网络中的每一台计算机既能充当网络服务的请求者，又对其他计算机的请求做出响应，提供资源、服务和内容。

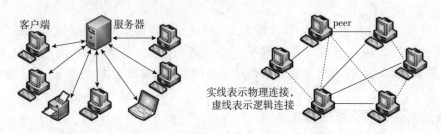

图 6.5 客户端/服务器模型（左）和对等网络模型（右）

例如，多个用户采用 P2P 技术下载同一个文件时，每个用户计算机只需要下载这个文件的一个片段，然后用户之间互相交换不同的文件片段，最终每个用户都得到一个完整的文件。P2P 网络中参与进来的用户数量越多，单个用户下载文件的速度也就越快。

P2P 网络中任意两个节点都可以建立一个逻辑连接，它们对应物理网络上的一条 IP 路径。P2P 网络节点在行为上是自由的，用户可以随时加入和退出网络，而不受其他节点的限制。网络节点在功能上是平等的，不管是大型计算机还是微机，它们实际计算能力的差异并不影响服务的提供。

P2P 有许多应用，如文件下载软件，有 BitTorrent、eMule（电驴）、迅雷等；多媒体应用软件，有 Skype（语音）、PPLive（视频）等；实时通信软件，有 QQ 和 MSN Messenger 等。

P2P 这种无中心的管理模式，给了用户更多的自由，但是可以想象，缺乏管理的 P2P 网络很容易成为计算机病毒、色情内容及非法交易的温床。

6.3 计算机网络的组成

计算机网络由计算机系统、通信线路和通信设备、网络协议、网络软件 4 部分组成。下面主要讨论网络的基本结构、网络的通信线路和网络设备，以及怎样组建一个局域网。

6.3.1 拓扑结构

1. 网络拓扑结构的类型

在计算机网络中，如果把计算机、服务器、交换机、路由器等网络设备抽象为点，把网络中的传输介质抽象为线，这样就可以将一个复杂的计算机网络系统抽象成由点和线组成的几何图形，这种图形称为"网络拓扑结构"。

如图 6.6 所示，网络的基本拓扑结构有总线形结构、星形结构、环形结构、树形结构、网形结构和蜂窝形结构。大部分网络是这些基本结构的组合形式。

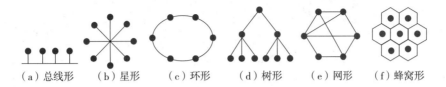

(a) 总线形　(b) 星形　(c) 环形　(d) 树形　(e) 网形　(f) 蜂窝形

图 6.6　网络基本拓扑结构示意图

2. 星形拓扑结构

星形拓扑结构是目前局域网中应用最为普遍的一种结构。如图 6.7（a）所示，星形拓扑结构的每个节点都有一条单独的链路与中心节点相连，所有数据都要通过中心节点进行交换。因此，中心节点是星形网络的核心。

星形拓扑结构的中心节点通常由集线器或交换机来充当。集线器和交换机在外观上很相似，但实际上是两个不同的东西。集线器（HUB）是一种工作在物理层的设备，它不提供数据交换的功能，仅相当于一根线缆，把各个网络节点连接起来，物理上是星形拓扑，逻辑上却还是总线拓扑。交换机（switch）是工作在数据链路层的设备，它能够为任意两个网络节点之间提供一条数据通道，防止冲突的产生，能够满足目前用户对数据高速交换的需求。所以，目前组建局域网时都用交换机，集线器已经被淘汰了，如图 6.7（b）所示。

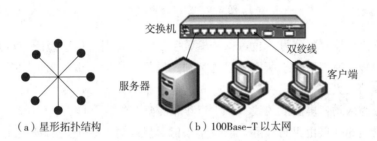

(a) 星形拓扑结构　　　　(b) 100Base-T 以太网

图 6.7　星形网络拓扑结构和以太网

星形网络结构简单，建设和维护费用少，是当前主流的局域网组网模式。

3. 环形拓扑结构

如图 6.8 所示，在环形拓扑结构中，各个节点通过环接口，连接在一条首尾相接的闭合环形通信线路中。环形网络有单环、多环、环相切、环内切、环相交、环相连等结构。在环形网络中，节点之间的信号沿环路顺时针或逆时针方向传输。

环形拓扑结构的特点是每个节点都与两个相邻的节点相连，因而是一种点对点通信模式。环形网络采用信号单向传输方式，如图 6.8 所示，如果 $N+1$ 节点需要将数据发送到 N 节点，几乎要绕环一周才能到达。因此，环形网络在节点过多时，会产生较大的信号延时。

环形网络的建设成本较高，也不适用于多用户接入，环形网络主要用于城域网和国家大型骨干传输网。

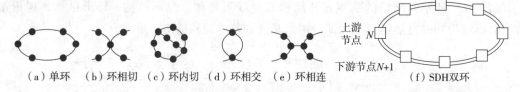

图 6.8 环形拓扑结构

6.3.2 网络硬件

1. 传输介质

（1）双绞线

双绞线（Twisted Pair，TP）由多根绝缘铜导线相互缠绕成为线对（见图 6.9），双绞线绞合的目的是减少相邻导线之间的电磁干扰。由于双绞线价格便宜，而且性能良好，因此广泛用于计算机局域网和电话系统。

计算机网络的组成

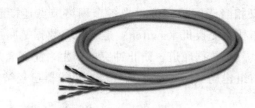

图 6.9 双绞线电缆

双绞线可以传输模拟信号，也可以传输数字信号，特别适用于短距离的局域网信号传输。双绞线的传输速率取决于所用导线的类别、质量、传输距离、数据编码方法及传输技术等。双绞线的最大传输距离一般为 100 m，传输速率为 10 Mb/s～10 Gb/s。

双绞线分为两类：屏蔽双绞线（STP）和非屏蔽双绞线（UTP）。

屏蔽双绞线的外层由铝箔包裹，以减小辐射，提高对电磁干扰的抵抗能力，适用于网络流量较高的高速网络；而非屏蔽双绞线适合用于网络流量较低的低速网络。屏蔽双绞线价格相对较高。

双绞线常见的有三类线、五类线和超五类线，以及六类线等，具体型号如下。

五类线（CAT5）：该类电缆增加了绕线密度，外套一种高质量的绝缘材料，最高传输率为 100 Mb/s，用于语音传输和最高传输速率为 100 Mb/s 的数据传输，主要用于 100 Base-T 和 1000 Base-T 网络，最大网段长为 100 m，采用 RJ 形式的连接器。这是最常用的以太网电缆。

超五类线（CAT5e）：超 5 类线具有衰减小，串扰少等特点，并且具有更高的衰减与串扰的比值（ACR）、信噪比（SNR）和更小的时延误差，性能得到很大提高。超 5 类线主要用于千兆以太网（1000 Mb/s）。

六类线（CAT6）：六类线的传输性能远远高于超五类标准，最适用于传输速率高于 1 Gb/s 的应用。

超六类或 6A（CAT6A）：此类产品传输带宽介于六类和七类之间，传输速率为

10 Gb/s，标准外径为 6 mm。和七类产品一样，国家还没有出台正式的检测标准，只是行业中有此类产品。

七类线（CAT7）：传输速率为 10 Gb/s，单线标准外径为 8 mm，多芯线标准外径为 6 mm。

众多型号的双绞线，类型数字越大，版本越新，技术越先进，带宽也越宽，当然价格也越高。

（2）同轴电缆

同轴电缆由铜芯导体、绝缘层、网状编织屏蔽层及塑料外层等组成（见图 6.10）。同轴电缆具有很好的抗干扰特性。

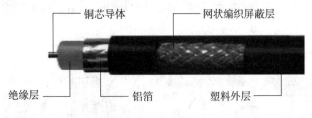

图 6.10　同轴电缆

早期局域网曾经采用同轴电缆组网，但由于安装不便等缺点，已逐步被双绞线取代。同轴电缆目前广泛应用于有线电视网络。

（3）光纤

光纤是光导纤维的简称，是一种柔软、能传导光波的介质。如图 6.11 所示，光纤外观呈圆柱形，由纤芯、包层、涂层、表皮等部分组成。多条光纤制作在一起时称为"光缆"。

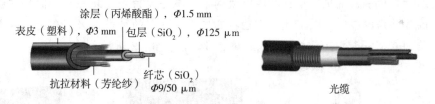

图 6.11　光纤结构和光缆

光纤通信通过特定角度射入的激光来工作。光纤的包层像一面镜子，使光脉冲信号在纤芯内反射前进。发送方的光源可以采用发光二极管或半导体激光器，它们在电脉冲的作用下能产生光脉冲信号。光纤中有光脉冲时相当于"1"，没有光脉冲时相当于"0"。

光纤通信的优点是通信容量大（单根光纤的理论容量可达 20 Tb/s 以上，目前达到了 6.4 Tb/s），保密性好（不易窃听），抗电磁辐射干扰，防雷击，传输距离长（不中继可达 200 km）。光纤通信的缺点是光纤连接困难且成本较高。目前，光纤通信广泛用于电信网络、有线电视、计算机网络、视频监控等领域。

（4）无线传输介质

无线传输是在自由空间利用电磁波发送和接收信号进行通信的技术。无线传输介质主要有微波、红外线、无线电波、激光等。目前，计算机网络系统的无线通信主要通过微波来实现，如图 6.12 所示。微波在空间中主要沿直线传播，而地球表面是个曲面，因此传播距离受到限制,一般最大直线传输距离只有 50 km 左右,因此,必须每隔一定距离(一般为 50 km)建立一个微波中继站进行通信接力,才能实现远距离通信。如果将中继站建立在地球卫星上,微波信号可覆盖地球上的更大面积从而实现远距离通信,这就是通常所说的卫星通信。微波通信的优点是通信容量大,见效快,灵活性好等;微波通信的缺点是易受障碍物和气候干扰,保密性差,使用和维护成本较高等。

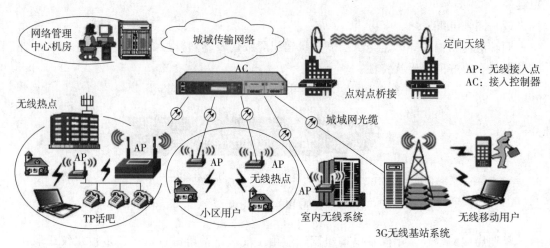

图 6.12 无线网络的应用

2. 网络设备

(1) 网卡

网卡又称为"网络适配器"(Network Interface Card,NIC),用于计算机与网络的连接。目前的计算机主板都集成了标准的以太网卡,不需要另外安装网卡,但是在服务器主机、防火墙等网络设备内,网卡还有它独特的作用。网卡的种类众多,有无线网卡和有线网卡,以及 100 Mbps 网卡、1000 Mbps 网卡等,如图 6.13 所示。

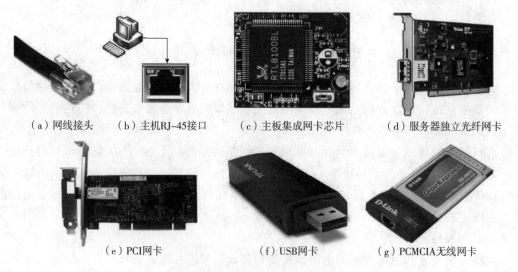

图 6.13 计算机网络接口和网卡

(2) 交换机

交换机是一种网络互联设备，是一个扩大网络的器材，能为子网络中提供更多的连接端口，以便连接更多的计算机。它不但可以对数据的传输进行同步、放大和整形处理，还提供对数据的完整性和正确性的保证。交换机如图 6.14 所示。

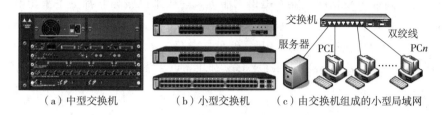

图 6.14　交换机产品及由交换机组成的小型局域网

(3) 路由器

路由器是连接两个或多个网络的硬件设备，在网络间起网关的作用，它能够理解不同的协议，通过转发数据包实现网络互联。虽然路由器支持多种网络协议，但是绝大多数路由器运行 TCP/IP 协议。

如图 6.15 所示，路由器是一台专用的计算机，它包含 CPU、内存、主板等硬件，也包含操作系统、路由算法等软件。

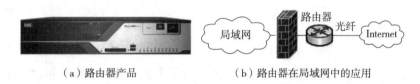

图 6.15　路由器产品及其在局域网中的应用

路由器的第一个主要功能是对不同网络之间的协议进行转换，具体实现方法是数据包格式转换，也就是网关的功能。路由器的第二大功能是网络节点之间的路由选择，通过选择最佳路径，将数据包传输到目的主机。路由器可以连接相同的网络，也可以连接不同的网络；既可以连接两个局域网，也可以连接局域网与广域网，或者是实现广域网之间的互联。

(4) 防火墙

防火墙是一种网络安全防护设备，它的主要功能是防止网络的外部入侵与攻击。防火墙可以用软件或硬件实现。用软件实现时升级灵活，但是运行效率低，客户端计算机一般采用软件实现；硬件防火墙运行效率高，可靠性好，一般用于网络中心机房。

如图 6.16 所示，硬件防火墙是一台专用计算机，它包括 CPU、内存、硬盘等部件。防火墙中安装有网络操作系统和专业防火墙程序。

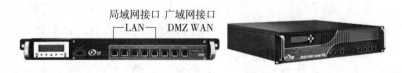

图 6.16　硬件防火墙产品

（5）服务器主机

服务器是计算机的一种，它比普通计算机运行更快、负载更高、价格更贵。服务器在网络中为其他客户机（如个人计算机、智能手机、ATM等终端）提供计算或者应用服务。服务器具有高速的 CPU 运算能力、长时间的可靠运行能力、强大的 I/O 外部数据吞吐能力以及更好的扩展性。根据服务器所提供的服务，一般来说服务器都具备承担响应服务请求、承担服务、保障服务的能力。服务器作为电子设备，其内部的结构十分复杂，但与普通的计算机内部结构相差不大，如 CPU、硬盘、内存、系统、系统总线等。

服务器一般运行 Windows Server、Linux 和 Unix 等操作系统。服务器主机如图 6.17 所示。

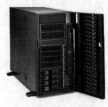
（a）机箱式服务器

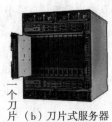
（b）刀片式服务器

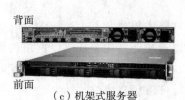
（c）机架式服务器

图 6.17　服务器主机

6.3.3　网络软件

网络软件是一种在网络环境下运行或管理网络工作的计算机软件。按功能可分为以下几类。

①网络通信协议。网络通信协议即网络协议。

②网络操作系统（Network Operating System）。网络操作系统构建在计算机操作系统之上，作用是使网络上的计算机能方便而有效地共享网络资源，为网络用户提供所需的各种服务，并可以对计算机网络进行有效的管理。在计算机上运行的网络操作系统主要有 Windows、Unix 和 Linux。

③网络管理软件。用于对网络进行集中管控。

④网络应用软件。网络应用软件主要面向计算机网络的普通使用者，通常是为某一个应用目的而开发的网络软件，帮助用户访问网络上共享的资源或相互通信。常用的网络客户端软件有 WWW 浏览器、即时通信软件、网络下载软件等。

6.3.4　医院网络构建案例

医院网大部分采用以太网方式，一般采用千兆以太网为主干，百兆交换到桌面的网络结构。医院网与广域网采用 1000 MB 的以太链路连接到 ISP，广域网通过路由器、防火墙接入核心交换机。医院网建筑群之间的主干线路一般采用光缆连接，通过光缆连通门诊楼、医技楼、住院部、疗养区等楼宇。核心交换机选用 10 GB 以太网 3 层交换机，各个楼宇的汇聚层交换机选用千兆以太网 2 层交换机，楼宇内的各楼层交换机可选用百兆或千兆以太网 2 层交换机。网络拓扑结构如图 6.18 所示。

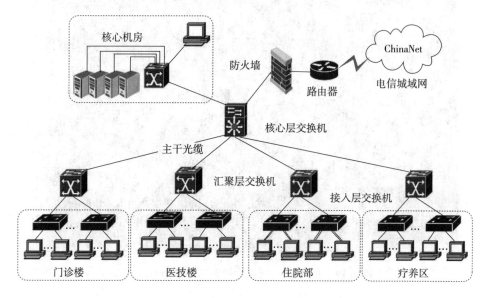

图 6.18　医院网的基本组成

6.4　因特网的基本服务

因特网是全球最大的网络，它对信息资源的交流和共享起到了不可估量的作用，它改变了人类的工作和生活方式。

6.4.1　网络地址

与邮政通信一样，网络通信也需要注明接收者的地址，即网络地址。网络地址有物理地址、IP 地址和域名地址等。

1. 计算机的物理地址

每台接入网络的计算机内部都有一个全球唯一的物理地址，这个地址又称为"MAC地址"。这个 MAC 地址固化在计算机网卡中，用以标识全球不同的计算机。IEEE 802.3 标准规定的 MAC 地址为 48 位（6 个字节），如 00-60-8C-00-54-99。

MAC 地址分为两部分：生产商 ID 和设备 ID。前面 3 个字节代表网卡生产商，有些生产商有几个不同的生产商 ID；后面 3 个字节代表生产商为具体设备分配的 ID。

在 Windows 系统中，可以利用 ipconfig 命令检测本机的 MAC 地址，如图 6.19 所示。

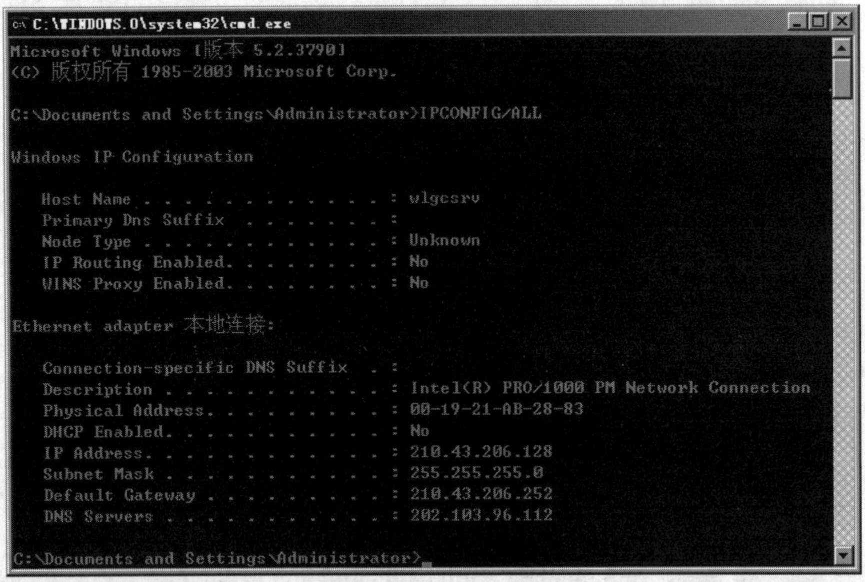

图 6.19 利用 ipconfig 命令检测本机的 MAC 地址

2. IP 地址

因特网中的每台主机，都分配有一个全球唯一的 IP 地址。IP 地址是通信时每台主机的名称（Hostname），它是一个 32 位的标识符，一般采用"点分十进制"的方法表示。

IETF 早期将 IP 地址分为 A、B、C、D、E 5 类，其中 A、B、C 是主类地址，D 类为组播地址，E 类地址保留给将来使用。IP 地址的分类如表 6.2 所示。

表 6.2 IPv4 地址的网络数和主机数

类型	IP 地址格式	IP 地址结构				段1取值范围	网络个数	每个网络最多主机数
		段1	段2	段3	段4			
A	网络号.主机.主机.主机	N.	H.	H.	H	1~126	126	1677 万
B	网络号.网络号.主机.主机	N.	N.	H.	H	128~191	1.6 万	6.5 万
C	网络号.网络号.网络号.主机	N.	N.	N.	H	192~223	209 万	254

说明：表中"N"由因特网信息中心指定，"H"由企业网络工程师指定。

【例 6.1】某医院中的一台计算机分配到的地址为"222.240.210.100"，地址的第一个字节在 192~223 范围内，因此它是一个 C 类地址。按照 IP 地址分类的规定，它的网络地址为"222.240.210"，它的主机地址为"100"。

在 IPv4 中，全部 32 位 IP 地址有 $2^{32}=42$ 亿个，这几乎可以为地球上 2/3 的人提供地址。但由于分配不合理，目前可用的 IPv4 地址已经基本分配完了。为了解决 IP 地址不足的问题，IETF 先后提出了多种技术解决方案，其中一个就是 IPv6，即下一代互联网络协议。

3. IPv6 网络地址

目前使用的 TCP/IP 协议为 IPv4（TCP/IP 协议第 4 版）。由于因特网的迅速发展，IPv4 暴露了一些问题，为了解决因特网中存在的问题，IETF 推出了 IPv6（TCP/IP 协议第 6 版）。我国电信网络运营商已于 2005 年开始向 IPv6 过渡，中国教育科研网的大部分网络节点也采用了 IPv6 协议。IPv6 地址为 128 位，按保守方法估算 IPv6 实际可分配的地址，整个地球每平方米面积上可分配 1000 多个。采用 IPv6 地址后，未来的移动电话、冰箱等信息家电都可以拥有自己的 IP 地址了。

IPv6 采用"冒分十六进制"的方式表示 IP 地址。它是将地址中每 16 位分为一组，写成 4 位十六进制数，两组间用冒号分隔（如 x：x：x：x：x：x：x：x），地址中的前导 0 可不写，如 69DC：8864：FFFF：FFFF：0：1280：8C0A：FFFF。

由于 IPv6 与 IPv4 互不兼容，因此从 IPv4 升级到 IPv6 是一个逐渐过渡的过程，而不是彻底改变的过程。要实现全球 IPv6 的网络互联，仍然需要很长一段时间。

4. 域名

为了定位网络中的一台主机并与之通信，必须输入完整的 IP 地址。由于 IP 地址不好记忆，因此网络协议向用户提供一种容易记忆的、特定的标准名称来表示 IP 地址。这个特定的标准名称称为"域名"。

域名（Domain Name）（俗称"网址"）是因特网上一个服务器或一个网络系统的名字，网络间通过域名进行相互访问，在全世界没有重复的域名。因特网规定，域名是由若干英文单词和数字组成，中间由"."来分隔，整个域名不超过 256 个字符。

域名的结构是分层次的，域名中较后的子域名代表较高层。域名格式为

节点名．三级域名．二级域名．顶级域名

顶级域名目前分为两类：行业性顶级域名和地域性顶级域名，如表 6.3 所示。

表 6.3 常见顶级域名

早期顶级域名	机构性质	新增顶级域名	机构性质	域名	国家或地区
com	商业组织	firm	公司企业	au	澳大利亚
edu	教育机构	shop	销售企业	ca	加拿大
net	网络中心	web	因特网网站	cn	中国
gov	政府组织	arts	文化艺术	de	德国
mil	军事组织	rec	消遣娱乐	jp	日本
org	非营利性组织	info	信息服务	hk	中国香港
int	国际组织	nom	个人	uk	英国

如图 6.20 所示，因特网域名系统逐层、逐级由大到小进行划分，DNS 结构形状如同一棵倒挂的树，树根在最上面，而且没有名字。域名级数通常不多于 5 级，这样既提高了域名解析的效率，同时也保证了主机域名的唯一性。

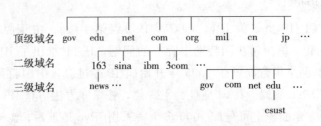

图 6.20　DNS 层次结构示意图　　　　　IP 地址与域名

5. 物理地址、IP 地址和域名的关系

为什么因特网不采用全球唯一的物理地址（MAC 地址）进行主机定位呢？原因如下：一是 MAC 地址由厂商标识和厂商规定的产品序号组成，而 IP 地址由网络号和主机地址组成，显然 IP 地址更利于因特网的主机寻址和网络管理；二是 MAC 地址的灵活性不好，它固化在计算机中，一旦机器发生故障不能使用，这个地址就浪费了，而 IP 地址没有固化在设备中，它可以随时灵活地分配给其他计算机使用。

为什么不采用 IP 地址作为局域网主机的唯一标识呢？原因如下：一是由于以太网早于因特网出现，因此先有 MAC 地址，后有 IP 地址；二是 IP 地址中有一部分私有地址，它们可以重复使用，这不利于对全球的计算机进行唯一标识；三是 IP 地址的容量不足以标识现有的计算机。

为什么有了 IP 地址还要域名呢？域名是一种字符 IP 地址，主要是为了便于人们记忆和使用，但它必须有域名服务器解析才能正常使用。下一小节将介绍域名系统原理。

6.4.2　DNS

1. DNS

数字式的 IP 地址（如 210.43.206.103）难于记忆，如果使用易于记忆的符号地址（如 www.baidu.com）来表示，就可以大大减轻用户的负担，这个符号地址就是域名。但同时，这也需要一个数字地址与符号地址相互转换的机制，这就是因特网的域名系统 DNS（Domain Name System）。

DNS 具有将域名转换为 IP 地址的功能，这个转换的过程称为"域名解析"。用户要想通过域名访问因特网上的主机，就必须通过 DNS 服务器提供的域名解析服务。常用的域名解析算法有迭代查询和递归查询。下面简单介绍迭代查询域名解析的过程，对于递归查询的过程读者可查阅相关书籍了解。

2. 域名迭代解析算法思想

域名解析是指域名服务器（DNS server）完成域名与 IP 地址转换的过程。本地域名服务器向根域名服务器的查询通常是采用迭代查询。迭代查询的过程如下。当根域名服务器收到本地域名服务器发出的迭代查询请求报文时，要么给出所要查询的 IP 地址，要么告诉本地域名服务器，"你下一步应当向哪一个域名服务器进行查询"，然后让本地域名服务器进行后续的查询（而不是替本地域名服务器进行后续的查询）。根域名服务器通常是把自己知道的顶级域名服务器的 IP 地址告诉本地域名服务器，让本地域名服务器再向顶级域名服务器查询。顶级域名服务器在收到本地域名服务器的查询请求后，要么给出所要查询的 IP 地址，要么告诉本地域名服务器下一步应该向哪一个权限域名服务器进行查询。最后，知道了所要解析的域名的 IP 地址，然后把这个结果返回给发起查询的主机。如图 6.21 所示。

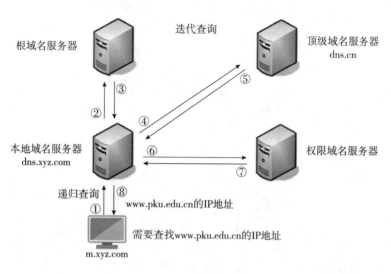

图 6.21　迭代查询示意图

6.4.3　常见的因特网服务

1. 网页服务（WWW）

WWW 是 Word Wide Web 的缩写，意思是环球信息网，中文名称为"万维网"。通过万维网，人们可以很迅速方便地取得丰富的信息资料。万维网的信息资源分布在全球数亿个网站（web site）上，网站的服务内容由 ICP（internet content provider，因特网信息提供商）进行发布和管理，用户通过浏览器软件（如 IE），就可浏览网站上的信息。网站主要采用网页（web page）的形式进行信息描述和组织，网站是多个网页的集合。一个典型的网页如图 6.22 所示。

（1）超文本

网页是网站的基本信息单位，是一种超文本（hypertext）文件。超文本有两大特点：一是超文本的内容可以包括文字、图片、音频、视频、超链接等；二是超文本采用超链接的方法，将不同位置（如不同网站）的内容组织在一起，构成一个庞大的网状文本系统。超文本普遍以电子文档的方式表示，网页都采用超文本形式。

（2）超链接

超链接是指向其他网页的一个"指针"。超链接允许用户从当前阅读位置直接切换到网页超链接所指向的位置。超链接属于网页的一部分，它是一种允许与其他网页或站点之间进行链接的元素。各个网页链接在一起后，才能构成一个网站。超链接是指从一个网页指向一个目标的链接关系，这个目标可以是另一个网页，也可以是相同网页上的不同位置，还可以是一个图片、一个电子邮件地址、一个文件，甚至是一个应用程序。当浏览者

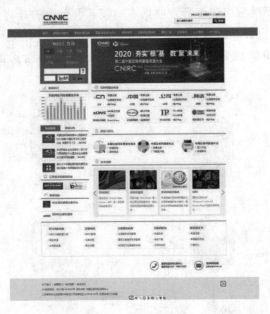

图 6.22 超文本网页

单击已经链接成功的文字或图片后,链接目标将显示在浏览器上,并且根据目标的类型来打开或运行。超链接访问过程如图 6.23 所示。

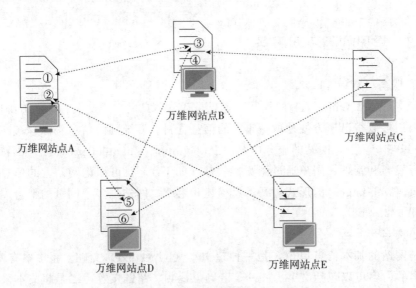

图 6.23 网页的超链接访问过程

(3) 网页的描述和传输

网页文件采用 HTML 进行描述;网页采用 HTTP (hypertext transfer protocol,超文本传输协议) 在因特网中传输。

HTML 是一种制作网页的标准化语言,是构成网页的最基本元素,它消除了不同计算机之间信息交流的障碍。目前,人们很少直接使用 HTML 去制作网页,而是通过一些可视化工具软件,比如 Adobe 公司的 Dreamweaver 和 Microsoft 公司的 SharePoint

Designer 等，完成网页设计与制作工作。

一个网页对应一个 HTML 文件，HTML 文件以"htm"或"html"为扩展名。可以使用任何文本编辑器（如记事本）来编辑 HTML 文件。HTML 文件本身是一种文本文件，通过在文本文件中添加标记符，告诉浏览器如何显示其中的内容，如文字如何处理、画面如何安排、图片如何显示等。浏览器按顺序阅读网页文件，然后根据标记符解释和显示其标记的内容。

【例 6.2】 利用 HTML 建立一个简单的测试网页。

打开 Windows 自带的"记事本"程序，编辑如图 6.24 所示的代码，注意"<！---->"内的注释内容不需要输入。编辑完成后，选择"文件"→"另存为"命令，文件名为"test.html"，保存类型为"所有文件"，单击"保存"按钮，一个简单的网页就编辑好了。

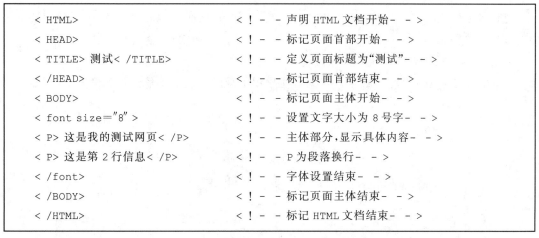

图 6.24　HTML 文件基本结构实例

双击"test.html"文件，就可以在 IE 浏览器中显示"这是我的测试网页"信息了。

HTTP 是用于从万维网服务器传输超文本到本地浏览器的传送协议。HTTP（超文本传输协议）是一个基于请求与响应模式的、无状态的、应用层的协议，只有遵循统一的 HTTP 请求格式，服务器才能正确解析不同客户端发出的请求。同样地，服务器遵循统一的响应格式，客户端才得以正确解析不同网站发过来的响应。如图 6.25 所示。

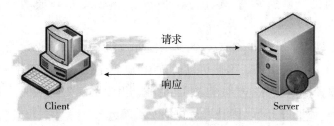

图 6.25　HTTP 传输协议示意图

（4）全球统一资源定位

全球有数亿个网站，一个网站有成千上万个网页，为了使这些网页调用不发生错误，就必须对每一个信息资源（如网页、下载文件等）都规定一个全球唯一的网络地址，该网络地址称为"全球统一资源定位"（uniform resource locator，URL）。URL 的完整格式为

protocol：//hostname［：port］ /path/ [；parameters]［？query］［♯fragment］
（［］内为可选项）

协议类型：//主机名［：端口号］/路径/［；参数］　　　［？查询］［♯信息片段］

HTTP 的默认端口号是 80，通常可以省略。若再省略路径，则 URL 就指到该网站的首页。

【例 6.3】　http：//www.nhc.gov.cn/　　//访问国家卫健委网站的首页//

【例 6.4】　http：//www.nhc.gov.cn/wjw/xwfbh/xwzb.shtml
//访问国家卫健委的网站上的某一个网页//

【例 6.5】　https：//www.glmc.edu.cn/allSearch.jsp？wbtreeid＝1001
//网址中带有"？""&"等符号的为动态网页//

【例 6.6】　http：//183.232.231.172/　　//访问 IP 地址为 183.232.231.172 的网站//

【例 6.7】　ftp：//10.28.43.8/　　　　//访问一个内部局域网的 FTP 站点//

（5）用户访问 Web 网站的工作过程

从用户在浏览器中输入域名，到浏览器显示出页面，这个工作过程如图 6.26 所示。

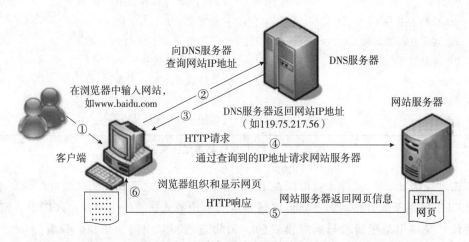

图 6.26　用户与网站之间的访问过程

①用户使用的浏览器通常有 Microsoft Edge、Chrome 等，或者是客户端程序（如 QQ）。

②连接到因特网中的计算机都有一个 IP 地址，如 210.43.10.26。由于连接到因特网中的计算机 IP 地址都是唯一的，因此可以通过 IP 地址寻找和定位一台计算机。

网站所在的服务器通常有一个固定的 IP 地址，而浏览者每次上网的 IP 地址通常都不一样，浏览者的 IP 地址由 ISP（因特网提供商）动态分配。

域名服务器是一组（或多组）公共的免费地址查询解析服务器，它存储了因特网上各种网站的域名与 IP 地址的对应列表。

③浏览器得到域名服务器指向的 IP 地址后，会把用户输入的域名转化为 HTTP 服务请求。例如，用户输入"www.baidu.com"时，浏览器会自动转化为 http：//www.

baidu.com/，浏览器通过这种方式向网站服务器发出请求。

由于用户输入的是域名，因此网站服务器接收到请求后，会查找域名下的默认网页（通常为 index.html、default.html、default.php 等）。

④网站返回的请求通常是一些文件，包括文字信息、图片、Flash 等，每个网页文件都有一个唯一的网址，如 http：//www.csust.com/abc.html。

⑤客户端浏览器将这些信息组织成用户可以查看的网页形式。

2. 邮件服务

电子邮件（E-mail）是一种利用计算机网络交换电子信件的通信手段，它是因特网上最受欢迎的服务之一。电子邮件服务可以将用户邮件发送到收信人的邮箱中，收信人可随时进行读取。电子邮件不仅能传送文字信息，还可以传送图像、声音等多媒体信息。

电子邮件系统采用客户端/服务器工作模式，邮件服务器包括接收邮件服务器和发送邮件服务器。发送邮件服务器一般采用 SMTP（simple mail transfer protocol，简单邮件传输协议）。当用户发出一份电子邮件时，发送邮件服务器按照电子邮件地址，将邮件送到收信人的接收邮件服务器中。接收邮件服务器为每个用户的电子邮箱开辟了一个专用的硬盘空间，用于存放对方发来的邮件。当收信人将自己的计算机连接到接收邮件服务器（一般为登录邮件服务器的网页），并发出接收操作后（用户登录后，邮件服务器会自动发送邮件目录），收信人通过 POP3（post office protocol 3，邮局协议第 3 版）或 IMAP（internet mail access protocol，交互式邮件存取协议）读取电子信箱内的邮件。当用户采用网页方式进行电子邮件收发时，用户必须登录到邮箱后才能收发邮件；如果用户采用邮件收发程序（如 Microsoft 公司的 Outlook Express），则邮件收发程序会自动登录邮箱，将邮件下载到本地计算机中。图 6.27 显示了电子邮件的收发过程。

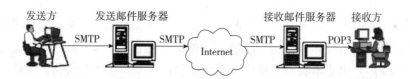

图 6.27　电子邮件的收发过程

3. 即时通信服务

即时通信服务也称为"聊天服务"，它可以在因特网上进行即时的文字信息、语音信息、视频信息、电子白板等交流方式，还可以传输各种文件。在个人用户和企业用户网络服务中，即时通信起到了越来越重要的作用。即时通信软件分为服务器软件和客户端软件，用户只需要安装客户端软件。即时通信软件非常多，常用的客户端软件主要有腾讯公司的 QQ 和 Microsoft 公司的 MSN。QQ 主要用于在国内进行即时通信，而 MSN 主要用于国际因特网的即时通信。

4. 搜索引擎服务

搜索引擎是某些网站免费提供的用于网上查找信息的程序，是一种专门用于定位和访问网页信息，获取用户希望得到的资源的导航工具。搜索引擎通过关键词查询或分类查询的方式获取特定的信息。搜索引擎并不即时搜索整个因特网，它搜索的内容是预先整理好的网页索引数据库。为了保证用户搜索到最新的网页内容，搜索引擎的大型数据库会随时进行内容更新，得到相关网页的超链接。用户通过搜索引擎的查询结果，知道了信息所处的站点，再通过单击超链接，就可以转接到用户需要的网页上。

当用户在搜索引擎中输入某个关键词（如计算机）并单击搜索按钮后，搜索引擎数据库中所有包含这个关键词的网页都将作为搜索结果列表显示出来，用户可以自己判断需要打开哪些超链接的网页。常用的搜索引擎有百度、谷歌、必应等。

6.5 网络安全与防范

随着计算机网络的发展，网络中的安全问题也日趋严重。网络与信息系统的安全一直是计算机专家努力追求的目标，目前的计算机在理论上还无法消除病毒的破坏和黑客的攻击，最好的方法是尽量减少这些破坏和攻击对系统造成的影响。

6.5.1 网络安全的层次体系

计算机信息
安全与道德

从层次体系上，可以将网络安全分成物理安全、逻辑安全和联网安全。

1. 物理安全

物理安全主要包括5个方面：防盗、防火、防静电、防雷击和防电磁泄漏。

防盗：计算机网络设备如同其他物体一样，也是偷窃者的目标，计算机失窃所造成的损失可能远远超过计算机本身的价值，因此必须采取严格的防范措施，以确保设备的安全。

防火：机房发生火灾一般是由于电路原因、人为因素或外部火灾蔓延引起的。

防静电：静电是由物体间的相互摩擦、接触而产生的，计算机显示器也会产生很强的静电。静电产生后，由于未能释放而保留在物体内，从而产生静电火花，造成火灾。

防雷击：对计算机造成损坏的雷击绝大多数属感应雷击，主要是通过计算机房的信号线侵入的。为此，计算机房及计算机系统除采取完善的屏蔽与接地等措施外，还应在电缆终端设备的输入端装设各种保护设备和保护器件，靠相互配合达到安全防雷的目的。

防电磁泄漏：电子计算机和其他电子设备一样，工作时会产生电磁发射。电磁发射包括辐射发射和传导发射。这两种电磁发射可被高灵敏度的接收设备接收并进行分析、还原，造成计算机的信息泄漏。屏蔽是防电磁泄漏的有效措施，主要有电屏蔽、磁屏蔽和电磁屏蔽。

2. 逻辑安全

网络的逻辑安全包括信息的完整性、保密性和可用性。

保密性：信息不泄漏给非授权用户、实体或过程，或供其利用的特性。

完整性：数据未经授权不能进行改变的特性，即信息在存储或传输过程中保持不被修改、不被破坏和丢失的特性。

可用性：可被授权实体访问并按需求使用的特性，即当需要时能存取所需的信息。在网络环境下拒绝服务，破坏网络和有关系统的正常运行等都属于对可用性的攻击。

3. 联网安全

联网的安全性通过以下两个方面的安全服务来达到。

访问控制服务：用来保护计算机和联网资源不被非授权使用。

通信安全服务：用来认证数据机要性与完整性，以及各通信的可信赖性。

6.5.2 黑客攻击的形式

计算机网络面临的攻击有 5 类：被动攻击、主动攻击、物理临近攻击、内部人员攻击和分发攻击。

1. 被动攻击

被动攻击是指攻击者从网络上窃听他人的通信内容。通常把这类攻击称为"截获"，包括分析通信流，监视没有保护的通信，破解弱加密通信，获取口令等。被动攻击会造成在没有得到用户同意或告知的情况下，将用户信息或文件泄漏给攻击者，如泄漏个人信用卡号码等。在被动攻击中，攻击者也可能只是观察和分析截获的数据包，但不干扰信息流，即使他们不理解这些数据，但也可通过观察数据包的控制信息部分，了解正在通信的协议实体的地址和身份，研究数据包的长度和传输的频度，从而了解所交换的数据的某种性质。这种被动攻击又称为"流量分析"。在战争时期，通过分析某处出现大量异常的通信量，往往可以发现敌方指挥所的位置。

2. 主动攻击

主动攻击是具有破坏性的一种攻击行为，指篡改信息来源的真实性、信息传输的完整性和系统服务的可用性，如图 6.28 所示，包括试图阻断或攻破安全保护机制、引入恶意代码、偷窃或篡改信息等。主动攻击会造成数据资料的泄漏、篡改和传播，或导致拒绝服务。

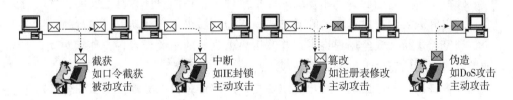

图 6.28 黑客对网络安全的攻击

主动攻击有如下几种最常见的方式。

（1）篡改

攻击者故意篡改网络上传送的报文。这里也包括彻底中断传送的报文，甚至是把完全伪造的报文传送给接收方。

（2）拒绝服务（DoS）

指攻击者向互联网上的某个服务器不停地发送大量分组，使系统过于忙碌而不能执行有用的业务并且占尽关键系统资源，甚至使其完全瘫痪。例如，2009 年 7 月 7 日，韩国总统府、国会、国情院和国防部等国家机关，以及金融界、媒体和防火墙企业网站遭到黑客的攻击。9 日，韩国国家情报院和国民银行网站无法被访问。韩国国会、国防部、外交通商部等机构的网站一度无法打开。这是因为黑客集团选定各领域的领军网站后进行 DDoS 攻击。DDoS 是 Distribution Denial of service 的简写，指分布式拒绝服务攻击。

（3）恶意程序

恶意程序种类繁多，如计算机病毒、恶意软件等。

- 计算机病毒

我国颁布实施的《中华人民共和国计算机信息系统安全保护条例》第二十八条中明确指出："计算机病毒，是指编制或者在计算机程序中插入的破坏计算机功能或者破坏数据，影响计算机使用，并能自我复制的一组计算机指令或者程序代码。"

计算机病毒（以下简称为"病毒"）具有传染性、隐蔽性、破坏性、未经授权性等特点，其中最大的特点是具有传染性。病毒可以侵入计算机的软件系统，而每个受感染的程序又可能成为一个新的病毒，继续将病毒传染给其他程序，因此，传染性成为判定一个程序是否为病毒的首要条件。

所有杀毒软件要解决的第一个任务是如何发现一个文件是否被病毒感染，因此，杀毒软件必须对常用的文件类型进行扫描，检查是否含有特定的病毒代码字符串。这种病毒扫描软件由两部分组成：一部分是病毒代码库，含有经过特别筛选的各种计算机病毒的特定字符串；另一部分是扫描程序，扫描程序能识别的病毒数目完全取决于病毒代码库内所含病毒种类的多少。这种技术的缺点是，随着硬盘中文件数量的剧增，扫描的工作量巨大，而且容易造成硬盘的损坏。

- 恶意软件

中国互联网协会 2006 年公布的恶意软件定义为：恶意软件是指在未明确提示用户或未经用户许可的情况下，在用户计算机或其他终端上安装运行，侵害用户合法权益的软件，但不包含我国法律法规规定的计算机病毒。

具有下列特征之一的软件可以被认为是恶意软件。

◇ 强制安装：未明确提示用户或未经用户许可，在用户计算机上安装软件的行为。

◇ 难以卸载：未提供程序的卸载方式，或卸载后仍然有活动程序的行为。

◇ 浏览器劫持：未经用户许可，修改用户浏览器的相关设置，迫使用户访问特定网站，或导致用户无法正常上网的行为。

◇ 广告弹出：未经用户许可，利用安装在用户计算机上的软件弹出广告的行为。

◇ 垃圾邮件：未经用户同意，用于某些产品广告的电子邮件。

◇ 恶意收集用户信息：未提示用户或未经用户许可，收集用户信息的行为。

除此之外，还包括其他侵害用户软件安装、使用和卸载知情权、选择权的恶意行为。

3. 物理临近攻击

物理临近攻击指未被授权的个人，在物理意义上接近网络系统或设备，试图改变和收集信息，或拒绝他人对信息的访问，如未授权使用计算机、复制 U 盘数据、电磁信号截获后的屏幕还原等。

4. 内部人员攻击

内部人员攻击可分为恶意攻击或无恶意攻击。前者是指内部人员对信息的恶意破坏或不当使用，或使他人的访问遭到拒绝；后者是指由于粗心、无知及其他非恶意的原因造成的破坏。

5. 分发攻击

分发攻击指在工厂生产或分销过程中，对硬件和软件进行恶意修改。这种攻击可能是在产品中引入恶意代码，如手机中的后门程序等。

6.5.3 网络安全的防范

1. 造成网络不安全的主要因素

目前，造成网络不安全的主要因素是：操作系统、网络协议、数据库管理系统等软件自身设计的缺陷，或者人为因素产生的各种安全漏洞。

目前，对于操作系统，在结构设计和代码设计时，偏重于考虑系统使用时的易用性，导致了系统在远程访问、权限控制和口令管理等许多方面存在安全漏洞。网络互联一般采用TCP/IP协议，它是一个工业标准的协议簇，但该协议簇在制定之初，对安全问题考虑不多，协议中有很多的安全漏洞。同样，数据库管理系统也存在数据的安全性、权限管理及远程访问等方面问题，在数据库管理系统或应用程序中，可以预先设置情报收集、受控激发、定时发作等破坏程序。

2. 黑客攻击网络的一般过程

（1）信息的收集

信息的收集并不对目标产生危害，只是为进一步入侵提供有用信息。黑客会利用公开的协议或工具软件，收集网络中某个主机系统的相关信息。

（2）系统安全弱点的探测

在收集到一些准备要攻击目标的信息后，黑客就会利用工具软件，对整个网络或子网进行扫描，寻找主机的安全漏洞。

（3）建立模拟环境，进行模拟攻击

根据前面所得到的信息，黑客建立一个类似攻击对象的模拟环境，然后对此模拟环境进行一系列的模拟攻击。在模拟攻击过程中，黑客将检查被攻击方的日志，观察检测工具对攻击的反应，了解攻击过程中留下的"痕迹"，以及被攻击方的状态等，以此来制定一个较为周密的攻击策略。

（4）具体实施网络攻击

在进行模拟攻击的实践后，黑客将等待时机，以备实施真正的网络攻击。

3. DDoS 攻击与防范

DoS（denial of service，拒绝服务）攻击由来已久，自从有因特网后就有了DoS攻击方法。美国最新安全损失调查报告指出，分布式拒绝服务（DDoS）攻击造成的经济损失已跃居第一。

（1）DDoS攻击过程

在典型的因特网连接中，用户访问一个网站时，客户端会先向网站服务器发送一条信息要求建立连接，只有当服务器确认该请求合法，并将访问许可返回给用户时，用户才可对该服务器进行访问。DoS攻击的方法是：攻击者会向服务器发送大量连接请求，使服务器呈现满负载状态，并且对所有请求的返回地址进行伪造。这样，在服务器企图将认证结果返回给用户时，它将无法找到这些用户。这时服务器只好等待，有时可能会等上 1 min

才关闭此连接。可怕的是，在服务器关闭连接后，攻击者又会发送新的一批虚假请求，重复上一次过程，直到服务器因过载而拒绝提供服务。这些攻击事件并没有入侵网站，也没有篡改或破坏资料，只是利用程序在瞬间产生大量的数据包，让对方的网络及主机瘫痪，使正常服务者无法获得网站及时的服务。

有时，攻击者动员了大量"无辜"的计算机向目标网站共同发起攻击，这是一种DDoS（distributed denial of service，分布式拒绝服务）攻击手段。DDoS将DoS向前发展了一步，DDoS的行为更为自动化，它让DoS洪流冲击网络，最终使网络因过载而崩溃。

（2）DDoS攻击的预防

如果用户正在遭受DDoS攻击，他所能做的抵御工作非常有限。因为在用户没有准备好的情况下，大流量的数据包冲向用户主机，很可能在用户还没回过神之际，网络已经瘫痪。要预防这种灾难性的后果，需要进行以下预防工作。

①通常黑客会通过很多假IP地址发起攻击，可以使用专业软件检查访问者的来源，检查访问者IP地址的真假，如果是假IP，将它予以屏蔽。

②使用专业软件关闭不必要的服务和端口。例如，黑客从某些端口发动攻击时，用户可把这些端口关闭，以阻击入侵。

③利用网络保护设备保护网络资源。网络保护设备有路由器、防火墙、负载均衡设备等，它们可将网络有效地保护起来。如果被攻击时路由器最先死机，而其他机器没有死机，则死机的路由器重启后会恢复正常，而且启动很快，没有什么损失。如果服务器死机，其中的数据就会丢失，而且重启服务器是一个漫长的过程，网站会受到无法估量的重创。

4. 提高网络安全的主要技术

（1）数据加密

数据加密的目的是保护信息系统的数据、文件、口令和控制信息等，同时也可以提高网上传输数据的可靠性。这样，即使黑客截获了网上传输的信息包，一般也无法得到正确的信息。

（2）身份认证

通过密码、特征信息、身份认证等技术，确认用户身份的真实性，只对确认了的用户给予相应的访问权限。

（3）访问控制

系统设置入网访问权限、网络共享资源的访问权限、目录安全等级控制、网络端口和节点的安全控制、防火墙的安全控制等访问控制，通过各种访问控制机制的相互配合，才能最大限度地保护系统免受黑客的攻击。

（4）审计

把系统中和安全有关的事件记录下来，保存在相应的日志文件中。例如，记录网络用户的注册信息（如注册来源、注册失败的次数等），记录用户访问的网络资源等各种相关信息。当遭到黑客攻击时，这些数据可以用来帮助调查黑客的来源，并作为证据来追踪黑客，也可以通过对这些数据的分析来了解黑客攻击的手段以找出应对的策略。

（5）入侵检测

入侵检测技术是近年出现的新型网络安全技术，目的是提供实时的入侵检测并采取相应的防护手段，如记录入侵证据，用于跟踪和恢复、断开网络连接等。

（6）其他安全防护措施

不运行来历不明的软件，不随便打开陌生人发来的电子邮件中的附件；经常运行专门的反黑客软件，在系统中安装具有实时检测、拦截和查找黑客攻击程序功能的工具软件；经常检查用户的系统注册表和系统启动文件中的自启动程序项是否有异常；做好系统的数据备份工作，及时安装系统的补丁程序；等等。

6.5.4 信息加密

信息安全主要包括系统安全和数据安全两个方面。系统安全一般采用防火墙、防病毒及其他安全防范技术等措施。数据安全则主要采用现代密码技术对数据进行安全保护，如数据加密、数字签名、身份认证等技术。

加密技术的基本思想就是伪装信息，使非法获取者无法理解信息的真正含义。消息称为"明文"，用某种方法伪装消息以隐藏它的内容的过程称为"加密"，加了密的消息称为"密文"，而把密文转变为明文的过程称为"解密"。图 6.29 表明了加密和解密的过程。

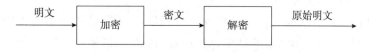

图 6.29 加密和解密的过程

为了有效控制加密、解密算法的实现，在这些算法的实现过程中，需要某些只被通信双方所掌握的关键信息，这些信息称为"密钥"。

密钥是一种参数，它是在明文转换为密文或将密文转换为明文的算法中输入的数据。在用户看来，密码学中的密钥，十分类似于银行自动取款机的口令，只要输入正确的口令，系统将允许用户进一步使用，否则就被拒之门外。使用密钥的加密和解密过程如图 6.30 所示。

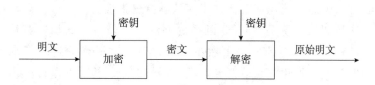

图 6.30 使用密钥的加密和解密过程

口令的长度通常用数字或字母的数量来衡量，密码学中的密钥长度往往以二进制数的位数来衡量。正如不同系统使用不同长度的口令一样，不同加密系统也使用不同长度的密钥。一般来说，在条件相同的情况下，密钥越长，破译越困难，加密系统就越可靠。

从窃取者角度来看，主要有 3 种破译密码、获取明文的方法：密钥的穷尽搜索、密码分析和其他密码破译方法。

1. 密钥的穷尽搜索

破译密文最简单的方法，就是尝试所有可能的密钥组合。虽然大多数的尝试都是失败的，但最终总会有一个密钥让破译者得到原文，这个过程称为"密钥的穷尽搜索"。

密钥的穷尽搜索虽然可以用计算机执行,但效率很低,甚至有时达到不可行的程度。例如,PGP 加密算法使用 128 位的密钥时,密钥存在 3.4×10^{38}(2^{128})种可能性,即使破译的计算机能每秒尝试一亿把密钥,每天 24 小时不停计算,可能仍需要 10^{14} 年才能完成密钥破解。

如果加密系统对密钥生成的概率分布不均匀(如有些密钥的组合根本不会出现,而另一些组合则经常出现),那么密钥的有效长度会减小很多,破译者就可能大大加快搜索的进度。例如,用户采用 8 位数字作口令时,可能的密码组合有 10^8 种;如果用户采用 8 位数字的生日作口令,则年的数字可以控制为 1900～2020,月的数字为 1～12,日的数字为 1～31,这样就大大减少了计算的工作量。

2. 密码分析

如果密钥长度是决定加密可靠性的唯一因素,也就不需要密码学专家来钻研这门学问,只要用尽可能长的密钥就足够了,可惜实际情况并非如此。在不知道密钥的情况下,利用数学方法破译密文或找到密钥的方法称为"密码分析"。密码分析有两个基本目标:一是利用密文发现明文;二是利用密文发现密钥。常见的密码分析方法如下。

一是已知明文的破译方法。在这种方法中,密码分析员掌握了一段明文和对应的密文,目的是发现加密的密钥。

二是选定明文的破译方法。在这种方法中,密码分析员设法让加密者加密一段密码分析员选定的明文,并获得加密后的结果,目的是确定加密的密钥。

3. 其他密码破译方法

除了对密钥的穷尽搜索和进行密码分析外,在实际工作中,破坏者更可能针对人机系统的弱点进行攻击,而不是攻击加密算法本身,以达到其目的。例如,可以欺骗用户,套出密钥;在用户输入密钥时,应用各种技术手段"窥视"或"偷窃"密钥;利用加密系统实现中的缺陷或漏洞,对用户使用的加密系统偷梁换柱;从用户工作和生活环境的其他方面获得未加密的保密信息(如"垃圾分析");让通信的另一方透露密钥或信息;胁迫用户交出密钥;等等。虽然这些方法不是密码学研究的内容,但对于每一个使用加密技术的用户来说,是不可忽视的问题,甚至比加密算法本身更为重要。

判断加密方法是"强"还是"弱",唯一的办法就是公布它的加密算法,等待其他人找出它的弱点。这种同行鉴定的办法虽然不完美,但远比把算法封闭起来不让人推敲的好。加密算法的安全性必须建立在公开和广泛的同行鉴定、检查的基础上。

6.5.5 两类密码体制

1. 对称密钥加密体制

对称密钥加密(简称为"对称加密")是信息的发送方和接收方使用同一个密钥去加密和解密数据,而且通信双方都要获得这把密钥,并保持密钥的秘密。它的优点在于加密、解密的高速度和使用长密钥时的难以破解性。常见的对称加密算法有 DES(data encryption standard,数据加密标准)、3DES(triple DES,三重数据加密标准)、IDEA(international data encryption algorithm,国际数据加密算法)等。

对称加密存在密钥过多和密钥分发问题。

采用对称加密时,两个用户使用对称加密方法交换数据,最少需要两个密钥。如果企业有 n 个用户,则整个企业共需要 $n\times(n-1)$ 个密钥,如 10 个用户需要 90 个密钥。这么多密钥的管理是一件非常困难的事情。如果整个企业共用一个加密密钥,则整个企业文档的保密性便无从谈起。

如果发送方要与另一方使用对称加密方法进行通信,他首先必须告诉对方通信所使用的密钥,这称为"密钥分发",这个过程实现起来十分困难。发送方必须安全地把密钥护送到接收方,不能泄漏其内容。如果密钥能够被安全地送到接收方,那为何不把通信内容用同一方法安全地发送出去呢?对于普通用户,对称加密只适用于仅有自己知道密钥的文件加密,几乎不可能用于日常与他人之间的秘密通信。

2. 公钥密码体制

公钥密码体制也称为"非对称密码体制",公钥加密是加密和解密使用不同密钥的加密算法。非对称加密技术采用一对匹配的密钥进行加密和解密,它们具有这种性质:每把密钥执行一种对数据的单向处理,每把密钥的功能恰恰与另一把相反,一把密钥用于加密时,则另一把就用于解密。用公钥(公共密钥)加密的文件只能用私钥(私人密钥)解密,而私钥加密的文件只能用公钥解密。公钥是公开的,而私钥必须保密存放。为发送一份保密报文,发送方必须使用接收方的公钥对数据进行加密(类似于"锁"),一旦加密,只有接收方用私钥才能加以解密(类似于"钥匙")。与之相反,用户也能用私钥对数据加以处理。换句话说,密钥对可以任选方向。

非对称加密的工作过程是:假设 A、B 两个用户进行通信,公钥为 c,私钥为 d,明文为 x,则 A 用公钥对明文进行加密形成密文 c(x),然后传输密文,B 收到密文,用私钥对密文进行解密 d(c(x)),得到通信的明文 x,如图 6.31 所示。

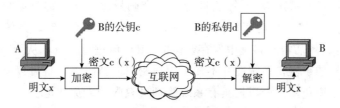

图 6.31 公钥密码体制

非对称加密机动灵活,如果企业中有 n 个用户,企业需要生成 n 对密钥,并分发 n 个公钥。由于公钥可以公开,用户只要保管好自己的私钥即可,因此密钥的分发变得十分简单。同时,每个用户的私钥是唯一的,其他用户除了可以通过信息发送方的公钥来验证信息的来源是否真实外,还可以确保发送方无法否认曾发送过该信息。

非对称加密的缺点是加密、解密速度要远远慢于对称加密,在某些极端情况下,甚至比对称加密要慢 1000 倍。所以在实际的应用中,通常将两者结合在一起使用。例如,对称加密系统用于大量数据信息的加密,而非对称加密系统则用于加密密钥。

常见的非对称加密算法有 RSA、SSL(传输层安全标准)、ECC(移动设备安全标准)、S-MIME(电子邮件安全标准)、SET(电子交易安全标准)、DSA(数字签名安全标准)等,这些加密算法和协议都是一些"事实标准"。

6.5.6 数字签名

1. 数字签名的功能

书信或文件是根据亲笔签名或印章来证明其真实性的。但在计算机网络中传送的报文又如何盖章呢？这就要使用数字签名。数字签名必须保证能够实现以下三点功能。

①接收者能够核实发送者对报文的签名。也就是说，接收者能够确信该报文的确是发送者发送的，其他人无法伪造对报文的签名。

②接收者确信所收到的数据和发送者发送的完全一样而没有被篡改过。

③发送者事后不能抵赖对报文的签名。

现在已有多种实现数字签名的方法。但采用公钥算法要比采用对称密钥算法更容易实现。公钥算法的数字签名就是信息发送方用自己的私钥加密数据传给接收方，接收方用发送方的公钥解密数据。

2. 数字签名的原理

要明白数字签名的原理，要先了解什么是 Hash 加密。

Hash（哈希）算法是一种单向加密算法，可以通过 Hash 算法对目标信息生成一段特定长度的唯一 Hash 值，却不能通过这个 Hash 值重新获得目标信息。常见的 Hash 算法有 MD5（Message Digest 5，消息摘要第 5 版）等。MD5 将任意长度的字符串映射为一个 128 bit 的大整数，但是通过该 128 bit 的值反推原始字符串非常困难。也就是说，即使看到源程序和算法描述，也无法将一个 MD5 值变换回原始的字符串。从数学原理上说，原始字符串有无穷多个。MD5 常用于密码校验、数字签名等应用中。

例如，网络中经常采用 MD5 算法进行用户密码校验。在大部分系统中，用户密码经过 MD5（或其他算法）运算后存储在文件系统中。当用户登录时，系统将用户输入的密码进行 MD5 运算，然后再与系统中保存密码的 MD5 值进行比较，从而确定输入的密码是否正确。通过这样的步骤，系统在并不知道用户密码的情况下，就可以确定用户登录系统的合法性。这可以避免用户密码被具有系统管理员权限的人员知道。

现在再来看数字签名的原理：发送方首先用 Hash 函数将需要传送的消息转换成报文摘要，发送方采用自己的私钥对报文摘要进行加密，形成数字签名；发送方把加密后的数字签名附加在要发送的报文后面，传送给接收方；接收方使用发送方的公钥对数字签名进行解密，得到发送方形成的报文摘要；接收方用 Hash 函数将接收到的报文转换成报文摘要，与发送方形成的报文摘要相比较，若相同，说明文件在传输过程中没有被破坏。

数字签名与传统签名的区别在于：需要将签名与消息绑定在一起，通常要考虑防止签名的复制、重用。数字签名对安全、防伪、速度的要求比加密更高。

3. 认证技术

使用数字签名可以防止伪造和篡改，也无法防止否认。但是还需要一个大前提，那就是验证签名的公钥必须是真正属于发送者。设想用户 A 要欺骗用户 B，A 可以向 B 发送一份伪造是 C 发送的报文，A 用自己的私钥进行数字签名，并附上 A 自己的公钥，谎称这公钥是 C 的。B 如何知道这公钥不是 C 的呢？显然，这里就需要一个可信任的机构来颁发可信任的公钥，这样的机构就叫作认证中心（CA），它一般由政府出资建立。

认证中心也称为"密钥管理中心"。认证中心的主要工作如下。

①认证中心为每个申请公钥的用户发放一个证书，证明该用户拥有证书中列出的公钥。

②认证中心检查证书持有者身份的合法性，并签发证书（在证书上签字），以防证书被伪造或篡改，以及对证书和密钥进行管理。

③认证中心发放的数字证书是一种安全分发的公钥，也是各实体（个人、商户、企业、银行等）在网上进行信息交流及电子商务活动中的身份证明。数字证书的用途包括发送安全电子邮件、网上招标和投标、网上签约、网上订购、网上安全公文传送、网上缴费、网上缴税、网上炒股、网上购物和网上报关等。

认证中心发给实体的证书，里面有公钥及其拥有者的标识信息（人名或 IP 地址）。此证书被认证中心进行了数字签名。任何用户都可从可信的地方（如代表政府的报纸）获得认证中心的公钥，此公钥用来验证某个公钥是否为某个实体所拥有（通过向认证中心查询）。有的大公司（如 Netscape）也提供认证中心服务。

习题

1. 计算机网络的基本功能是什么？
2. 计算机网络的类型有哪些？
3. Internet 是什么？
4. 计算机网络有哪些组成部分？
5. 常见的传输介质有哪些？
6. 什么是 IP 地址？
7. 什么是域名？
8. 因特网能提供哪些服务？
9. TCP/IP 协议定义了哪些层次？
10. 在客户端/服务器模型中，怎样区分客户端和服务器？
11. 计算机网络面临的攻击的形式有哪些？

第7章 数据库技术基础

数据库是数据管理的重要技术,是信息系统的核心和基础。今天,信息资源已成为企业和社会关注的重要战略资源,数据库技术被广泛应用于包括金融、零售、医疗、教育、餐饮、电信、能源、政务等在内的各行各业的信息系统中,用于存储和处理信息资源。例如,网上订购图书、车票,网上银行转账,电子病历等,数据库无处不在。因此,数据库技术不仅是计算机类专业的重要知识,也是非计算机类专业的热门选修知识。

本章介绍数据库系统的基本概念、数据模型、Access 数据库的操作等内容,读者从中可以学习和掌握现代数据库技术的基础。

7.1 数据库系统概述

7.1.1 数据库的基本概念

数据、数据库、数据库管理系统和数据库系统是与数据库技术密切相关的 4 个核心概念。

1. 数据(Data)

数据是数据库中存储的基本对象,是描述事物的符号记录。描述事物的符号可以是数字,也可以是文字、图形、图像、音频、视频等,数据有多种表现形式,它们都可以经过数字化后存入计算机。

在日常生活中,人们往往用自然语言来描述事物。例如,可以这样描述某医院某患者的基本情况:郭靖患者,男,1980 年 1 月生,就诊卡号为 0000001111。在计算机中可以用一条记录进行描述:

(郭靖,男,198001,0000001111)

这条患者记录就是描述患者的数据,这样的数据是结构化的。记录是计算机中表示和存储数据的一种常见方式。

2. 数据库(Database,DB)

数据库可以通俗地理解为存放数据的仓库,只不过这个仓库是在计算机的大容量存储器上,并按一定的格式存放。

当收集到一个应用所需的大量数据后,需要将其保存起来,以供进一步的处理和使用。过去我们把数据放在文件柜里,现在则可以借助计算机和数据库技术科学地存储和管理大量复杂数据,以便能高效而充分地利用这些宝贵的信息资源。

严格地讲,数据库是长期存储在计算机内、有组织的、可共享的数据集合。数据库中的数据按一定的数据模型组织、描述和存储,具有较小的冗余度、较高的数据独立性和易扩展性,并可被多个用户共享。长期存储、有组织和可共享是数据库的三个基本特点。

3. 数据库管理系统(Database Management System,DBMS)

数据库管理系统是一个管理数据库的系统软件,它位于应用程序和操作系统之间,是数据库系统的核心软件。DBMS 以统一的方式管理和维护数据库,它主要包含以下功能:数据定义功能、数据组织、存储和管理功能、数据操纵功能、数据控制功能、数据库的建立与维护功能、数据库事务管理与运行管理功能。

显然,DBMS 为用户提供了访问数据库的接口,应用程序只有通过它才能和数据库打交道,如图 7.1 所示。通过 DBMS 的支持,用户可以抽象地处理数据,而不必关心这些数据在计算机中的存放及计算机处理数据的过程细节,由 DBMS 来完成对数据的组织、存取、管理和维护。

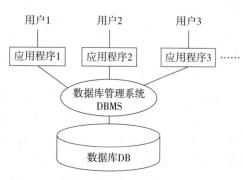

图 7.1 应用程序、DBMS 与 DB 之间的关系

4. 数据库系统(Database System,DBS)

数据库系统是以数据库方式组织、存储、维护大量关联数据并方便多用户访问的计算机系统,它由数据库、计算机硬件、软件和人员 4 部分组成,如图 7.2 所示。

数据库提供数据的存储功能。

硬件包括构成计算机系统的各种物理设备,硬件配置要满足整个数据库系统的需求。

软件包括操作系统、数据库管理系统(及其应用开发工具)、应用程序等。其中,应用程序是系统开发人员利用数据库资源开发的应用于某一实际问题的应用软件。

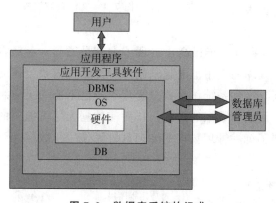

图 7.2 数据库系统的组成

人员指的是参与数据库开发、管理和使用全过程中的所有人员,包括数据库管理员(Database Administrator,DBA)、系统分析员、数据库设计人员、应用程序员、用户等。其中,数据库管理员负责全面管理数据库系统。

7.1.2 数据管理技术的发展

数据库技术是应数据管理任务的需要而产生的。数据管理是指对数据进行分类、组织、编码、存储、检索和维护,它是数据处理的中心问题。而数据处理是指对各种数据进行收集、存储、加工和传播的一系列活动的总和。

在应用需求的推动下,在计算机软硬件发展的基础上,数据管理技术经历了人工管理、文件系统、数据库系统3个阶段。

1. 人工管理阶段

20世纪50年代中期,计算机主要用于科学计算。当时没有磁盘等直接存取设备,只有纸带、卡片、磁带等外存,也没有操作系统和管理数据的专门软件,所有数据完全由人工进行管理。数据处理方式是批处理。该阶段管理数据的特点是:数据不保存;系统没有专用的软件对数据进行管理;数据不共享;数据不具有独立性。在此阶段,数据与应用程序之间的对应关系如图7.3所示。

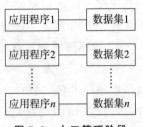

图 7.3 人工管理阶段

2. 文件系统阶段

20世纪50年代后期到60年代中期,随着计算机硬件和软件的发展,磁盘、磁鼓等直接存取设备开始普及,操作系统也提供了专门的文件系统对数据进行管理,文件系统把数据组织成相互独立的被命名的数据文件,并长期存储在计算机外存上,按文件名对其进行访问,并对文件中的记录进行存取。

在此阶段,数据与应用程序之间的对应关系如图7.4所示。文件系统实现了记录内的结构化,但从文件的整体来看却是无结构的。其数据面向特定的应用程序,因此数据共享性、独立性差,且冗余度大,管理和维护的代价也很大。

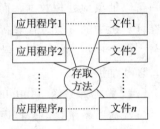

图 7.4 文件系统阶段

3. 数据库系统阶段

20世纪60年代后期以来,计算机性能得到进一步提高,出现了大容量磁盘,存储容量大大增加且价格下降。同时,计算机数据处理的应用范围越来越广,计算机需要处理的数据量急剧增长,数据共享的要求越来越高。文件系统作为数据管理手段已不能满足应用需求,因此为解决实际应用中多用户、多应用共享数据的需求,从而使数据为尽可能多的应用程序服务,数据库技术应运而生,出现了统一管理数据的专门软件系统——数据库管理系统。

数据库系统的特点是数据不再只针对某一个特定的应用,而是面向全组织,具有整体的结构性。它可以供多用户共享,数据冗余度低。具有较高的数据独立性,包括物理独立性和逻辑独立性。物理独立性是指用户的应用程序与存储在磁盘上的数据库中数据是相互独立的。当数据的物理存储改变时,应用程序不用改变。逻辑独立性是指用户的应用程序与数据库的逻辑结构是相互独立的。数据的

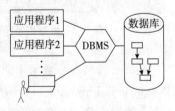

图 7.5 数据库系统阶段

逻辑结构改变时,用户程序也可以不变。数据与应用程序之间的对应关系如图7.5所示。

数据库管理系统在数据库建立、运用和维护时对数据库进行统一控制,以保证数据的完整性和安全性,并在多用户同时使用数据库时进行并发控制,在发生故障后对数据库进行恢复。

7.2 数据模型

模型是对现实世界中某个对象特征的模拟和抽象。例如，人体模型是对人体的一种模拟和抽象，它可以用来准确描述人体形态特征和力学特征。数据模型也是一种模型，它是对现实世界客观事物的数据特征的抽象。

由于计算机不能直接处理现实世界中的具体事物，所以必须事先把具体事物转换成计算机能够处理的数据，即把现实世界中具体的人、物、活动、概念用数据模型这个工具来抽象、表示和处理。数据模型规定了采用何种方式对客观事物及其联系进行抽象，以及这些抽象而来的数据如何在计算机中进行表示和存取。显然数据模型是用来描述数据、组织数据和对数据进行操作的。

现有的数据库系统都是基于某种数据模型的。数据模型是数据库系统的核心和基础，因此了解数据模型的基本概念是学习数据库的基础。

7.2.1 数据抽象过程

数据模型应满足三方面要求：一是能比较真实地模拟现实世界，二是容易为人所理解，三是便于在计算机上实现。目前，一种数据模型要很好地、全面地满足这三方面的要求往往比较困难。因此，在数据库系统中针对不同的使用对象和应用目的，需要采用不同的数据模型。就如同在医学诊断的不同阶段需要不同的医学成像技术一样。

为了把现实世界中的客观事物抽象成 DBMS 能够管理的数据一般要经历两个层次的抽象，即先将现实世界抽象为信息世界，再将信息世界转换到机器世界，如图 7.6 所示，得到两类模型，第一类是概念模型，第二类是逻辑数据模型和物理数据模型。

现实世界是存在于人脑之外的客观世界，是指客观存在的各种事物、事物之间的相互联系以及事务的发生、发展和变化过程等；信息世界是现实世界在人脑中的抽象反映，是指现实世界中的客观事

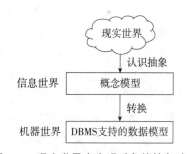

图 7.6 现实世界中客观对象的抽象过程

物及其联系经过认知、选择、命名、分类等综合分析抽象形成的各种概念；机器世界也称计算机世界，是指信息世界中的信息经过一定的组织、转换形成的能被计算机处理的各种数据。

在对现实世界进行数据抽象的过程中，第一层次的抽象采用概念模型来模拟和描述；第二层次的抽象采用逻辑数据模型对数据在计算机中的逻辑组织结构进行描述，采用物理数据模型对数据在存储介质上的存储方式和存取方法进行描述。

7.2.2 概念模型

概念模型用于信息世界的建模,是对现实世界的第一层抽象,也是现实世界到机器世界的一个中间层次,它按用户的观点来对现实世界客观事物及其联系的数据特征进行建模,主要用于数据库设计,是数据库设计人员和用户之间进行交流的工具。概念模型应该具有较强的语义表达能力,能够方便、直接地表达应用中的各种语义知识,还应该简单、清晰、易于用户理解。它不依赖于具体的计算机系统和 DBMS,是概念级的模型。

本小节先介绍信息世界中的一些基本概念,然后讲解用实体-联系模型(E-R 模型)来表示概念模型的方法。

1. 信息世界中的基本概念

(1) 实体(entity)

客观存在并可相互区别的事物称为"实体"。实体可以是具体的人、事、物,也可以是抽象的概念或联系。例如,一个医生、一个科室、一次挂号、医生与科室的关系(某医生在某科室工作)等都是实体。

(2) 属性(attribute)

实体所具有的某一特性称为"属性"。一个实体可以由若干个属性来刻画。例如,医生实体可以由医生编号、姓名、性别、出生日期、所属科室、职称等属性组成,属性组合(000002,薛慕华,男,197802,内科,主任医生)即表征了一个医生。

(3) 码(key)

唯一标识实体的属性集称为"码"。例如,医生编号是医生实体的码。

(4) 实体型(entity type)

用实体名及其属性名集合来抽象和刻画同类实体,称为"实体型"。例如,医生(医生编号,姓名,性别,出生日期,所属科室,职称)就是一个实体型。

(5) 实体集(entity set)

同一类型实体的集合称为"实体集"。例如,全院医生就是一个实体集。

(6) 联系(relationship)

现实世界中,事物内部以及事物之间的联系在信息世界中反映为实体内部的联系和实体之间的联系。实体内部的联系通常是指组成实体的各属性之间的联系,实体之间的联系通常是指不同实体集之间的联系。

实体之间的联系有一对一,一对多和多对多等多种类型。

如果对于实体集 A 中的每一个实体,实体集 B 中至多有一个(也可以没有)实体与之联系,反之亦然,则称实体集 A 与实体集 B 具有一对一联系。例如,医院里一个科室只有一个科室主任,而一个科室主任只在一个科室中任职,则科室与科室主任之间具有一对一联系。

如果对于实体集 A 中的每一个实体,实体集 B 中有 n 个实体($n \geq 0$)与之联系,反之,对于实体集 B 中的每一个实体,实体集 A 中至多只有一个实体与之联系,则称实体集 A 与实体集 B 有一对多联系。例如,一个科室可以有多位医生,而一位医生只能属于一个科室,则医生和科室之间具有一对多的联系。

如果对于实体集 A 中的每一个实体，实体集 B 中有 n 个实体（$n \geqslant 0$）与之联系，反之，对于实体集 B 中的每一个实体，实体集 A 中也有 m 个实体（$m \geqslant 0$）与之联系，则称实体集 A 与实体集 B 具有多对多联系。例如，一个医生可以为多个患者看病，而一个患者可以接受不同科室医生的治疗，则医生和患者之间是多对多的联系。

2. 概念模型的一种表示方法：实体-联系方法

概念模型是对信息世界建模，所以概念模型应该能够方便、准确地表示出上述信息世界中的常用概念。概念模型的表示方法很多，其中最为常用的是陈平山于 1976 年提出的实体-联系模型（Entity-Relationship Model），简称 E-R 模型。该方法用 E-R 图来描述现实世界的概念模型。

E-R 图提供了表示实体型、属性和联系的方法。

①实体型用矩形表示，矩形框内写明实体名。

②属性用椭圆形表示，并用无向边将其与相应的实体型连接起来。

例如，医生实体具有医生编号、姓名、性别、出生日期、所属科室、职称等属性，用 E-R 图表示如图 7.7 所示。

③联系用菱形表示，框内写明联系名，并用无向边分别与有关实体型连接起来，同时在无向边旁标上联系的类型，如图 7.8 所示。其中，1∶1 表示一对一联系，1∶n 表示一对多联系，m∶n 表示多对多联系。

注意，联系也可能具有属性，用来描述联系的特征。如果一个联系具有属性，则这些属性也要用无向边与该联系连接起来。

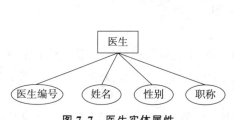

图 7.7 医生实体属性

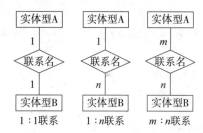

图 7.8 两个实体型间的三类联系

3. 概念模型实例

设计 E-R 图可按以下步骤进行。

①确定实体及其属性。

②确定实体间的联系及联系的属性。

③画出 E-R 图。

【**例 7.1**】 用 E-R 图来表示某医院网上预约挂号系统的概念模型。

网上预约挂号系统主要涉及医生、患者和科室三个实体。其中：

医生的属性有医生编号、姓名、性别、出生日期、职称等。

科室的属性有科室编号、科室名、科室电话等。

患者的属性有就诊卡号、姓名、性别、出生日期、身份证号、联系电话等。

这些实体之间的联系如下。

一个科室可以有多个医生，一个医生只能属于某个科室，因此科室和医生之间有"包含"联系，联系类型是一对多。

一个医生可以接受多个患者的挂号，一个患者可以挂不同科室医生的号，因此医生和患者之间有"挂号"联系，联系类型是多对多。"挂号"联系具有属性"预约时间"，用来表示某患者挂号成功某医生后的具体就诊时间。

最后该系统的概念模型用 E-R 图表示，如图 7.9 所示。

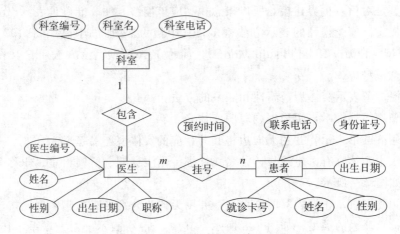

图 7.9 网上预约挂号系统 E-R 图

概念模型较好地表达了信息世界中实体以及实体间语义的联系，但并不涉及信息在计算机内的表示。所以还需把概念模型转换成计算机能实现的数据模型——逻辑数据模型。

7.2.3 逻辑数据模型——关系模型

逻辑数据模型是现实世界第二层次的抽象，它是按计算机系统的观点对数据建模，主要用于数据库管理系统的实现。它往往由数据结构、数据操作和数据的完整性约束 3 部分组成。

数据结构主要用于描述数据的类型、内容、性质以及数据间的联系等。它是数据模型的基础，是刻画一个数据模型性质最重要的方面，数据操作和约束都建立在数据结构上。不同的数据结构具有不同的操作和约束。

数据操作主要描述在相应的数据结构上的操作类型和操作方式。

数据的完整性约束是一组完整性规则。它定义了数据模型中数据及其联系所必须遵守的制约和依存规则，用以限定符合数据模型的数据库状态及状态的变化，以保证数据的正确、有效和相容。

在数据库领域中主要的逻辑数据模型有层次模型、网状模型、关系模型、面向对象模型、对象关系模型和半结构化数据模型等。20 世纪 70 年代至 80 年代初，基于层次模型和网状模型的数据库系统非常流行。到了 20 世纪 80 年代中后期，就逐渐被基于关系模型的数据库系统取代。与此同时，面向对象模型和对象关系模型在一些特定领域也得到了广泛应用。而随着 Internet 的发展，Web 上各种半结构化、非结构化数据源成为重要的信息来源，又产生了以 XML 为代表的半结构化数据模型和非结构化数据模型。

本节主要介绍关系模型。关系模型是数据库设计中使用最广泛的一种逻辑数据模型。

1970年，美国 IBM 公司圣何塞研究室的研究员 E. F. Codd 首次提出了数据库系统的关系模型，开创了数据库关系方法和关系数据理论的研究，为数据库技术奠定了理论基础。

1. 关系模型的数据结构

关系模型的数据结构非常简单，只包含单一的数据结构——关系，它建立在集合代数的基础之上。在用户观点下，关系模型由一组关系组成，每个关系的数据结构是一张规范化的二维表，它由行和列组成。

关系模型的数据结构虽然简单却能表达丰富的语义，现实世界的实体及实体间的各种联系均可用关系来表示。如例 7.1 中的医生实体、患者实体、医生与患者间的多对多联系可以用如表 7.1、表 7.2、表 7.3 所示的 3 个关系来表示。下面介绍关系模型中的一些术语。

表 7.1 医生关系

医生编号	姓名	性别	出生日期	所属科室	职称
000000002	薛慕华	男	1978/2/1	心血管内科	主治医生
000000003	程灵素	女	1982/10/2	普通外科	副主任医师
……	……	……	……	……	……

表 7.2 患者关系

就诊卡号	姓名	性别	出生日期	身份证号	联系电话
1000000001	郭靖	男	1980/1/1	456544555454555555	15565456545
1000000002	李静白	女	1982/8/10	412565558555544444X	18895566656
……	……	……	……	……	……

表 7.3 预约挂号关系

医生编号	就诊卡号	预约时间
000000002	1000000002	2020/9/5 10:30:00
000000003	1000000001	2020/9/5 10:30:00
000000003	1000000001	2021/1/2 10:00:00
……	……	……

- **关系（relation）**：一个关系对应通常说的一张二维表，表 7.1 中的医生关系就是一张二维表。
- **元组（tuple）**：关系中的一行即为一个元组，关系是元组的集合，元组又称为"记录"。
- **属性（attribute）**：关系中的一列即为一个属性，给每一个属性起一个名称即属性名。属性又称为"字段"，属性名又称为"字段名"。表 7.1 中的医生关系有 6 列，对应 6 个属性（医生编号、姓名、性别、出生日期、所属科室、职称）。

- **码（key）**：也称为"键"，是关系中的某属性或属性组，它可以唯一标识一个元组。如表 7.1 所示的医生关系中的"医生编号"可以唯一标识一条医生记录，则"医生编号"为医生关系的码。如表 7.3 所示的预约挂号关系中，"医生编号"、"就诊卡号"和"预约时间"字段都有重复值，显然任一属性都不能唯一标识一个元组，只有"医生编号""就诊卡号"和"预约时间"组合起来才能唯一标识一个元组，因此该关系的码为属性组（医生编号、就诊卡号、预约时间）。

如果一个关系中，存在多个属性或属性组都能用来唯一标识该关系的元组，则这些属性或属性组称为该关系的"候选码"（Candidate Key）。从若干候选码中指定一个用来标识元组的码称为"主码"（Primary Key）。例如，如表 7.2 所示的患者关系中"就诊卡号"和"身份证号"都可以唯一标识一条患者记录，则"就诊卡号"和"身份证号"为患者关系的候选码，可以从中指定"就诊卡号"为患者关系的主码。

构成码的属性称为"主属性"。例如，如表 7.3 所示的预约挂号关系的码为属性组（医生编号、就诊卡号、预约时间），则"医生编号""就诊卡号"和"预约时间"分别称为该关系的主属性。

- **外码（foreign Key）**：若关系中的某属性或属性组，不是该关系的码，却是其他关系的码，则称该属性或属性组为该关系的外码。例如，如表 7.3 所示的预约挂号关系中"医生编号"不是该关系的码，却是医生关系的码，所以，"医生编号"在预约挂号关系中是外码。显然，通过外码可以将两个关系联系起来。

- **域（domain）**：属性的取值范围。例如，性别的域是（男，女），所属科室的域是一个医院所有科室的集合。

- **关系模式**：对关系的描述。一般表示为

关系名（属性名1，属性名2，……，属性名n）

例如，表 7.1 中医生关系的关系模式为

医生（医生编号，姓名，性别，出生日期，所属科室，职称）

在关系模型中，关系应具有以下性质。

①关系必须是规范化的，即要求关系必须满足一定的规范条件，其中最基本的一条是：关系的每一个属性必须是一个不可分的数据项，即不允许表中还有表。

②列是同质的，即关系中同一列属性的数据类型必须相同，来自同一个域。

③属性名必须唯一，即一个关系中不能出现相同的属性名。

④关系中不允许出现完全相同的元组。

⑤列的顺序无关性，即列的次序可以任意交换。

⑥行的顺序无关性，即行的次序可以任意交换。

可以把关系和现实生活中的表格所使用的术语做一个粗略的对比，如表 7.4 示。

表 7.4 术语对比

关系术语	一般表格的术语
关系名	表名
关系模式	表头（表格的描述）

续表

关系术语	一般表格的术语
关系	（一张）二维表
元组	记录或行
属性	列
属性名	列名
属性值	列值
分量	一条记录中的一个列值
非规范关系	表中有表（大表中嵌有小表）

2. 关系模型的数据操作

关系模型的数据操作主要包括查询、插入、删除和更新数据。关系的查询表达能力很强，是关系操作中最主要的部分。查询操作又可分为选择、投影、连接、除、并、交、差、笛卡尔积等。

关系操作是集合操作，操作对象和操作结果都是关系，即若干元组的集合。同时，关系模型把存取路径对用户隐蔽，用户只要指出"做什么"，不必详细说明"怎么做"，从而大大提高了数据独立性。

关系操作可以通过结构化查询语言（Structured Query Language，SQL）来实现。SQL 是一个通用的、功能极强的关系数据库语言。它不仅具有丰富的查询功能，而且具有数据定义和数据控制功能，是集查询、数据定义语言、数据操纵语言和数据控制语言于一体的关系数据语言。

3. 关系模型的完整性约束

关系模型的完整性约束是对关系的某种约束条件，以保证数据库中数据的正确性和相容性。这些约束条件实际上是现实世界的要求，任何关系在任何时刻都要满足这些语义约束。关系模型中有三类完整性约束：实体完整性（Entity Integrity）、参照完整性（Referential Integrity）和用户定义的完整性（User-defined Integrity）。其中实体完整性和参照完整性是关系模型必须满足的完整性约束条件，称为关系的两个不变性，应该由关系系统自动支持。用户定义的完整性是应用领域需要遵循的约束条件，体现了具体领域中的语义约束。具体定义如下。

（1）实体完整性

实体完整性规则要求关系中的主码不能为空也不能重复，否则主码就失去了唯一标识记录的作用。例如，医生关系中医生编号是主码，则医生编号列就不能有空值。

（2）参照完整性

现实世界中的实体之间往往存在某种联系，在关系模型中实体及实体间的联系都是用关系来描述的，因此可能存在着关系与关系间的引用。如表 7.3 中，预约挂号关系中的外码"医生编号"引用了医生关系的主码"医生编号"，预约挂号关系中的"医生编号"值必须是确实存在的医生的编号，即医生关系中有该医生的记录。

参照完整性规则是对关系之间相互引用的约束，是定义外码与主码之间的引用规则。其内容是，若 F 是关系 R 的外码，它与关系 S 的主码相对应，则 F 的值或者取空值，或者等于S中某个元组的主码值。

如表7.3所示的预约挂号关系，"医生编号"和"就诊卡号"属性是外码，它们可以取两类值：空值或对应关系中已经存在的主码值。但由于"医生编号"和"就诊卡号"是预约挂号关系的主属性，按照实体完整性规则，它们不能取空值，所以"医生编号"和"就诊卡号"属性只能分别取医生关系和患者关系中已经存在的主码值。

（3）用户定义的完整性

不同的关系数据库系统根据其应用环境的不同，往往还需要一些特殊的约束条件。用户定义的完整性就是针对某一具体关系数据库的约束条件，它反映某一具体应用所涉及的数据必须满足的语义要求。例如，如表7.3所示的预约挂号关系中，预约时间只能是医生的正常工作时间，而不能是凌晨，则可以定义预约时间的取值范围为某个合理时间段。

关系模型应提供定义和检验这类完整性的机制，以便用统一的系统的方法处理它们，而不需由应用程序承担这一功能。

4. 关系模型实例

关系数据库系统采用关系模型作为数据的组织方式。在关系模型中，实体和实体间的联系都是用关系来表示的，也就是说，关系数据库中所有的数据都以二维表的形式来组织。在一个给定的应用领域中，所有关系的集合构成一个关系模型。下面介绍如何把概念模型转换为逻辑数据模型，即把设计好的E-R图转换为关系模型。

E-R图由实体、属性和实体间联系3要素组成，而关系模型的逻辑结构是一组关系模式的集合。所以将E-R图转换为关系模型就是要将实体、实体的属性和实体之间的联系转换为关系模式。转换的一般原则如下。

①一个实体型转换为一个关系模式，关系的属性就是实体的属性，关系的键就是实体的码。

②实体型间的联系有以下不同情况。

• 一个1∶1联系可以转换为一个独立的关系模式，也可以与任意一端对应的关系模式合并。

转换为一个独立的关系模式，则关系的属性为与该联系相连的各实体的码以及联系本身的属性，每个实体的码均是该关系的候选码。

与某一端实体对应的关系模式合并，则合并后关系的属性需加入另一关系的码和联系本身的属性，合并后关系的码不变。

• 一个1∶n联系可以转换为一个独立的关系模式，也可以与n端对应的关系模式合并。

转换为一个独立的关系模式，则关系的属性为与该联系相连的各实体的码以及联系本身的属性，关系的码为n端实体的码。

与n端对应的关系模式合并，则合并后关系的属性需加入1端关系的码和联系本身的属性，合并后关系的码不变。第二种方式可以减少系统中关系的个数，一般采用这种方式。

• 一个m∶n联系必须转换为一个独立的关系模式。关系的属性为与该联系相连的各实体的码以及联系本身的属性，各实体的码组成关系的码或关系码的一部分。

- 三个或三个以上实体间的一个多元联系转换为一个关系模式。关系的属性为与该多元联系相连的各实体的码以及联系本身的属性,关系的码为各实体码的组合。

【例 7.2】 根据以上转换规则,将例 7.1 中某医院网上预约挂号系统的 E-R 图(见图 7.9)转换为对应的关系模式。转换步骤如下。

根据转换规则①,科室、医生和患者实体分别转换为三个关系模式,关系模式的属性为对应实体的属性,关系模式的码为对应实体的码。

根据转换规则②,科室和医生实体间的联系为 $1:n$,则将该联系与 n 端对应的关系模式合并,即与医生关系模式合并。合并后医生关系的属性需加入 1 端关系的码,即科室关系的码"科室编号"。合并后医生关系的码不变。

根据转换规则②,医生和患者实体间的联系为 $m:n$,则将该联系转换为一个独立的关系模式"预约挂号",该关系的属性为与该联系相连的各实体的码以及联系本身的属性,即医生编号、就诊卡号及联系的属性"预约时间"为该关系的属性,医生编号、就诊卡号和预约时间组合为该关系的码。

由上可得出网上预约挂号系统的关系模型由以下关系模式组成(下画线标注的部分为关系的主码):

医生(<u>医生编号</u>,姓名,性别,出生日期,职称,所属科室编号)(其中,所属科室编号为外码)

科室(<u>科室编号</u>,科室名,科室电话)

患者(<u>就诊卡号</u>,姓名,性别,出生日期,身份证号,联系电话)

预约挂号(<u>医生编号,就诊卡号,预约时间</u>)(其中,医生编号、就诊卡号为外码)

数据库逻辑设计的结果不是唯一的,得到初步逻辑数据模型后,还应该适当地修改、调整逻辑数据模型的结构,以进一步提高数据库应用系统的性能,这就是逻辑数据模型的优化。关系模型的优化通常以规范化理论为指导,有兴趣的读者可以自行学习,本书不再进行讲解。

7.2.4 物理数据模型

物理数据模型是在计算机系统的底层对数据进行抽象,描述数据在存储介质上的存储方式和读取方式,是面向计算机系统的。它依赖于选定的 DBMS,每一个给定的逻辑数据模型在实现时都有其对应的物理数据模型。而物理数据模型的具体实现往往由 DBMS 自动完成,数据库设计人员只需了解和选择物理模型,最终用户则不必考虑物理级的细节。

7.3 Access 数据库及其应用

关系数据库管理系统(Relational Database Management System,RDBMS)是支持关系模型的 DBMS,也是目前应用最广泛的 DBMS,如比较流行的数据库管理系统 Oracle、

Sybase、DB2、MySQL、SQL Server 等都是关系数据库管理系统。

作为 Microsoft Office 2016 套件之一的 Access 2016，是一种运行于 Windows 平台上的小型关系数据库管理系统，与其他的数据库管理系统相比它更加简单易学，一个普通的计算机用户即可掌握并使用，而且最重要的是 Access 2016 的功能强大，足以应付一般的数据管理及处理需要。

7.3.1 Access 2016 概述

1. Access 2016 数据库对象

由 Access 2016 创建的数据库称为"Access 数据库"，它是关系数据库。Access 数据库是数据库对象的集合，数据库对象包括表、查询、窗体、报表、宏和模块。这些数据库对象都存储在同一个以"accdb"为扩展名的数据库文件中。Access 2016 的主要功能就是通过这 6 种对象来完成的。

表是 Access 数据库的基础，Access 数据库中的所有数据都以表的形式保存，即 Access 数据库中一张表就对应关系模型中一个关系。

查询是数据检索的有效途径，用户可以根据指定条件对数据库进行检索，筛选出符合条件的记录，从而方便用户对数据库中数据进行查找和使用。注意，在 Access 数据库中只保存查询的定义，不保存查询的结果。

窗体是数据库和用户的交互界面，它可以将数据库中的对象组织起来，形成一个功能完善、风格统一的数据库应用系统。其主要功能为显示与编辑数据，控制系统和用户的交互，接收用户输入并执行相应的操作等。

报表是 Access 中专门为打印而设计的对象，报表可以对大量的原始数据进行综合整理，然后将数据分析结果打印输出。

宏是由 Access 自动执行的一系列操作的组合，使用宏可以将需要重复使用或需要多个指令连续执行的任务通过一条宏指令自动完成，这大大简化了各种操作。

模块就是 VBA 程序的集合，在 Access 中提供了一种 VBA 编程语言，对于复杂的处理操作，可使用 VBA 来编程实现。模块对象是将 VBA 编写的过程代码作为一个整体进行保存的集合。

2. Access 2016 的启动与退出

和 Office 2016 套件中的其他软件类似，可以单击"开始"按钮，找到"Access 2016"完成启动。也可以双击桌面上的 Access 2016 快捷图标直接启动。

单击 Access 2016 窗口右上角的关闭按钮可以退出 Access 2016。也可以单击"文件"选项卡中的"关闭"命令退出。注意，在退出 Access 2016 前，记得及时保存数据库文件。

3. Access 2016 工作界面

Access 2016 工作界面和 Word 2016、Eexcel 2016 的界面风格类似，主要包含标题栏、选项卡栏、功能区、导航窗格、工作区和状态栏等，如图 7.10 所示。

标题栏显示正在编辑数据库的文件名和正在使用的软件的名称。其右侧为最小化、还原和关闭按钮。

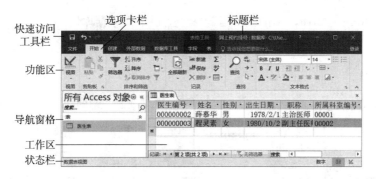

图 7.10 Access 2016 的工作界面

每个选项卡对应一个不同的功能区，功能区由群组构成，并且每个群组包含一个或多个命令。操作所需的各种命令都可在相应功能区中找到。当前显示的是"开始"选项卡及其功能区。

导航窗格用于查看和访问当前数据库中包含的所有数据库对象。

工作区用于显示正在编辑的数据库对象。

状态栏用于显示当前数据库及数据库对象的信息。

7.3.2 Access 数据库的创建

在创建一个数据库之前，首先要明确这个数据库的用途，它要存储哪些数据，这些数据将保存在哪些表里，以及这些数据之间有什么联系。这一工作主要通过 7.2 节中的数据模型来设计完成。在例 7.2 中已经设计出了某医院网上预约挂号系统的关系模型，本节继续以此系统为例来介绍如何使用 Access 2016 创建该关系数据库。

【例 7.3】 创建某医院网上预约挂号系统数据库，完成以下任务。
①在本地磁盘 D 盘创建一个名为"网上预约挂号.accdb"的数据库文件；
②在"网上预约挂号"数据库中创建"医生表""科室表""患者表""预约挂号表"；
③建立表间联系。

1. 创建数据库的两种方法

（1）利用 Access 模板创建数据库

为方便用户，Access 2016 提供了一些标准的数据库模板，模板内置可立即使用的表、查询、窗体和报表，使用户能在最短时间内创建一个比较通用的数据库。但这些模板不一定完全符合用户的实际需求，用户可以对模板加以修改，以创建出用户需要的数据库。

（2）自行创建一个空白桌面数据库

如果没有模板满足用户需求，也可以新建一个空白桌面数据库，再在该空白桌面数据库中添加所需的表、查询、窗体和报表等对象。

2. 创建一个空白桌面数据库

下面介绍创建例 7.3 中"网上预约挂号.accdb"空白桌面数据库的操作步骤。

创建"网上预约挂号"数据库

(1) 启动 Access 2016，单击"新建"→"空白桌面数据库"，如图 7.11 所示。

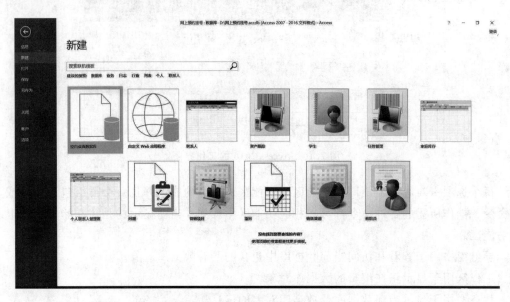

图 7.11　Access 2016 启动后界面

(2) 在弹出的对话框右侧的"文件名"文本框中输入数据库名"网上预约挂号.accdb"，如图 7.12 所示。然后单击其右侧文件夹按钮，在弹出的对话框中选择文件保存位置为 D:。

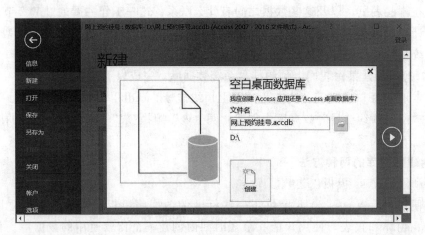

图 7.12　创建数据库

(3) 单击图 7.12 中的"创建"按钮，该数据库便创建完成，并进入"网上预约挂号"数据库的工作界面。随后可以创建或编辑表、查询、窗体和报表等各种需要的数据库对象。

7.3.3　Access 表的创建与操作

表是数据库中的基本对象，用于存储和管理所有数据。其他数据库对象依赖于表为其提供操作所需的数据。因此，创建好空数据库后，应该先创建表，再创建其他数据库对象。

1. Access 表介绍

关系数据库往往包含多个相关表。在设计良好的数据库中，每个表存储有关特定主题的数据，例如医生或患者。表将数据组织成行（记录）和列（字段）的形式。一个完整的表由表结构和表数据两部分构成。表结构表示表的组成框架，而表数据指的是表中每条记录的具体内容。创建表首先要创建表结构，然后再向表中添加或导入数据。

（1）表结构

表结构由表名和若干字段构成。创建表结构就是要在数据库中定义表的名字、字段名、字段的数据类型、字段属性和主键等。

• 表名

创建表时需指定表名。表名是表的唯一标识，用于区别其他表。用户通过表名对指定表进行操作。表名应简单明了，尽量做到"见名知义"。

• 字段名

字段名是指表中某一列（字段）的名称。字段名可以包含字母、汉字、数字、空格和其他字符，但不能用空格作为第一个字符。字段名应避免过长，最好使用便于理解的名字。

• 字段的数据类型

创建字段时必须设置字段的数据类型，数据类型决定了该字段能存储什么样的数据。Access 2016 为用户提供了多种数据类型，以提高所存储信息的准确度，表 7.5 介绍了 Access 桌面数据库中可用的数据类型。

表 7.5 不同数据类型介绍

数据类型	用法	大小
短文本	存储文本或数值字符的数据	最多 255 个字符
长文本	存储大量文本或数值字符的数据	最多约 1 GB
数字	存储数值数据	1、2、4、8 或 16 个字节
日期/时间	存储日期和时间	8 个字节
货币	存储货币数据，使用 4 位小数的精度进行存储	8 个字节
自动编号	Access 为每条新记录生成的唯一值	4 个字节
是/否	布尔（真/假）数据；存储数值零（0）表示假，-1 表示真	1 个字节
OLE 对象	存储基于 Windows 的应用程序中的图片、图形或其他 ActiveX 对象	最大约 2 GB
超链接	存储 Internet、Intranet、局域网（LAN）或本地计算机上的文档或文件的链接地址	最多 8 192 个字符
附件	可附加图片、文档、电子表格或图表等文件	最大约 2 GB

续表

数据类型	用法	大小
计算	可创建引用表中其他字段的计算表达式，存储计算的结果	取决于"结果类型"属性的数据类型
查阅向导	"查阅向导"实际上并不属于数据类型。选择此条目将启动一个向导，用于定义查阅字段，预先指定列表框或组合框的内容，以便向表中输入数据时可从列表框或组合框中选择字段的值，而不必手工输入	取决于查阅字段的数据类型

- 字段属性

字段属性用来控制添加到该字段的数据的特征及行为。不同数据类型的字段具有不同的字段属性。表7.6介绍了常用的字段属性。

表7.6 常用字段属性说明

属性	用途
字段大小	定义文本、数字或自动编号数据类型的字段长度
格式	定义数据的显示格式和打印格式
输入掩码	定义数据的输入格式，以引导用户按规定的格式输入数据，拒绝错误格式的数据输入
小数位数	定义数值的小数位数
标题	指定字段在窗体、报表和查询中显示的名称，若此属性为空，则使用字段名称
默认值	定义字段的缺省值，在添加新记录时，自动向此字段分配指定值
验证规则	定义一个表达式，每当向此字段输入值或更改字段中的值时，该表达式必须为真，以检查数据输入的正确性和有效性。与验证文本属性结合使用
验证文本	当输入或更改的数据没有通过字段的验证规则时，所要显示的信息
必需	定义在字段中是否必需输入数据
允许空字符串	定义文本和超链接数据类型字段是否允许输入零长度字符串
索引	指定字段是否具有索引
新值	定义自动编号数据类型字段的数值递增方式，是随每个新值递增，还是使用随机数字
Unicode 压缩	定义是否允许对文本和超链接数据类型字段进行 Unicode 压缩
文本对齐	指定控件内文本的默认对齐方式

- 主键和外键

Access 中的主键对应关系中的主码，是表中的一个字段或一组字段，其值在整个表中唯一。主键可用于标识一条记录，每个表只能有一个主键。Access 2016 可在创建表时自动创建主键字段，也可由用户自行指定主键。

注意：定义主键并不是必需的，但建议为表指定主键。一旦定义了主键，Access 2016 会自动为主键创建索引，以加快查询和其他操作的速度。Access 2016 还会确保主键值唯一且不为空。主键可以删除，删除后的主键字段将不再作为标识记录的主要方式。删除主键不会删除表中的字段,但是会删除为主键创建的索引。

外键则对应关系中的外码,表可以有一个或多个外键。外键值对应于其他表的主键值。主键和外键之间的对应关系是构成表间关系的基础。详细内容将在"7.3.4 表间关系的建立"中介绍。

(2) 表数据

表结构设计好后,就可以在数据表视图中输入记录内容。记录的集合组成了表数据,而每条记录又包含若干不同字段的字段值。在数据表视图中输入数据与在 Excel 中输入数据基本相似。

2. 表的创建

在 7.3.2 小节中已经创建了空数据库文件"网上预约挂号.accdb",下面继续以此数据库为例,介绍表的创建方法。创建表需要先设计好表结构,然后再创建表。

(1) 设计表结构

一般根据应用需求设计表结构,设计结果既要满足数据处理需求,又要尽量减少冗余数据,保证数据的正确性、完整性和一致性要求。在例 7.3 中已知网上预约挂号系统的关系模型由以下关系构成:医生表、科室表、患者表、预约挂号表,下面进一步给出这些表的结构设计,如表 7.7~表 7.10 所示。

表 7.7 医生表结构

字段名	数据类型	字段大小/格式	字段说明
医生编号	短文本	9	主键,设置输入掩码
姓名	短文本	50	
性别	短文本	1	设置验证规则(只能为男或女)
出生日期	日期/时间	短日期	设置验证规则(小于当前日期)
职称	查阅向导(短文本)	5	住院医师、主治医师、副主任医师、主任医师
所属科室编号	短文本	5	外键

表 7.8 科室表结构

字段名	数据类型	字段大小	字段说明
科室编号	短文本	5	主键
科室名	短文本	20	
科室电话	短文本	11	设置输入掩码

表 7.9 患者表结构

字段名	数据类型	字段大小/格式	字段说明
就诊卡号	短文本	10	主键,设置输入掩码
姓名	短文本	8	
性别	短文本	1	设置验证规则(只能为男或女)

续表

字段名	数据类型	字段大小/格式	字段说明
出生日期	日期/时间	短日期	设置验证规则（不能大于当前日期）
身份证号	短文本	18	设置输入掩码
联系电话	短文本	11	设置输入掩码

表 7.10 预约挂号表结构

字段名	数据类型	字段大小/格式	字段说明
医生编号	短文本	9	主属性，外键
就诊卡号	短文本	10	主属性，外键
预约时间	日期/时间	常规日期	主属性，设置输入掩码

（2）创建表

表的创建包括表结构的创建和表数据的输入。Access 2016 主要提供了 3 种创建表的方式，分别是输入数据创建表、使用表设计视图创建表、使用模板创建表，如图 7.13 所示。此外，Access 2016 还可以通过导入或链接到其他位置存储的数据来创建表。例如，可以导入或链接到 Excel 工作表、其他 Access 数据库等位置中的数据。

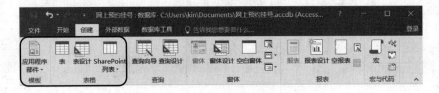

图 7.13 创建表的方法

输入数据创建表实际上就是使用"数据表视图"创建表，使用该方式创建表更直观，可以一次性完成表的创建和数据的输入。但在该视图下只能设置部分字段属性，若要访问和设置字段属性的完整列表，仍需使用设计视图。因此，本书重点介绍使用表设计视图创建表的方式，其他方式可参阅本书配套的实践教程。

使用表设计视图创建表，需要先在"设计视图"中建立表结构，再切换到"数据表视图"中输入和编辑表数据。下面介绍使用表设计视图创建"医生表"的操作步骤。

①打开创建好的"网上预约挂号"数据库。

②进入表设计视图。在图 7.13 中"创建"选项卡的"表格"组中单击"表设计"按钮，打开表"设计视图"，如图 7.14 所示，窗口右侧的工作区域是表结构的设计与显示区域。

③添加字段。在"字段名称"栏输入字段名"医生编号"，在"数据类型"下拉列表中选择短文本，在字段属性"常规"中设置"字段大小"为 9，设置"输入掩码"为 000000000。类似可依次定义"姓名"、"性别"、"出生日期"、"职称"和"所属科室编号"字段，如图 7.15 所示。

第 7 章 数据库技术基础

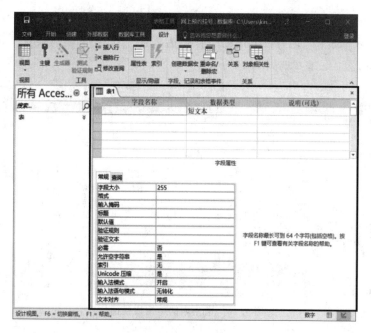

图 7.14 表设计视图

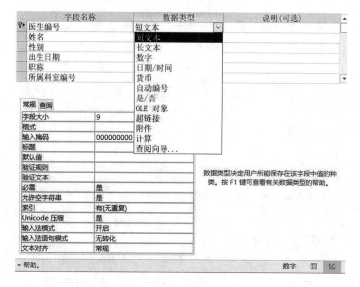

图 7.15 医生表的设计视图

创建医生表

④设置主键。将医生表中所有字段定义完毕后,再选择"医生编号"字段为当前字段。单击鼠标右键,在快捷菜单中选择"主键"命令;或单击"表格工具"→"设计"选项卡中的"工具"组中的"主键"按钮,将其设为主键。

⑤保存表结构。单击快速访问工具栏中的"保存"命令 ,在弹出的"另存为"对话框中输入表名"医生表",单击"确定"按钮,"医生表"就保存好了,此时可在左侧导航窗格中看到所创建的表对象。

注意:当前的"医生表"是一个空表,只有表结构,没有记录数据。而在"表设计视图"下是无法输入表数据的,需要切换到"数据表视图"完成表数据的输入。

199

⑥输入表数据。单击图7.14中"表格工具"→"设计"选项卡中的"视图"组中的"视图"按钮；或单击图7.14右下角的"数据表视图"按钮，切换到"数据表视图"，依次输入相应的医生记录，如图7.16所示。

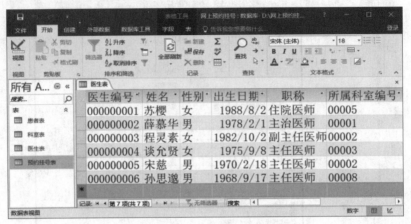

图7.16 医生表的数据表视图

⑦保存并关闭表。数据输入完毕，单击快速访问工具栏中的"保存"命令，完成医生表的创建。单击"医生表"标签右侧关闭按钮退出医生表。

按照上述方法，可继续建立如图7.17所示的科室表、患者表和预约挂号表，详细创建过程可扫描右侧二维码查看。

创建科室表

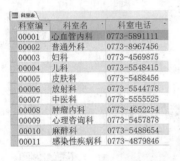

创建患者表

创建预约挂号表

图7.17 科室表、患者表和预约挂号表

3. 表的修改

第一次创建的表往往不会十分理想，通常需要根据实际情况对表进行修改。修改表包括修改表结构和修改表中记录数据。修改表结构一般包括修改字段名称和数据类型、修改字段属性、增加字段、删除字段、更改主键等。修改表数据是对表中记录进行操作，包括添加、删除、修改记录等。

(1) 使用表设计视图修改表结构

修改表结构最常用的方法是用表设计视图实现,即在表设计视图下打开表,然后根据需要进行相应操作。运用"表设计视图"修改表结构和用"表设计视图"创建表的原理是一样的,两者的不同之处在于在运用"表设计视图"修改表结构之前,表中已经创建了字段,仅需要对字段进行添加或删除、修改等操作。

【例 7.4】 在医生表中添加"个人简介"和"照片"两个字段。

操作步骤如下。

①打开"网上预约挂号"数据库。

②在左侧导航窗格中选中要修改的"医生表",单击右键,在弹出的快 表的修改
捷菜单中单击"设计视图"命令;或双击打开"医生表",如图 7.16 所示,单击"开始"选项卡中"视图"组中的"视图"按钮,即可在设计视图中打开"医生表"。

③在"所属科室编号"字段下面分别输入"个人简介"和"照片"字段名,数据类型分别为"长文本"和"OLE 对象",如图 7.18 所示。

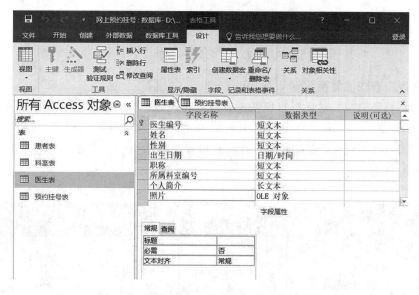

图 7.18 添加"个人简介"和"照片"字段

④单击快速访问工具栏中的"保存"命令,完成对医生表结构的修改。

(2) 使用数据表视图修改表数据

修改表中记录数据必须在数据表视图下进行,所以在修改表数据之前要在数据表视图下打开要修改的表,然后再根据需求进行相应操作。

①向表中添加记录。单击"开始"选项卡中"记录"组中的"新建"按钮 ,光标就会移到末尾新记录上,输入该记录数据即可。

②删除表中记录。选中要删除的记录,单击"开始"选项卡中"记录"组中的"删除"按钮 即可。

③修改记录数据。可在数据表视图中直接进行修改。

4. 表的常用操作

Access 2016 支持对表中大量数据进行各种操作，包括记录的定位、选择、复制、排序、筛选、查找与替换等，这些操作均在数据表视图下完成。下面介绍几种常用操作。

（1）记录的定位与选择

在数据表视图下打开一个表后，窗口下方会显示一个记录导航器，如图 7.19 所示。利用图中所示按钮可以进行记录定位，也可以通过搜索框对指定的数据进行快速定位。单击对应记录的记录选择区可以选择一条记录。

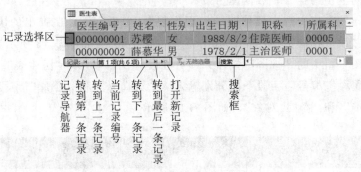

图 7.19 记录导航器

（2）在表中查找或替换数据

通过"查找和替换"对话框可以快速查找或替换表中指定数据。在数据表视图下打开一个表后，单击图 7.20 中"开始"选项卡中的"查找"组中的"查找"按钮，打开"查找和替换"对话框，如图 7.21 所示，输入查找或替换的内容，单击相应按钮即可，找到或替换的数据会高亮显示。

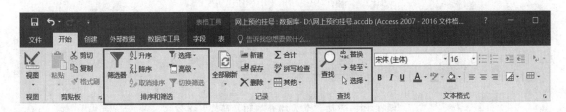

图 7.20 "开始"选项卡

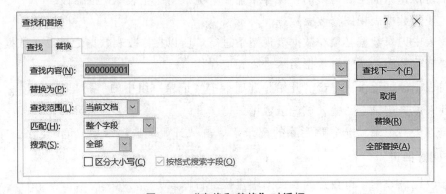

图 7.21 "查找和替换"对话框

(3) 记录的排序与筛选

记录的顺序通常是按照记录的输入次序进行排序的，对于设定了主键的表，则按主键值升序排列记录。若要按照另一个或多个字段的值对表中记录重新排序，可通过单击"开始"选项卡中的"排序和筛选"组中的"升序"或"降序"按钮来实现。

筛选是根据给定的筛选条件，把满足条件的记录显示在数据表视图中，而不满足条件的记录则暂时隐藏起来。可单击图 7.20 中"开始"选项卡中的"排序和筛选"组中的"筛选器"按钮，或单击字段名右侧的下拉按钮，对选中的字段进行筛选。筛选后可单击"切换筛选"按钮取消筛选。

7.3.4 表间关系的创建

Access 数据库虽然将各种数据记录按不同的主题存放在不同的表中，但这些表中的数据往往彼此相关。例如，有科室就必有医生，即科室与医生是有关系的，这种关系可描述为"一个科室可拥有多名医生"。因此需要采用某种方法将多个表中的数据关联起来，以便在需要时能够将这些信息重新组合到一起，这就需要创建表间关系。

表间关系是指通过两个表之间的相同字段所创建的表的关联性。在大多数情况下，这些相同字段是其中一个表的主键，并且是另一个表的外键。因此也可以认为主键及其对应外键构成了表间关系。为了便于理解，两个表中的相同字段通常使用相同名称，但并非必须。例如，在"网上预约挂号"数据库中，通过在医生表的"所属科室编号"字段和科室表的"科室编号"字段之间创建表关系，可以将医生信息和他所属的科室信息相关联，其中"科室编号"在"科室"表中是主键，"所属科室编号"在"医生"表中是外键，这两个字段虽然名称不同，但它们显然是相同字段。

通过表的关联，可将数据库中的多个表连接成一个有机的整体，实现各个表中数据的引用。以便后续创建查询、窗体和报表时，可以同时显示多个表中的信息。在 Access 中还将表关系作为基础来实施参照完整性。因此，可以认为所谓的关系数据库就是将数据加以分类存储，然后通过建立表之间的参照关系，既能维持数据之间的联系，又可以避免不必要的数据重复。

1. 表间关系的类型

Access 中有 3 种类型的表关系。

(1) 一对一关系

指 A 表中的每条记录在 B 表中只有一条匹配记录，而 B 表中的每条记录在 A 表中也只有一条匹配记录。这种关系并不常见，因为通常以此方式相关的信息都存储在同一个表中。标识此类关系时，要求两个表的公共字段都是主键或唯一索引。

(2) 一对多关系

指 A 表中的某一条记录与 B 表中的多条记录相匹配，而 B 表中的任意一条记录在 A 表中只有一条记录与之相匹配。一对多关系，要求只有"一"端表中的公共字段是主键或唯一索引。例如，"科室表"和"医生表"之间是一对多关系，"科室编号"是公共字段，它在"科室表"中是主键。在 Access 中，通常将"一"端表称为"主表"。

(3) 多对多关系

指 A 表中的某一条记录与 B 表中的多条记录相匹配，而 B 表中的某一条记录也与 A 表中的多条记录相匹配。要表示多对多关系，必须创建第三张表，该表通常称为"联接表"，它将多对多关系划分为两个一对多关系。将这两张表的主键都插入到第三张表中，通过第三张表来记录多对多关系的每个匹配项或实例。例如，"医生表"和"患者表"有"挂号"的多对多关系，这种关系是通过与"预约挂号表"建立两个一对多关系来定义的。

2. 创建表间关系

表关系通过匹配两个表中的相同字段来实现，下面以例 7.3 中的"网上预约挂号"数据库为例，介绍创建表间关系的步骤。

创建表间关系

① 关闭要创建表间关系的所有表。

② 打开"关系"窗口。在"数据库工具"选项卡中的"关系"组中单击"关系"按钮，如图 7.22 所示。打开"关系"窗口，如图 7.23 所示。如果还未建立任何表间关系，则会弹出"显示表"对话框，供用户添加需要建立关系的表，如图 7.24 所示。

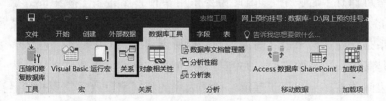

图 7.22 "数据库工具"选项卡中的"关系"按钮

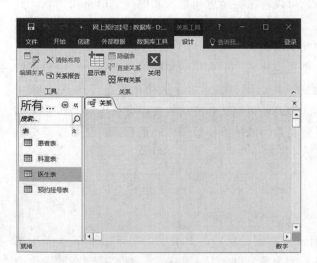

图 7.23 "关系"窗口

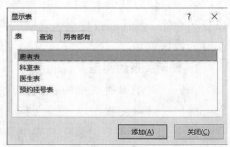

图 7.24 "显示表"对话框

③ 添加表到"关系"窗口。在图 7.24 的"显示表"对话框中，双击表名或单击"添加"按钮把要创建关系的 4 张表依次添加到"关系"窗口中，添加完毕后，关闭"显示表"对话框，如图 7.25 所示。

④ 定义表间关系并实施参照完整性。

在"关系"窗口中，选中要建立关系的字段（通常为主键）并按下鼠标左键，将其拖至相关表的相同字段（外键）上。例如，在图 7.25 中选中"科室表"的主键"科室编号"

字段并将其拖至"医生表"的外键"所属科室编号"字段上。然后松开鼠标左键，弹出"编辑关系"对话框，如图 7.26 所示，显示当前表间关系类型为一对多。

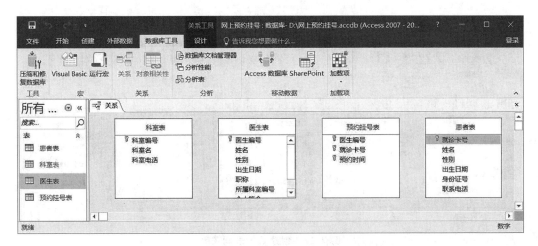

图 7.25　添加表后的"关系"窗口

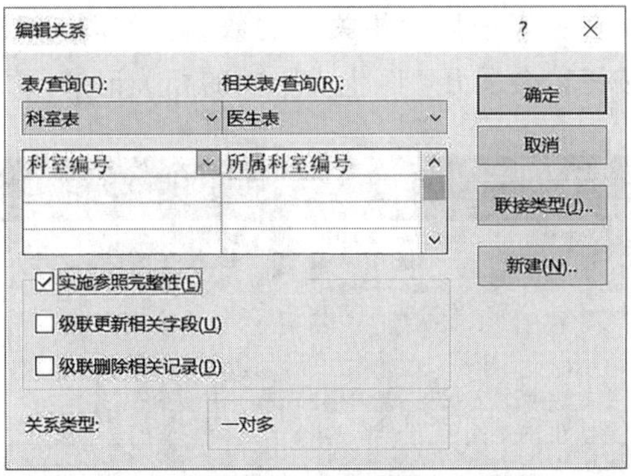

图 7.26　"编辑关系"对话框

若选择"实施参照完整性"选项，将在相关表间实施参照完整性约束规则，即外键与主键之间的参照规则。实施后，Access 将拒绝违反表关系参照完整性的任何操作，以防止出现孤立记录。具体规则为：相关表中外键字段的值必须引用主表中已经存在的主键字段值或为空。例如，在图 7.26 中选择了"实施参照完整性"，则"医生表"中外键"所属科室编号"字段的值要么为空，要么是"科室表"中已经存在的主键"科室编号"字段值，即不允许医生表中的医生记录对应于一个不存在的科室。

Access 还支持"级联更新相关字段"和"级联删除相关记录"选项，以确保外键-主键参照保持同步，防止数据库出现不一致的状态。如果实施了参照完整性并选择"级联更新相关字段"选项，则在更新主键值时，Access 将自动更新相关表中参照主键的所有字段；选择"级联删除相关记录"选项，则在删除包含主键的记录时，Access 将自动删除相关表中参照该主键的所有记录。

⑤单击"创建"按钮，完成表间关系创建，并返回到"关系"窗口。按照同样方法，可继续建立其他表间的一对多关系，最终关系如图 7.27 所示。表关系由表之间绘制的关

系线表示。如果选择了"实施参照完整性",则该线两端都显示为较粗,且数字"1"会出现在一对多关系的"一"端,无限大符号"∞"将出现在一对多关系的"多"端。

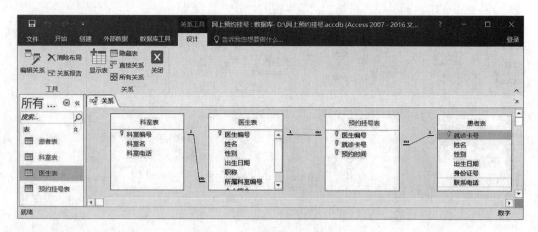

图 7.27 创建好的表间关系

⑥保存表间关系。单击快速访问工具栏中的"保存"按钮,保存表间关系。

创建表间关系后,可在主表中显示相关表的数据。如图 7.28 所示,在"科室表"中单击记录左边的"+"按钮,会展开"医生表"中的相关记录。

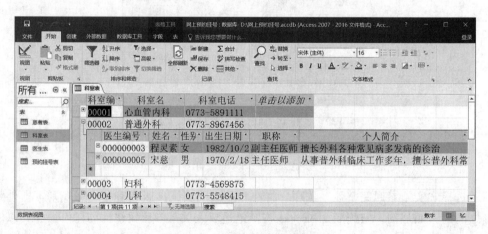

图 7.28 在主表中显示相关表

注意:创建表间关系最好是在创建好表结构之后,输入表数据之前。这样在输入表数据时,系统会自动按照参照完整性约束规则来规范数据的输入,以保证数据的完整性。表间关系创建后,应先输入主表的数据,再输入相关表中的数据。

3. 编辑表间关系

编辑表间关系包括删除表间关系及修改表间关系。要删除表间关系可选中要删除的关系线,然后按 Delete 键。要修改表间关系可双击要修改的关系线,在打开的"编辑关系"对话框中进行修改。

7.3.5 查询

在使用数据库中数据时，用户很少会使用一个表中的所有数据。例如，如果要使用"医生表"中的数据，通常是查看某条特定的医生记录，或者只查看医生个人简介。有时还会需要合并多个表中的数据，如将医生信息与预约挂号信息合并。如果希望从一个或多个表中快速提取信息并加工信息，可以使用 Access 2016 的查询对象。

查询可以从不同表或其他查询中选择所需字段并根据特定条件筛选记录，还可以进一步对筛选出来的数据执行计算、汇总、排序、删除、更改等操作，最终形成一个新的动态的数据集合，并以数据表视图的方式显示数据。查询还可以作为窗体或报表的数据源，以便为窗体或报表提供多个表中的数据。

注意，查询只显示数据源中的数据，而不存储数据。保存查询时，不会保存数据本身，而是保存查询的规则。查询的数据源可以是一个或多个表，也可以是其他查询，或表和查询的数据组合。

1. 查询的类型

由于查询如此通用，因此 Access 2016 存在多种类型的查询，分别是选择查询、参数查询、交叉表查询、操作查询和 SQL 查询。用户可以根据任务创建某种类型的查询。

选择查询是最常用的查询类型。它根据指定的条件，从一个或多个数据源中选择满足条件的数据并显示结果。还可以进一步创建总计查询，对记录进行分组和汇总。例如，查找年龄在 35 岁以上的医生、统计各类职称的医生人数等。

参数查询是根据用户输入的条件或参数来检索记录的查询。在运行参数查询时，查询会提示输入参数字段值，然后使用输入的参数值为查询创建条件。输入不同的值，得到不同的查询结果，例如，输入不同的医生编号，便可查询出不同医生的预约信息。

交叉表查询是一种特殊类型的汇总查询。将来源于某数据源中的字段进行分组，一组列在交叉表左侧称为"行标题"，一组列在交叉表上部称为"列标题"，并在行列交叉处显示某个字段的各种汇总值。例如，统计各科室男女医生的人数，可将"科室名"作为交叉表的行标题，"性别"作为交叉表的列标题，"医生编号"作为值字段进行计数，总计显示在行与列交叉的单元格中。

操作查询是建立在选择查询基础之上的查询。选择查询只检索满足条件的记录，对记录不做修改；而操作查询是检索到满足条件的记录后，再进一步对查询结果进行更新、删除等操作。Access 2016 有 4 种类型的操作查询，分别为生成表查询、追加查询、删除查询、更新查询。例如，利用更新查询可以把所有住院医师的职称都改为主治医师。

SQL 查询是直接使用 SQL 语言（结构化查询语言）创建的查询。实际上每创建一个查询，Access 都会将其转换为等效的 SQL 语句，可以在 SQL 视图中看到对应 SQL 语句。执行查询，就是执行对应的 SQL 语句。有关 SQL 语言的相关知识，读者可查阅相关书籍继续学习。

2. 查询的视图

查询有 3 种视图，分别是设计视图、数据表视图和 SQL 视图。

设计视图是查询设计器，通过该视图可以创建和修改除 SQL 查询以外的各类查询。

数据表视图用于浏览查询的运行结果，与表对象的数据表视图相似，但不能对查询结果进行更新操作。

SQL 视图是查看和编辑 SQL 语句的窗口。

3. 创建查询

在数据库窗口中打开"创建"选项卡，在"查询"组中，Access 提供了"查询向导"和"查询设计"两种方法来创建查询对象，如图 7.29 所示。

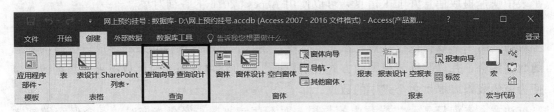

图 7.29 "创建"选项卡的"查询"组按钮

使用查询向导可以自动创建简单查询，包括选择查询、交叉表查询、查找重复项查询和查找不匹配项查询。该方法操作简单，但在使用向导时，用户对查询设计的细节只有很少的控制，且不能设置查询条件。

使用查询设计，即在设计视图下创建查询，可以更好地控制查询设计的细节，创建各类较复杂的查询。建议使用该方法来创建查询。

尽管以上两种方法彼此不同，但基本步骤是类似的，只是有一些在查询向导中不可用。下面介绍创建查询的基本步骤。

①选择要用作数据源的表或查询。注意，如果数据源来自多个表或查询，一定要先建立好表间关系。

②确定查询的类型。

③从数据源中选择要在查询中包含的字段，或对数据源中的字段进行计算，来生成新的字段。

④指定条件（非必需），限制查询返回的记录。

【例 7.5】 在"网上预约挂号"数据库中，按要求创建以下查询。

①创建选择查询，查询结果显示医生编号、医生姓名、所属科室名、就诊卡号、患者姓名和预约时间。

②创建带条件的选择查询，查询预约了"薛慕华"医生，且预约时间在 2021 年以内的患者姓名、性别和就诊卡号。

创建查询

③创建总计查询，查询结果显示就诊卡号、患者姓名以及每个患者的预约次数。

④在查询中进行计算。计算所有患者的年龄，查询结果显示就诊卡号、患者姓名和年龄。

⑤创建交叉表查询，统计各科室不同性别医生人数。

(1) 使用"查询向导"创建查询

使用"查询向导"时，可以按照向导的提示选择一个或多个数据源及相应字段，快速完成查询的创建。可扫描右侧二维码，查看创建例 7.5①的操作步骤。

(2) 使用"查询设计"创建查询

使用设计视图手动创建查询非常灵活,是创建查询的主要方法。下面以例 7.5②为例,介绍具体操作步骤。

①选择查询对象的数据源。在图 7.29 中单击"查询设计"按钮,打开查询的设计视图,并弹出"显示表"对话框,如图 7.30 所示。在查询设计视图中,上半部分用于显示查询要使用的表或其他查询;下半部分是查询设计网格,用于确定查询所拥有的字段和筛选条件等。

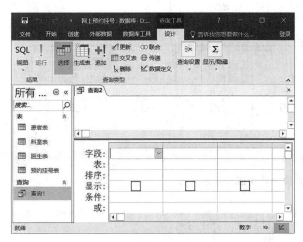
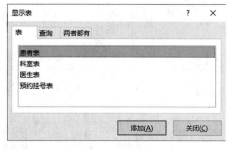

(a) 查询设计视图　　　　　　　　　　(b) "显示表"对话框

图 7.30　查询设计视图与"显示表"对话框

在"显示表"对话框中依次双击查询所需数据源:医生表、预约挂号表和患者表,将其添加到查询设计视图的上部,关闭"显示表"对话框。

②确定查询的类型。使用查询设计视图创建的查询默认为选择查询,因此在本例中不需转换查询类型。

③选择查询的字段。从设计视图的上半部分选择查询所需字段,双击字段将其添加到下方设计网格的"字段"行中。Access 会自动填充设计网格的"表"行,以反映字段的数据源。

在本例中,依次双击相应表中的患者"姓名"、"性别"、"就诊卡号",医生"姓名"和"预约时间"字段,将其添加到下方设计网格的"字段"行中,使其成为当前查询的字段。如图 7.31 所示。

④设置"显示"和"条件"行。"显示"行用于确定某字段是否要在查询结果中显示。本例中医生"姓名"和"预约时间"字段主要用于设置查询条件,不需在查询结果中显示。单击这两个字段对应"显示"行的复选框,将符号"√"取消,查询结果将不显示这两个字段。"条件"行用于设置某字段的查询条件。在本例中,在医生表"姓名"字段下方的"条件"行,输入条件"薛慕华";在"预约时间"字段下方的"条件"行,输入条件">=♯2021/1/1♯ And <=♯2021/12/31♯"。设计网格内容如图 7.32 所示。若查询结果需要按字段排序,可在"排序"行中进行设置。

⑤保存查询,查看查询结果。单击快速访问工具栏中的"保存"命令,打开"另存为"对话框,将查询命名为"查询 2"。单击图 7.31 中"设计"选项卡"结果"组中的

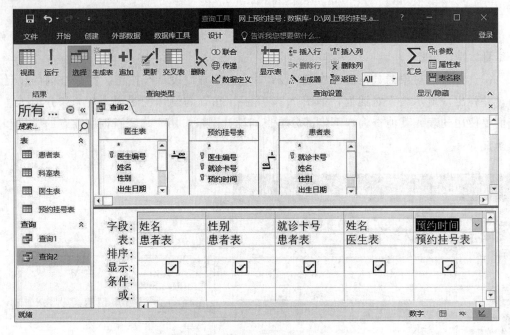

图7.31 在查询设计视图中添加字段

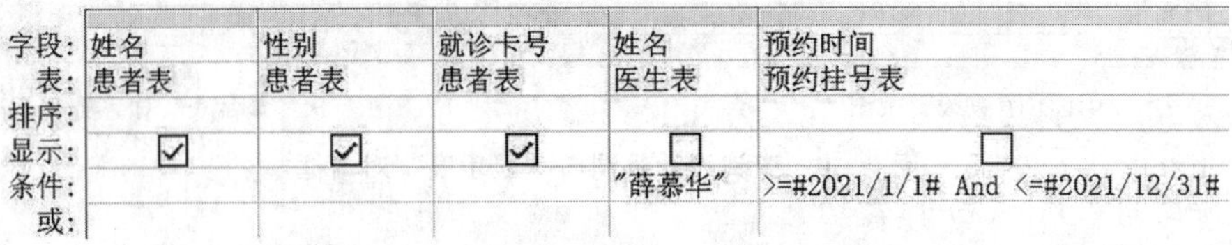

字段:	姓名	性别	就诊卡号	姓名	预约时间
表:	患者表	患者表	患者表	医生表	预约挂号表
排序:					
显示:	✓	✓	✓		
条件:				"薛慕华"	>=#2021/1/1# And <=#2021/12/31#
或:					

图7.32 在设计网格中设置"显示"行和查询条件

"视图"按钮,可切换到数据表视图查看查询结果。或单击"运行"按钮,也可运行查询并显示查询结果,如图7.33所示。

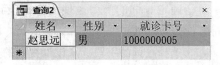

图7.33 例7.5②的查询结果

(3) 创建总计查询

如果查询的结果需要对记录进行分组和汇总,可以使用总计查询。例如,在例7.5③中需要汇总每个患者的预约次数,在总计查询中可以使用聚合函数来完成计算。下面介绍例7.5③的具体操作步骤。

①选择查询对象的数据源。单击"查询设计"按钮,打开查询的设计视图,在"显示表"对话框中依次双击本查询所需数据源:预约挂号表和患者表,将其添加到查询设计视图的上部。

②选择查询的字段。依次双击相应表中的"就诊卡号"、"姓名"和"预约时间"字段,将其添加到设计网格的"字段"行。

③设置分组字段和汇总字段。在"设计"选项卡的"显示/隐藏"组中,单击"汇总"按钮,在设计网格中添加"总计"行。通过"总计"行,可以为每个字段选择要进行的汇总计算,或按字段分组。

在本例中,"就诊卡号"和"姓名"为分组字段,在其对应"总计"行中,从下拉列表中选择"Group By"。"预约时间"为汇总字段,在其对应"总计"行中,从下拉列表中选择"计数",如图7.34所示。

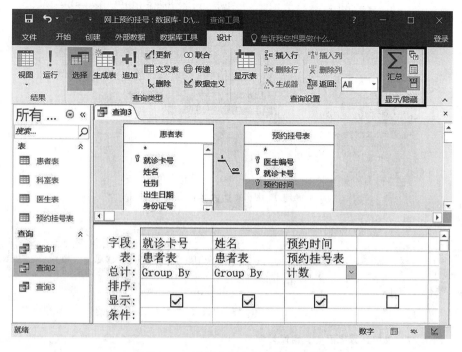

图7.34 设置分组字段和汇总字段

④查看查询结果并保存。单击"运行"按钮,执行查询,结果如图7.35所示。最后将查询命名为"查询3"并保存。注意,汇总字段的默认名为"预约时间之计数",如需修改可切换到查询设计视图,修改汇总字段名。

(4) 在查询中进行计算

前面创建的查询所包含的字段都是数据源中已经存在的字段,如果查询字段要通过计算生成,

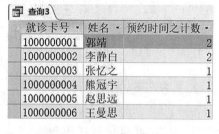

图7.35 例7.5③的查询结果

就需要在查询中添加新的计算字段。计算字段使用表达式来定义。表达式可以使用任意查询数据源中的数据以及Access函数,还可包含常量和算术运算符。下面以例7.5④计算患者年龄为例,介绍如何在查询中创建计算字段,具体步骤如下。

①首先仍然是打开查询设计视图,并添加查询数据源。本例的数据源为患者表。

②选择查询的字段。依次双击表中的"就诊卡号"和"姓名"字段,将其添加到设计网格的"字段"行。把光标移到"姓名"字段右侧空白"字段"行处,单击"设计"选项卡"查询设置"组中的"生成器"按钮,弹出"表达式生成器"对话框,可输入新字段的表达式。表达式以新字段名称作为开头,后跟冒号。本例年龄字段表达式为"年龄:Year (Date())-Year([患者表]![出生日期])",如图7.36所示。单击"确定"后,返回查询设计视图,设计网格内容如图7.37所示。

③查看查询结果并保存,结果如图7.38所示。

— 211 —

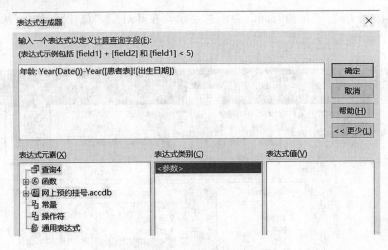

图 7.36　表达式生成器

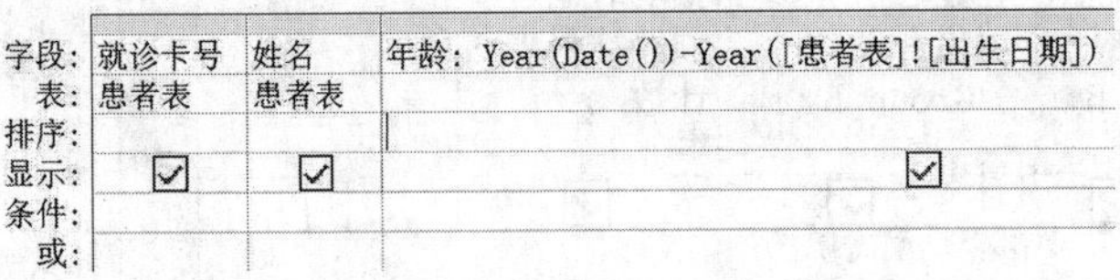

图 7.37　添加计算字段的查询设计网格

查询4

就诊卡号	姓名	年龄
1000000001	郭靖	41
1000000002	李静白	39
1000000003	张忆之	31
1000000004	熊冠宇	33
1000000005	赵思远	43
1000000006	王曼思	29

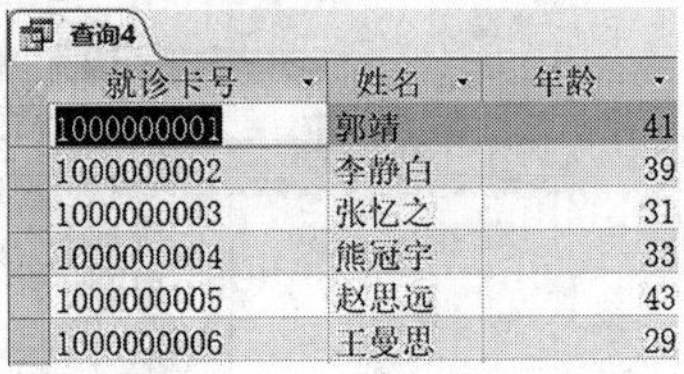

图 7.38　例 7.5④的查询结果

(5) 创建交叉表查询

交叉表查询是一种特殊的分类汇总查询。可扫描例 7.5 右侧的二维码，查看创建例 7.5⑤的操作步骤。

7.3.6　窗体

窗体是在可视化程序设计中经常提及的一个概念，实际上窗体就是程序运行时的 Windows 窗口，只是在设计时将其称为“窗体”。窗体是 Access 中用来和用户交互的主要数据库对象，主要可以完成以下功能：添加、编辑或显示存储在 Access 桌面数据库中的数据；控制系统和用户的交互；接收用户命令并执行相应的操作。精心设计的窗体有助于增强数据的可读性，提高数据管理的效率。

1. 窗体的类型

Access 2016 中有多种类型的窗体，可以满足不同的应用需求。根据数据记录的显示方式可以分为以下 4 种。

①纵栏式窗体，特点是一次只显示一条记录的相关信息，记录的每个字段都显示在一个独立的行上。

②表格式窗体，特点是可以同时显示多条记录，每条记录的所有字段显示在一行上，字段名称显示在窗体的顶端。

③数据表窗体，特点是以数据表形式显示多条记录，即每个记录显示为一行，每个字

段显示为一列，字段的名称显示在每一列的顶端。

④分割窗体，特点是可以同时提供两种类型的窗体：纵栏式窗体和数据表窗体，它们连接到同一数据源，并且总是保持相互同步。分割窗体可以充分利用两种窗体类型的优势。例如，使用下半部分的数据表窗体快速定位记录，然后使用上半部分的纵栏式窗体查看或编辑记录。

2．窗体的视图

窗体有三种视图，分别是窗体视图、设计视图和布局视图。

窗体视图是窗体的运行视图，用于查看窗体的运行结果。在该视图下，用户可以查看、添加和修改数据，并使用窗体提供的各种命令按钮。

设计视图用于设计和修改窗体结构，是功能最全的窗体结构视图。在该视图下，用户可以为窗体添加各种不同功能的控件及修改控件属性，来实现数据的输入、输出、计算和其他命令操作。但在该视图下，看不到控件显示的实际数据。

布局视图是用于窗体修改的最直观视图。在布局视图中查看窗体时，会显示每个控件实际数据，其外观和窗体视图几乎一样，不同的是布局视图可以对窗体结构进行几乎所有需要的修改。显然，布局视图具备了前两种视图的特点，可以同时查看窗体数据和修改窗体结构。需要注意，某些修改无法在布局视图中执行时，仍须切换到设计视图。

3．创建窗体

在数据库窗口中打开"创建"选项卡，在"窗体"组中，Access 2016 提供了多种方法来创建窗体对象，如图 7.39 所示。

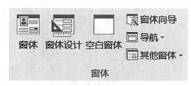

图 7.39 "窗体"组按钮

"窗体"按钮：可以基于当前选择的数据源自动创建纵栏式的简单窗体。

"窗体设计"按钮：以设计视图打开窗体，用户可以在该视图下设计个性化的窗体。

"空白窗体"按钮：以布局视图打开一个空白窗体，用户可以通过添加字段快速建立窗体。

"窗体向导"按钮：以向导方式帮助用户创建窗体。

"其他窗体"按钮：在该命令下，可以创建"多个项目"窗体、"数据表"窗体、"分割窗体"和"模式对话框"窗体。

本节只介绍简单窗体的创建过程，对于复杂窗体的创建，读者可查阅相关书籍继续学习。

【例 7.6】 使用"窗体向导"创建如图 7.40 所示的纵栏式窗体。操作步骤如下。

①打开"网上预约挂号"数据库。

②单击"创建"选项卡"窗体"组中的"窗体向导"按钮，弹出如图 7.41 所示"窗体向导"对话框。

③在"窗体向导"对话框中选择"医生表"，在"可用字段"列表框中选择需要的字段，移到"选定字段"列表框中。本例中，选择"医生表"的全部字段，单击"下一步"按钮。

④在下一步"窗体向导"对话框中，选择窗体使用的布局为"纵栏式"，单击"下一步"按钮。

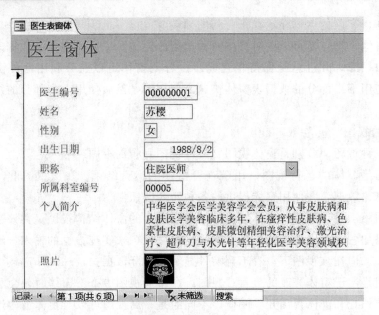

图 7.40 纵栏式窗体

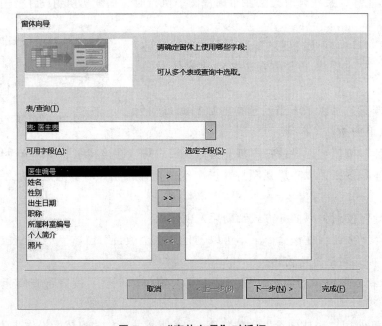

图 7.41 "窗体向导"对话框

⑤在后续"窗体向导"对话框中,输入窗体标题为"医生窗体",单击"完成"按钮,即可生成图 7.40 所示窗体。

7.3.7 报表

报表可以对 Access 数据库中的数据进行综合整理,然后将数据分析结果打印成表。其主要功能有:从多个数据源中提取数据并格式化数据输出;对数据进行排序、分组和汇总等。

报表和窗体的设计类似,都是在"设计视图"中,通过添加控件、修改控件属性的方式来创建。报表的数据源和窗体也相同,可以是表、查询或 SQL 语句。但是两者也有区别,窗体主要用于制作用户与系统交互的界面,既可以输入数据也可以输出数据,而报表主要用于数据的打印输出。

1. 报表的组成

报表中的信息分布在不同的节中,每一个节都有特定的目的,按顺序依次是报表页眉、页面页眉、主体、页面页脚、报表页脚,报表是按照节的顺序打印的。

报表页眉位于报表首部。可用于显示一般出现在封面上的信息,如徽标、标题或日期。

页面页眉位于报表中每一页的最上方。可用于显示在每页上重复的信息,比如显示列标题。

主体节用于放置组成报表主体的控件。报表数据源中的每一条记录都放置在主体节中。

页面页脚位于报表中每一页的最下方。可用于显示页码或每页的汇总信息。

报表页脚位于报表末尾。可用于显示整个报表的总计或其他汇总信息。

此外,还可以对报表中的记录进行分组统计,这会在每个组的上方和下方分别添加组页眉和组页脚,从而创建分组报表。一个报表上可具有多个组页眉或组页脚,具体取决于已添加的分组级别数。

2. 报表的视图

报表有四种视图,分别是报表视图、设计视图、布局视图和打印预览视图。报表视图是报表的显示视图,可以在该视图下进行数据的筛选和查找。设计视图和布局视图功能与窗体的设计视图和布局视图类似,用于设计和修改报表。打印预览视图用于显示报表对象的打印效果。

3. 创建报表

在数据库窗口中打开"创建"选项卡,在"报表"组中,Access 提供了多种方法来创建报表对象,如图 7.42 所示。

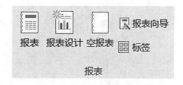

图 7.42 "报表"组按钮

"报表"按钮:可以基于当前选择的数据源自动创建表格式报表。

"报表设计"按钮:以设计视图打开报表,用户可以在该视图下设计个性化的报表。

"空报表"按钮:以布局视图打开一个空白报表,用户可以通过添加字段快速建立报表。

"报表向导"按钮:以向导方式帮助用户创建报表。

"标签"按钮:可以按"标签向导"对话框提示的步骤,创建标签报表。

【例 7.7】 使用"报表向导"创建如图 7.43 所示的报表。操作步骤如下。

①单击"创建"选项卡"报表"组中的"报表向导"按钮,弹出如图 7.44 所示"报表向导"对话框。

②在"报表向导"对话框中选择相应表或查询中的字段,添加到"选定字段"列表框中。本例中,选择"医生表"中的"医生编号"、"姓名"、"性别"和"职称"字段,以及

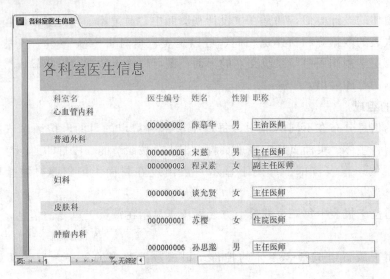

图 7.43 创建的报表

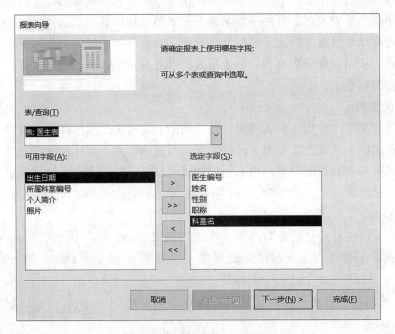

图 7.44 "报表向导"对话框

"科室表"中的"科室名"字段,如图 7.44 所示。单击"下一步"按钮。

③在下一步"报表向导"对话框中,选择查看数据的方式为"通过科室表",单击"下一步"按钮。

④在后续"报表向导"对话框中,还可设置分组、排序和布局选项。在本例中不需进行额外设置,可直接单击"下一步"按钮。

⑤在最后的"报表向导"对话框中输入报表标题为"各科室医生信息",单击"完成"按钮,即可生成图 7.43 所示的报表。

第8章 多媒体技术基础

多媒体技术是随着计算机及其相关软硬件技术飞速发展而兴起的一门综合性信息技术，它把传统的文字、声音、图像、动画、视频等相对单一的媒体元素，与计算机的交互能力、因特网的通信技术有机地融于一体，对信息进行加工处理后，综合地呈现出来。使用多媒体技术大大改善了人类表达信息的方式，使人们能够更加自由、更加充分地对信息进行处理和表达。

本章主要介绍多媒体技术的基本概念、多媒体信息的数字化方法和特点，多媒体信息的基本处理和使用技巧。

8.1 多媒体技术的基础知识

8.1.1 多媒体的基本概念

多媒体

1. 媒体的基本概念和常见表现形式

媒体（Media）一词来源于拉丁语"Medius"，本意为两者之间。目前在日常生活和工作中常用于表示信息的载体，如我们经常把报纸、广播、电视等机构称为"新闻媒体"，报纸通过文字、广播通过声音、电视通过图像和声音来传播信息。但这只是狭义上的理解，广义的媒体概念和范围相当广泛，根据国际电信联盟的定义，媒体可分为感觉媒体、表示媒体、显示媒体、存储媒体和传输媒体5大类，如表8.1所示。

表 8.1 媒体的表现形式

媒体类型	媒体特点	媒体形式	媒体实现方式
感觉媒体	人类感知环境的信息	视觉、听觉、触觉等	文字、图形、声音、图像、视频等
表示媒体	信息的处理方式	计算机数据格式	图像编码、音频编码、视频编码等
显示媒体	信息的表达方式	输入和输出信息	数码相机、显示器、打印机等
存储媒体	信息的存储方式	存取信息	内存、硬盘、光盘、U盘、纸张等
传输媒体	信息的传输方式	网络传输介质	电缆、光缆、电磁波等

实际上我们日常所说的媒体包含两个层次的含义：一是指信息的物理载体（存储和传

递信息的实体），如书本、报纸、U盘、光盘、磁盘以及相关的播放设备等；二是指信息的表现形式（或者说传播形式），如文字、声音、图形、动画、视频等。多媒体技术所研究的媒体，主要是指后者，即计算机不仅能处理文字、数值之类的信息，而且还能处理声音、图形、动画、视频等各种不同形式的信息。

2. 多媒体的定义

多媒体（Multimedia）狭义上指的是使用一种以上媒体手段展示信息的方式。随着计算机信息技术以及消费电子技术手段的发展，我们的信息处理手段从早期的只能处理相对单一的文字信息发展到可以使用计算机以及相关的辅助设备，对文字、声音、图形、动画、视频等不同形式的媒体元素进行自由地编辑处理，甚至可以根据我们的设计，将这些媒体元素综合起来，加上交互功能以及网络传播形式，形成一种崭新的信息表达形式。使用多媒体手段表示信息，可以跨越传统媒体相对单一信息表达的界限，使人类可以更加充分，更加自由地表示信息，为我们展示信息提供了更加丰富的手段。

多媒体技术指的是使用以计算机为核心，数码相机、数字录音机、扫描仪、数字视频录像机、智能手机等一系列相关媒体设备，对文字、声音、图形、动画、视频等不同形式的媒体元素进行采集、编辑、处理、综合制作的相关技术。

8.1.2 多媒体技术的主要特征

1. 多样性

多样性指的是在使用多媒体技术表达信息的时候，能够同时使用文字、声音、图形、动画、视频等不同形式的媒体元素表达同一信息，使人们在接收信息时能够从视觉、听觉、触觉（利用VR技术）等方面进行信息的感受，大大提高信息接收的效率。

2. 交互性

交互性指的是用户在使用计算机进行多媒体信息浏览的时候，可以使用键盘、鼠标等输入设备输入信息，并选择信息。多媒体技术能够借助超文本链接以及互联网技术，将信息根据用户的选择进行呈现，从而实现"按需提供"的新形式的信息表达方式。

3. 集成性

集成性指的是多媒体信息通常是按照编者的设计，将某一方面的各种信息集成在一个系统中进行表达，方便用户进行信息的获取。

4. 实时性

实时性指的是利用多媒体技术表达信息时，系统不但能够保持各种媒体元素在表达时同步连续，还能够对于用户的选择进行快速实时地响应，保证用户能够高效顺畅地感受到各种信息。

8.1.3 多媒体技术的主要软硬件支持

要进行多媒体技术的学习、研究和表达，基本的硬件设备和软件环境都是必不可少的条件，目前进行常规的多媒体操作的软硬件环境如下。

1. 硬件方面

多媒体计算机（Multimedia Personal Computer）：能够对文字、声音、图形、动画、视频等多媒体信息进行综合处理的计算机。目前市面上的绝大部分个人计算机由于都配备有文字、声音、视频的输入输出接口，在外部设备的配合下，都能够完成各种媒体元素的获取、编辑、呈现的工作，所以都属于多媒体计算机。

各种多媒体外部设备：除了多媒体计算机以外，我们要进行多媒体信息的操作，很多时候还需要借助一些外部设备来进行媒体元素的采集、转换和表达。例如，键盘能够让我们输入文字，数码相机能够让我们将现实中的景象转换为数字图形，扫描仪能够将传统的纸质的图形转换为数字图像，数字录音机能够将声音转换为数字声音文件，数字摄像机能够让我们将连续的景象储存为数字视频。

智能手机：近年来随着微电子和通信技术的发展以及人们对多媒体信息使用的需求，智能手机已经成为了人们必不可少的随身设备。新型的智能手机配置有触摸屏、摄像头、麦克风等输入输出设备，能够获取到文字、声音、图像、视频等基本媒体元素，甚至能够在软件的支持下，对某些媒体元素进行简单的编辑处理，是一种非常便捷的多媒体处理设备，多媒体计算机与外部设备的关系如图 8.1 所示。

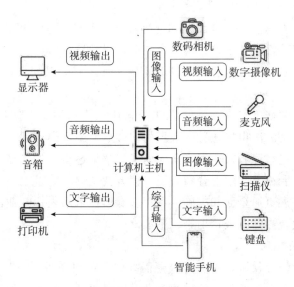

图 8.1　多媒体计算机与外部设备的关系

2. 软件方面

多媒体操作系统：多媒体操作系统是指除具有一般操作系统的功能外，还具有多媒体底层扩充模块，支持对多媒体信息进行采集、编辑、播放和传输等处理功能的系统。也就是说，它能够像一般操作系统处理文字、图形、文件那样去处理音频、图像、视频等多媒体信息，并能够对各种多媒体设备进行控制和管理。当前主流的计算机操作系统，包括微软的 Windows 系列、苹果公司的 Mac OS 系列、Linux 系列以及智能手机的 Android 系列、iOS 系列都具备完备的多媒体功能。

多媒体信息处理软件：多媒体信息处理软件指的是针对单一媒体进行获取、编辑、输出的各种软件。此类软件很多，我们通常会根据需求选择对应的软件对媒体信息进行操作。

多媒体信息制作软件：多媒体信息制作软件指的是能够将各种媒体元素根据设计综合起来，制作为统一的多媒体表达的软件。此类软件根据最终信息呈现方式不同可分为网页设计软件（如Dreamweaver）和作品制作软件（如PowerPoint、Director），如表8.2所示。

表 8.2 常用多媒体信息处理软件

媒体元素	简单处理	高级处理
文字	记事本	Word、WPS
声音	录音机	Audition、GoldWave
图形	画图、美图秀秀	Photoshop、Lightroom
视频	爱剪辑、快剪辑	会声会影、Premiere、AfterEffects

8.1.4 多媒体技术在医学方面的应用

多媒体技术因其表达信息的全面性和准确性，目前广泛应用于社会生活的各个方面，如广告、艺术、教育、娱乐、工程、医药、商业及科学研究等行业。对于医学这个较为特殊的领域，多媒体技术主要可以应用在以下几个方面。

1. 专业医学教育

在专业医学教育领域，有许多的知识和概念往往比较抽象，使用传统的媒体表达方式，如书籍、图谱，是无法很好地进行表示的。如血液循环的过程，如果只是使用文字或者简单的图片进行描述，读者往往很难全面地了解整个过程，如果借助多媒体技术，将整个过程制作成动画或者视频，配上音频解说，读者就能够高效直观地了解到血液循环全过程，这样获取到的信息更加全面和准确。利用多媒体技术来表达专业医学信息，能够在一定程度上解决医学教育中信息表达困难、不准确的问题。

2. 科普医学知识

除了专业的医学教育领域，很多时候还需要将一些科普性质的医学常识、卫生知识、健康理念等信息通过各种形式传达给普通大众。这时候就更加需要使用多媒体技术，将相对专业的医学知识和概念制作为表达生动、形式多样的多媒体信息，以便于不具备专业知识的普通大众接收和理解。例如，在2020年初暴发的新冠疫情期间，就有很多作者将病毒的特点、防护的注意事项、政府的各项规定等相关信息制作成漫画、海报、动画等各种形式的多媒体作品，进行广泛的宣传教育，对于人民群众对疫情的了解和疫情的防控起到了很大的作用。

3. 培训医学技能

在医学教育中，除了医学知识的学习外，还有一个很重要的方面就是医学技能的练习和培训。以往的医学技能培训方式通常都是以教师言传身教、学生实际操作为主，相对而言效率较低，受环境的约束较大，成本也较高。随着医学教育和信息技术的发展，越来越多的运用多媒体技术进行医学技能培训的方式开始涌现，虚拟手术训练系统、虚拟仿真急救系统、3D生物学虚拟仿真实训平台、护理虚拟仿真教学平台等各种基于信息技术的技能操作平台已经逐步进入了医学技能训练的领域。此类平台使用便捷、练习成本低、少受环境限制、可随时反复进行练习，作为传统模式的重要补充，目前已经在各大医学院校广泛的推广使用。

4. 推广医药产品

随着医药学技术的发展，每年都会有大量的新型药品、新型医疗器械以及医疗保健品上市，为了让医疗工作者和患者快速了解新产品的功能及特点，厂商往往都会将产品信息根据不同对象和宣传渠道，运用多媒体技术制作为各式各样的多媒体作品进行宣传推广，往往能够起到快速有效地传递信息的效果。

8.2 音频处理技术

音频又称为"声音"，是人类最早用于信息交流的媒体手段之一。早在远古时代，原始人类就会使用鼓声进行长距离的信息传递。随着人类社会的发展，我们不但学会了使用语言进行具体的信息交流，还发明创造了许多种类的乐器用以演奏音乐以达到休闲娱乐放松身心的目的。人们不仅能利用声音传递具体的信息，还能够通过音乐，抒发内心的感受或者情怀。利用声音传递是人类最重要的信息交流手段。

8.2.1 音频的基本特征

从物理学角度来讲，音频的本质是由物体振动产生的波（Wave），声波在介质（气体、固体、液体）中传播，能被人或动物的听觉器官所感知。我们研究一个声音的波形，通常都会将声波的形状绘制在一个以时间为 X 轴，振幅为 Y 轴的直角坐标系中进行研究，如图 8.2 所示。

声波的特性通常由以下两个方面决定，如图 8.3 所示。

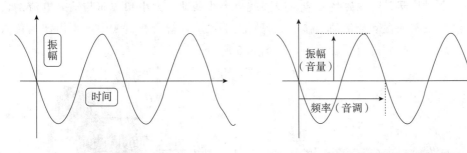

图 8.2 声波波形示意图　　　　图 8.3 声波的振幅和频率示意图

振幅：就是声波在 Y 轴上振动的幅度。振幅大小决定音量大小，也就是人主观上感觉声音的大小。振幅越大响度越大，我们听到的音量就越大；振幅越小响度越小，我们听到的音量就越小。

频率：单位时间内波形完成的全振动的次数叫振动的频率，其单位为赫兹（Hz），其表现为声音波形的密度，声波的频率决定了声音的音调。频率越高，音调就越高；频率越低，音调就越低。人类的听觉器官能够感受到的频率范围是有限的，为 20 Hz～20 000 Hz，一般把频率高于 20 000 Hz 的声音称为"超声波"，低于 20 Hz 的称为"次声波"。人的发声频率在 100 Hz（男低音）到 10 000 Hz（女高音）范围内，正是因为人类能够发出的声音频率范围完全被听觉频率范围所包含，所以人类才能够使用声音进行交流。某些动物，如蝙蝠、猫、狗，能够听见频率高达 60 000 Hz 以上的超声波，所以这些动物的听觉感受比人类要灵敏许多。

8.2.2 音频的电磁处理

在 19 世纪前，人们虽然早已使用声音作为交流的方式多年，但是因其交流的距离有限且无法保存与再现，所以保存信息的主要手段还是以图文为主，有一定的局限性。19 世纪末，贝尔发明和改进了电话系统，利用麦克风将音频转化为电流波进行传送，利用扬声器将接收到的电流波转化为声波进行播放，使人们能够使用电流波进行超远距离的语音交流。同一时期，爱迪生发明了留声机（录音机），利用锡箔（后改进为磁带）记录声音的波动，同样利用扬声器可以进行声音的再现播放，使人们能够对声音进行保存和再现。电话系统和留声机的出现和发展，大大地拓展了人们对于声音媒体的使用。从此以后，人们可以自如的运用声音媒体对信息进行传播、保存甚至简单的编辑处理了。

麦克风的基本原理：麦克风（Microphone），也称话筒，是将声音信号转换为电信号的能量转换器件。麦克风通常由振膜、线圈和环绕线圈的磁铁构成，当有声音发出，空气当中的声波会带动麦克风的振膜进行震动，振膜带动下方连着的线圈在相对固定的磁铁中运动，线圈在磁铁中进行切割磁力线的运动就会在线圈后端产生微弱的电流，产生的电流的大小和方向将会和振膜的震动也就是声波的震动一致，将微弱的电流进行放大，就可以得到和声波一致的电波，继而将电信号输出到端口进行下一步的使用处理，如图 8.4 所示。

扬声器的基本原理：扬声器又称"喇叭"，是一种把电信号转变为声信号的换能器件。扬声器通常由线圈、磁铁、纸盆（振膜）构成，当扬声器接收到由音源设备传输的电信号时，电流会通过线圈，产生磁场反应，线圈就会上线振动，大小和方向与输入电流的大小和方向一致；线圈的振动会带动纸盆（振膜）上下振动，就会在空气中产生声波，传入耳朵里，我们就可以听到对应的音频了，如图 8.5 所示。

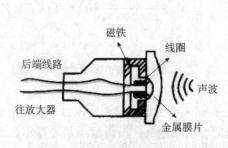

图 8.4 麦克风结构原理图

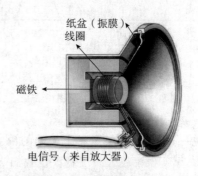

图 8.5 扬声器结构原理图

录音机基本原理：录音时麦克风把声音变成电流，放大后送到录音磁头。录音磁头实际上是个蹄形电磁铁，两极相距很近，中间只留个狭缝。整个磁头封在金属壳内。录音带的带基上涂着一层磁粉，实际上就是许多铁磁性小颗粒。磁带紧贴着录音磁头走过，音频电流使得录音头缝隙处磁场的强弱、方向不断变化，磁带上的磁粉也就被磁化成一个个磁极方向和磁性强弱各不相同的"小磁铁"，声音信号就这样记录在磁带上了。放音的时候使用放音磁头，当磁带从放音头的狭缝前走过时，磁带上"小磁铁"产生的磁场穿过放音头的线圈。由于"小磁铁"的极性和磁性强弱各不相同，它在线圈内产生的磁通量也在不断变化，于是在线圈中产生感应电流，放大后就可以在扬声器中发出声音，如图 8.6 所示。因为结构类似，普通录音机的录音和放音往往合用一个磁头。

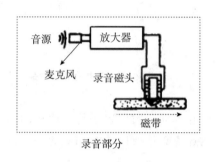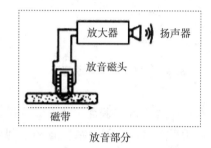

图 8.6　录音机录放音原理图

8.2.3　音频的数字化处理

20 世纪 80 年代，随着计算机技术的发展，特别是专门对音频进行采集和处理的设备声卡的出现，使利用计算机对音频进行采集、保存、处理、传播成为可能，相对于传统的使用电磁技术处理声音，计算机对于音频的处理在保存方式、传播速度、编辑速度和特效生成等方面有了很大的提升，极大地丰富了我们对于音频这种媒体元素的使用手段。目前传统的电磁音频处理方式和设备已经基本被淘汰，大家日常使用的绝大部分音频信息都是由计算机进行处理的数字化的音频。

音频信号的数字化转换：因为计算机是一种数字化的设备，通常只使用二进制来记录信息，所以计算机只能记录类似 0 或 1 的精确的数字信息，但是传统的设备获取到的音频电信号是由平滑的波形构成的，故计算机是无法直接记录使用原始的音频信号的，需要先将信号经过数字转换，变换成计算机可以识别的数字信号，才能够输入计算机进行进一步的处理。数字化音频的基本原理如下，将平滑的原始波形按照一定的频率进行采样，也就是将波形沿 X 轴分割为许多个间隔，每间隔一个很小的时间点记录一次波形的精确的数值，当这个间隔足够小或者说我们采集的点足够多，那么我们记录的数字波形就会非常接近于原始的波形，只要逐个记录下这些点的精确的数值，我们就得到了波形的数字信息，如图 8.7 所示。了解一个数字化音频波形我们通常需要关注以下几个方面：

采样频率：指的是每秒从音频波形中提取的信号个数，它以赫兹（Hz）为单位，通俗地讲采样频率是指计算机每秒钟采集多少个信号样本。采样频率越高，每秒钟记录的信号就越多，得到的数字波形就越接近原始波形，但是对于处理设备的运算能力和存储空间的要求就越大。

采样精度：指的是在记录每一个数字音频信号时，采用一个多少位的二进制数据进行记录，采样精度决定了记录声音的动态范围，它以位（Bit）为单位，常用的采样进度有 8 位、16 位，8 位可以把声波在 Y 轴方向分为 256 级，16 位可以把声波分成 65 536 级的信号进行记录，位数越高，记录的数字音频就越精细，也越接近原始波形，但是需要的存储空间也就越大，如图 8.8 所示。

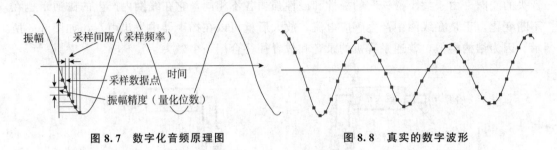

图 8.7　数字化音频原理图　　　　　　　图 8.8　真实的数字波形

声道数：声道是指数字音频在录制或播放时在不同空间位置采集或回放的相互独立的音频信号，所以声道数也就是数字音频录制时的通道数量或回放时相应的扬声器数量。早期的数字音频由于设备和技术的限制，只能够采用一个通道记录数字音频，缺乏对音频的空间定位效果。随着设备能力的提高和技术的发展，人们发现用两个以上的通道记录以及播放声音能够产生声音的空间效果（因为人类有两只耳朵，大脑能够根据声音到达两只耳朵的时间和音量大小的细微的区别自动判断声音发出的位置），开始采用双声道（立体声）、四声道、5.1 声道甚至是 7.1 声道来记录和播放声音，以达到更好的空间效果。由于目前大部分的播放设备，如立体声音箱、立体声耳机，都只支持双声道（立体声）音频的播放，故绝大部分的数字音频都采取双声道格式来记录信息，如图 8.9 所示。

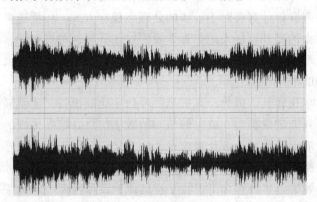

图 8.9　立体声数字波形

数字音频文件：在计算机系统里，所有的信息最终都是以文件形式存储的，存储数字音频也是如此，常见的数字音频文件格式如下。

WAV 格式：WAV 文件是在计算机机平台上经典的多媒体音频文件，最早于 1991 年 8 月出现在 Windows 3.1 操作系统上，文件扩展名为 WAV，也称为"波形文件"，可直接存储声音波形，还原的波形曲线十分逼真。WAV 支持多种音频数字、取样频率和声道，标准格式化的 WAV 文件是 44.1 kHz 的取样频率，16 位量化数字，因此声音文件质量很好。WAV 的特点是真实记录自然声波形，基本无数据压缩，数据量大。

MP3 格式：MP3 是一种音频压缩技术，其全称是动态影像专家压缩标准音频层面 3 (Moving Picture Experts Group Audio Layer Ⅲ)，简称为 MP3。它被设计用来大幅度地降低音频数据量。利用 MP3 技术，可将音乐以 1∶10 甚至 1∶12 的压缩率，压缩成容量较小的文件，而对于大多数用户来说压缩后的音质与最初的不压缩音频相比没有明显的下降。MP3 格式还支持压缩比例的调整，也就是说在使用 MP3 技术制作数字音频时，可以根据需要选择压缩比例和质量的关系，你可以选择将音频存储为质量较好但是体积较大的文件或者质量较差但是体积较小的文件，用户可以灵活地选择调整。

WMA 格式：它是微软公司推出的与 MP3 格式齐名的一种新的音频格式。WMA 的突出特点是音质比 MP3 好，压缩率比 MP3 大，同时支持有损和无损压缩，还可以增加版权保护功能。

M4A 格式：M4A 是 MPEG-4 音频标准的文件的扩展名。在 MPEG-4 标准中，普通的视频文件（包含音频信息）扩展名是".mp4"，为了区别视频和音频文件，苹果公司使用".m4a"作为 MPEG-4 音频文件专门的格式。目前，几乎所有支持 MPEG-4 音频的软件都支持".m4a"。

FLAC 格式：FLAC 是一套著名的自由音频压缩编码，其特点是无损压缩。不同于其他有损压缩编码如 MP3 及 AAC，它不会破坏任何原有的音频信息，所以可以还原音乐光盘音质。FLAC 与 MP3 不同，MP3 是有损音频压缩编码，但 FLAC 是无损压缩，也就是说音频以 FLAC 编码压缩后不会丢失任何信息，将 FLAC 文件还原为 WAV 文件后，与压缩前的 WAV 文件内容相同。FLAC 是免费的并且支持大多数的操作系统。

APE 格式：APE 是流行的数字音乐无损压缩格式之一，与 MP3 这类有损压缩格式不可逆转地删除（人耳听力不敏感的）数据以缩减源文件体积不同，APE 这类无损压缩格式，是以更精炼的记录方式来缩减体积，还原后数据与源文件一样，从而保证了文件的完整性。相较同类文件格式 FLAC，ape 有查错能力但不提供纠错功能，以保证文件的无损和纯正；其另一个特色是压缩率约为 55%，比 FLAC 高，体积大概为原 CD 的一半，便于存储。

8.2.4 数字音频的编辑处理

1. 数字音频的获取

要使用计算机处理音频信号，首先需要获取数字音频文件，获取数字音频文件主要有以下几个途径。

网络下载：随着互联网的迅猛发展，网络上的信息越来越丰富，现在我们几乎可以在网络上找到人类有史以来出版过的绝大部分音频，使用搜索引擎或者专门的音乐平台我们就可以很方便地找到并下载需要的数字音频文件进行进一步处理。

录制音频：将专用的麦克风接入计算机设备或者使用手机的录音机程序，可以很方便地将发出的声音录制成数字音频文件，如图 8.10 所示。

自行合成：使用专门的乐器演奏软件或者 MIDI 音乐制作软件，甚至可以利用计算机模拟各种乐器演奏乐曲，创作数字音乐，如图 8.11 所示。

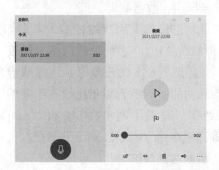

图 8.10　Windows 10 系统自带的录音机程序

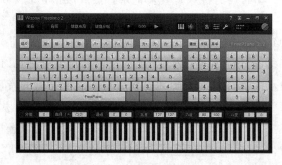

图 8.11　乐器演奏软件 Free piano

2. 数字音频的编辑

要使用计算机进行数字音频的编辑，需要用到专业的音频编辑处理软件，Adobe Audition 是一款常用的专业的音频编辑和混音软件。它专为广播设备和音频、视频专业人员设计，它具有音频格式转换、音频混合、背景噪音消除、音频编辑、卡拉 OK 带制作和各种音频效果处理等功能。它最多可以混合 128 个声道，可编辑单个音频文件，并可使用 45 种以上的数字信号处理效果。Adobe Audition 还是一个完善的多声道录音室，可以录制音乐、无线电广播，或是为录像配音。

使用 Adobe Audition，可以很方便地打开常见的各种音频文件，以直观的波形将音频显示在编辑窗口内，可以使用编辑区直接对波形进行播放、暂停、复制、剪切、粘贴、删除等常规操作，编辑完毕后可以将音频存储为各种常见的音频文件格式。

在文件菜单或者在文件面板右键选择打开（单个文件）或导入（多个文件），然后选择音频文件就可以将音频文件以波形的形式导入软件中显示在文件窗口内。双击需要编辑的音频波形，波形就会出现在右边的编辑区域，我们可以在编辑区域使用红色的编辑线定位，使用下方的播放按钮进行音频试听，使用鼠标左键拖动可以选择波形范围（也可以用下方的精确选择区域输入时间精确指定选区），可以使用右键菜单对选中的波形进行复制、剪切、删除、粘贴等基本的编辑操作，还可以使用音量调节旋钮快速调节波形的整体音量，编辑完毕后，可以使用文件菜单的存储或另存为选项保存编辑好的音频波形，在保存时还可以根据需要选择保存的文件类型以及详细的编码设置（例如，MP3 格式就可以在另存时根据需要设置采样格式或比特率），如图 8.12 所示。

可以使用软件内置的各种效果对音频进行增幅、延迟与回声、均衡器、降噪、时间与变调等常用效果的处理。特效可以在选择需要处理的波形段落（不选则默认对整体波形进行调整）后使用效果组面板，单击效果编号后方的小三角选择需要添加的效果，在打开的效果设置面板中调节好设置后确定即可将效果添加到效果组，添加完毕后可以使用编辑界面试听效果，不满意可以双击效果面板的效果名称重新打开设置面板进行设置。也可以在主菜单的效果选项下选择需要的效果，同样会打开效果设置面板，调节后可以直接在面板中试听，如图 8.13 所示。（注意：某些效果在效果组内不提供，需要打开效果菜单选用）

第 8 章　多媒体技术基础

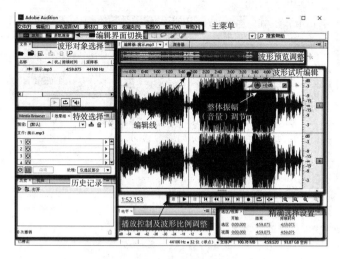

图 8.12　Audition 软件波形编辑主界面

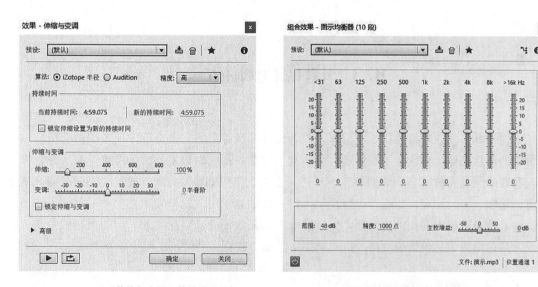

（a）"伸缩与变调"特效设置面板　　　　　　　　（b）"图示均衡器"特效设置面板

图 8.13　"伸缩与变调"和"图示均衡器"特效设置面板

　　Audition 还支持使用多轨混音模式进行多轨道音频的混音编辑，也就是说在一个时段内可以同时播放多个不同的音频内容，单击"多轨混音"按钮可以将编辑模式由单轨道波形编辑切换到多轨道编辑模式，在多轨混音模式下，可以将多个音频由文件窗口拖动到不同的轨道上，使用鼠标左键可以整体移动波形调整位置，使用鼠标左键移到音频段落的左右下角然后拖动可以调节音频段落的长短，使用每个轨道前的音量旋钮，可以很方便地调整每个音频段落音量，最终形成多个音频混响的效果，并且可以将最终的混响效果输出为各种常见的音频文件格式，如图 8.14 所示。（注意：多轨模式编辑完毕后输出应选择文件菜单下的"导出"→"多轨混缩"→"完整混音"）

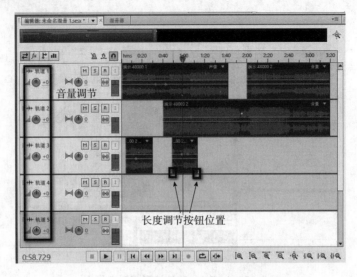

图 8.14　多轨道编辑状态下的轨道编辑区

8.3　图像处理技术

图像指的是客观对象的描绘或写真,或者说是客观对象的一种表示,是人类社会活动中最常用的信息载体,它包含了被描述对象的有关信息,是人们最主要的信息源。据统计,一个人获取的信息大约有 75% 来自视觉。从广义上说,图像就是所有具有视觉效果的画面,从远古的壁画、石刻到现代的绘画、照片,人们一直致力于用图像来表达更生动、更精准的信息。随着社会的进步和技术的发展,数字图像以其获取便捷、储存高效、传播快速的特点已经成为目前图像信息传播的主流,广泛应用于艺术、教育、科学、工程等各个领域。

8.3.1　图像的数字化

要在计算机中处理图像,必须先把真实的景象(照片、画报、图书、图纸等)通过数字化转变成计算机能够接受的显示和存储格式,然后再用计算机进行分析处理。其基本的原理就是将景象在空间上分割成离散像素,每个像素用若干数码 0 和 1 表示其色彩。图像的数字化过程主要分采样、量化与编码 3 个步骤。

采样:将二维空间上连续的图像在水平和垂直方向上等间距地分割成矩形网状结构,所形成的微小方格称为"像素点"。采样的实质就是要用若干个不同的像素点来描述一幅图像,或者说一幅数字图像就是由被采样的限像素点构成的集合。对于数字图像而言,采样的精细度称为"分辨率",通常使用图像的水平×垂直方向采样像素表示。例如,一幅图像的分辨率为 640×480,表示这幅图像是由 $640 \times 480 = 307\ 200$ 个像素点组成。在对图像进行采样时,分辨率越大,图片文件的尺寸越大,能表现更丰富的图像细节,但是需要的设备处理速度和存储空间也越大,如图 8.15 所示。

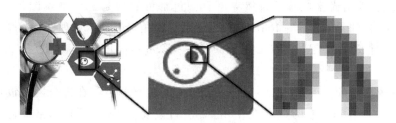

图 8.15　数字图像构成原理

分辨率除了可以进行数字图像采样精度的描述,有的时候还可以用来对于显示数字图像的设备的精度的描述。例如,一台显示器的分辨率是 1 920×1 080,表示这台显示器可以横向显示 1 920 个不同颜色的像素点,纵向显示 1 080 个不同颜色的像素点。有的时候在描述获取数字图像设备的分辨能力的时候,会用总像素点数目表示。例如,某手机摄像头的分辨率为一千万像素,指的就是这个摄像头能获取到的数字图像精细度约为 3 648×2 736(4∶3)或 4 240×2 384(16∶9)。在描述某些打印或者显示设备的时候,还有另一种描述数字图像精细度的方式,叫作 DPI(Dots Per Inch,每英寸点数)。DPI 指的是每一英寸长度中,可显示或输出的像素点数目。

量化:指要使用多大范围的数值来表示图像采样之后的每一个点。量化的结果是图像能够容纳的颜色总数,它反映了图像的色彩丰富程度。如果以 4 位二进制数存储一个点的颜色,就表示图像只能有 $2^4=16$ 种颜色;若采用 16 位存储一个点,则有 $2^{16}=65\ 536$ 种颜色。所以,量化位数越来越大,表示图像可以拥有更多的颜色,自然可以产生更为细致的图像效果,但是也会占用更大的存储空间。与采样分辨率类似,两者的基本问题都是视觉效果和存储空间的取舍。一般我们采用 8 位、16 位、24 位二进制数来表示图像的颜色,24 位色能够表示的颜色数是 1 677 万多,是目前我们最常用的量化格式,它可以达到人眼对于色彩分辨的极限,故被称为"真彩色"。

色彩系统:之前说过,目前我们常用 24 位二进制表示数字图像的色彩,在具体的应用当中,如何使用一个 24 位数来精确的描述 1 677 万多种颜色当中的一种?这就需要了解计算机描述数字图形色彩的方式,又叫作色彩系统。目前在数字图形色彩描述中常用的色彩系统主要有 RGB 系统、HSB 系统、CMYK 系统,如图 8.16 所示。

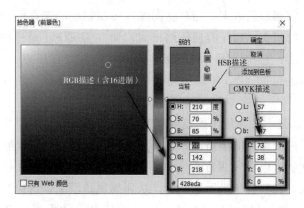

图 8.16　Photoshop 调色板支持多种色彩描述系统

RGB 系统：根据光学原理，自然界所有颜色都可看成是三个基本颜色——红（R）、绿（G）、蓝（B）的不同组合。RGB 色彩描述系统就是根据这个原理，将某个具体的颜色用一组 RGB 值来记录和表达。RGB 三种颜色各有 256 级亮度，用数字 0 到 255 表示，共 256 级，0 表示不发光，255 表示发最强光。按照计算，256 级的 RGB 色彩总共能组合出约 1 678 万种色彩，即 $2^8 \times 2^8 \times 2^8 = 2^{24}$，也就是 24 位真彩色。在进行网页设计或者图形设计时，为了方便表示，有时候还会使用 16 进制数表示 RGB 颜色，格式为♯RRGGBB（RGB 取值范围为 0~F），例如，某种红色 10 进制 RGB 值为 RGB（227，39，39）就可以使用♯E32727 来进行描述。

HSB 系统：HSB 色彩描述系统以人类对颜色的感觉为基础，描述了颜色的三种基本特性。它以色度（H）、饱和度（S）和亮度（B）来描述颜色的基本特征，即将颜色三属性进行量化，饱和度和亮度以百分比值（0%~100%）表示，色度以角度（0°~360°）表示。HSB 系统是基于人对颜色的心理感受的一种颜色模式，因此这种颜色模式比较符合人的视觉感受，让人觉得更加直观一些。

CMYK 系统：CMYK 彩色系统也称作印刷色彩模式，顾名思义就是用来印刷的。C 代表青色，M 代表品红色（也称为"洋红色"），Y 代表黄色，K 代表黑色。它和 RGB 系统相比有一个很大的不同：RGB 系统是一种以发光强度表示的色彩系统，CMYK 是一种用于印刷品依靠反光的色彩系统，只要在屏幕上显示的图像，就是 RGB 系统表现的，只要是在印刷品上看到的图像，就是 CMYK 系统表现的。故我们在设计印刷品时，多用 CMYK 系统来表示颜色。

编码：数字化后得到的图像数据量十分巨大，必须采用编码技术来压缩其信息量以便于对数字图像进行传输与存储。不同的编码方式也就决定了数字图像不同的存储文件类型，常见的数字图像文件类型有以下几种：

BMP 格式：（Bitmap）又叫位图格式，是 Windows 系统中广泛使用的基础图像文件格式。其特点是无损保存了数字图像的所有信息，但同时这种图片格式几乎没有对数据进行压缩，所以 BMP 格式的图片通常具有较大的体积。

JPEG 格式：JPEG（Joint Photographic Experts Group）是联合图像专家组的缩写，是由国际标准化组织（ISO）制订，是面向连续色调静止图像的一种压缩标准。JPEG 格式是目前最常用的图像文件格式，后缀名为 .JPG 或 .jpeg。其主要特点是采用联合编码方式，去除冗余的图像和彩色数据，能够将图像压缩在很小的储存空间内，但是在一定程度上会造成图像数据的损伤，属于有损压缩格式。而且 JPEG 还是一种很灵活的格式，具有调节图像质量的功能，它允许用不同的压缩比例对文件进行压缩，支持多种压缩级别，压缩比率通常在 10∶1 到 40∶1，压缩比越大，图像品质就越低；相反，压缩比越小，图像品质就越高。

PNG 格式：PNG 是一种采用无损压缩算法的位图格式。它利用特殊的编码方法标记重复出现的数据，因而获得高的压缩比，也不损失数据，对图像的颜色也没有影响，不产生颜色的损失，这样就可以重复保存而不降低图像质量。PNG 格式还支持透明效果，使得彩色图像的边缘能与任何背景平滑地融合，从而彻底地消除锯齿边缘。

GIF 格式：GIF（Graphics Interchange Format）是一种无损压缩的编码格式，采用 GIF 格式保存图片不会降低图片质量，但因其存储色彩最高只能达到 256 种且对数据进行了压缩，GIF 格式的图片文件大小要远小于 BMP 格式，同时，GIF 格式还具有支持多图像、动画和透明的优点。GIF 格式的数字图像主要应用于色彩较少的图片，比如卡通造型、公司标志，或者需要以动画展示的图片，比如动态图片，视频图片。

TIFF 格式：标签图像文件格式（Tag Image File Format）是一种灵活的位图格式，主要用来存储包括照片和艺术图在内的图像。TIFF 图像文件是图形图像处理中常用的格式之一，其图像格式很复杂，但由于它对图像信息的存放灵活多变，可以支持很多色彩系统，而且独立于操作系统，因此得到了广泛应用。

8.3.2 数字图像的基本编辑处理和调节

要使用计算机进行数字图像的编辑处理就需要使用到各种相应的软件，在 Windows 操作系统中，因为操作系统身就直接支持数字图像的使用，所以在操作系统内微软公司内置了一些简单的图像编辑处理程序，我们可以使用这些程序来进行数字图像的基本的编辑处理和调节。

画图：画图是一个简单的图像绘画程序，是微软 Windows 操作系统的预装软件之一。"画图"程序是一个位图编辑器，可以对各种位图格式的图画进行编辑，用户可以自己绘制图画，也可以对已有的数字图片进行编辑修改，在编辑完成后，可以以 BMP、JPG、GIF 等格式存档，如图 8.17 所示。

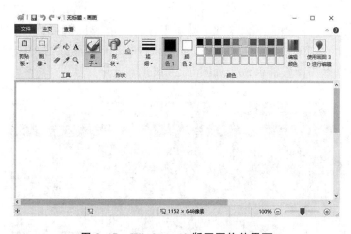

图 8.17　Windows 10 版画图软件界面

照片编辑：在 Windows 10 操作系统中内置的照片应用可以轻松地对数字图像进行裁剪、旋转、添加滤镜、调整光线、颜色、清晰度并消除红眼等各种编辑调整，如图 8.18 所示。

近年来，随着数码相机、智能手机等具有拍摄功能的设备的流行，每个人都能够随时随地很便捷地拍摄获取到数字图像，对于数字图像的处理的需求也由原先的专业人员转变为了大众的需求，应运而生了许多简单便捷的数字图像处理软件或程序，例如，美图秀秀、Picasa、Snapseed、光影魔术手等。此类软件往往使用简单便捷，功能丰富，不但能够对数字图像进行基本的编辑调整处理，还往往根据时代流行元素加入各种常见滤镜或特效，深受大众特别是年轻人喜爱，如图 8.19 所示。

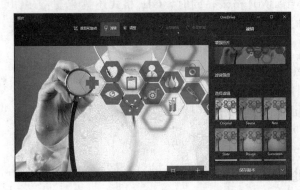 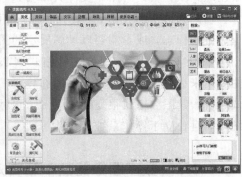

图 8.18　Windows 10 版照片编辑界面　　　　图 8.19　美图秀秀软件界面

8.3.3　Photoshop 基础

1. Photoshop 简介

Photoshop 简称 PS，是目前使用最广泛的专业图像处理软件，以前主要用于印刷排版、艺术摄影和美术设计等领域。随着计算机的普及，越来越多的文档需要对其中的图像进行处理。例如，办公人员需要对报表中的图片进行处理和制作，工程技术人员需要对工程图和效果图进行处理，大学生需要对课程论文中的图片进行处理，个人用户需要对数码相片进行处理等。这些市场需求极大地推动了 Photoshop 图像处理软件的普及化，使它迅速成为继 Office 办公软件后的又一大众型普及软件。Photoshop 的工作界面包括菜单栏、工具栏、各种便捷操作面板等区域，如图 8.20 所示。

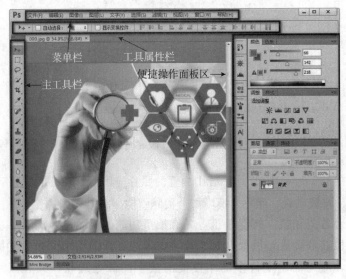

图 8.20　Photoshop 软件主界面

2. 菜单栏

Photoshop 的菜单栏位于软件窗口左上角，主要包括文件（文件基本操作）、编辑

（图像的复制、粘贴、删除、描边、填充、变形、旋转等功能）、图像（图像的色彩和亮度调整等功能）、图层（图层操作）、文字（文字操作）、选择（对选区进行反选、羽化、扩展、收缩、旋转、变形等功能）、滤镜（图像特殊效果处理，如浮雕、变形等功能）、视图（图像的尺寸、对齐等功能）、窗口（控制面板的打开、关闭等功能）、帮助等命令，每个菜单命令下面都有不同的子命令，可根据实际需要进行选择使用。

3. 工具栏及工具属性栏

Photoshop 的工具栏通常位于窗口左侧，也可根据使用习惯调整其位置，工具栏中包含了很多工具，可以利用不同的工具，完成对图像的绘制、观察或其他操作，可以将鼠标指针放在工具上方，右击，则会出现该工具下的其他选项，里面的字母代表它的快捷键，在大写字母状态下，在键盘上按该字母，就可以快速地切换工具，如图 8.21 所示。

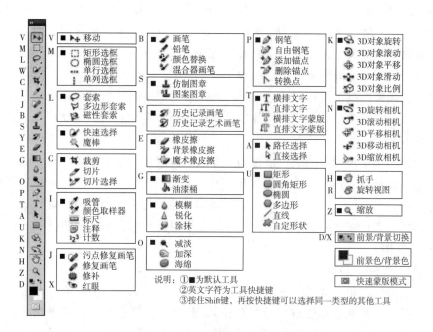

图 8.21 Photoshop 工具栏一览图

Photoshop 的工具属性栏位于软件窗口上方菜单栏下，当用户选择某个工具后，工具属性栏就会显示这个工具的选项和参数，用户可以对工具进行功能选择和参数调整等操作。例如，用户选择了画笔工具后，上方的工具属性栏就会出现关于画笔的大小、形状、模式、不透明度、流量等相关选项供用户选择设置，如图 8.22 所示。

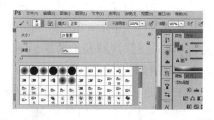

图 8.22 Photoshop 画笔工具属性设置

4. 各种便捷操作面板

Photoshop 的便捷操作面板通常位于软件窗口右侧，主要提供各种常用工具的快捷操作面板，用户可以通过单击相应的标签打开对应的面板进行操作，也可以通过菜单栏的窗口菜单选择需要使用的面板。Photoshop 提供了 20 多个控制面板，最常用的有导航器、图层、通道、历史记录、字符等控制面板，如图 8.23 所示。

— 233 —

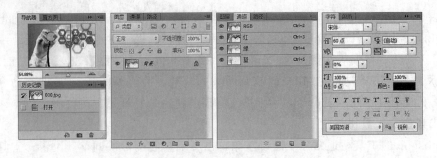

图 8.23 Photoshop 常用工具面板

导航器面板用来控制绘图区显示图像的缩放比例，也可以通过"Ctrl＋＋"快捷键来放大图像，或者通过"Ctrl＋－"快捷键来缩小图像。在设计制作图像时，一般将图像比例调整为100％，这样在设计图形时有一个准确的比例；在预览高分辨率图像时，由于计算机屏幕有限，一般将图像比例缩小到能够在屏幕上看到全部图像；对图像进行修改时，为了减少操作失误，一般将图像比例调到200％以上。

图层面板用来控制图层操作，它是 Photoshop 功能中的精华部分，也是使用最频繁的一个工具。由于有了图层功能，使图像处理这样一个非常专业化的工作，变成了一个简单的拼图游戏。

通道面板用来记录图像的颜色数据和保存选区的内容。

历史记录面板用于还原和重做的操作，在默认状态下可以恢复前20步的操作。在图像编辑过程中，只要没有保存图像，按 F12 键即可将图像恢复至打开时的状态。

字符面板用来设置文字的字体和大小，以及字符的行距和颜色等参数。

5. 基本操作

（1）图像的新建或打开

单击"文件"菜单，选择"新建"命令，在打开的"新建"对话框中设置新建图形图像的名称、尺寸（注意选择正确的计量单位）、分辨率、颜色模式、背景内容，然后单击"确定"按钮，即可得到一份新建的空白的图片，用于进一步的操作。单击"文件"菜单的"打开"命令，在打开的对话框中选择需要打开的图片文件后单击"确定"，即可打开对应的图像进行操作。

注意：Photoshop 中可以同时新建或打开多个图像文件进行操作，各个文件之间的切换可以通过操作区域左上角的标签栏进行切换。

（2）图像的复制和粘贴

在"图层"控制面板中选择需要复制图像的图层，按"Ctrl＋J"快捷键复制一个新图层。如果只需要复制局部区域，则利用"选区"工具，选取图像的局部区域，然后按"Ctrl＋C"快捷键复制，再按"Ctrl＋V"快捷键粘贴。

注意：一是要确认复制的选区是否在需要的图层上；二是如果选区是透明的，没有图像，则执行复制命令时会出现对话框，提示用户选取的范围是空的。

（3）图像的清除

要清除某一个图层中的全部图像时，按"Ctrl＋A"快捷键选择全部图层，按 Delete 键删除，然后再按"Ctrl＋D"快捷键取消选区。如果需要删除某一个图层的局部图像，则利用"选区"工具选取图像的局部区域,然后按 Delete 键删除,再按"Ctrl+D"快捷键取消选区。

注意:一是删除某一区域后,这个区域会变成透明的,下一层的图像将会显示出来;二是在背景图层中删除局部区域时,删除图像的部分会填入背景色(一般为白色);三是不管是剪切、复制、还是删除,都可以配合使用羽化功能。

(4)图像的移动

移动图像时,一是选择需要移动的图层;二是选择工具栏中的"移动"工具;三是在绘图区按住鼠标不放,进行拖动。如果是在不同图像间移动图像可以在选择需要移动的图像范围后按着 Ctrl 不放,将需要移动的区域拖动到目标图像的标签上,即可将选择的图像移动到目标图像中的新建的图层。

注意:如果移动的对象是图像中的某一块区域,那么必须在移动前先选取图像范围,然后再使用移动工具进行移动。

(5)图像的填充

使用"填充"工具,对选取范围进行填充,是制作图像的一种常用手法。填充工具可以在指定区域内填入指定的颜色,也可以填充渐变或图案。

(6)选区的描边

使用"描边"命令可以对选取范围绘制边框。方法是:在图层中绘制一个选区(选区边界闪烁的虚线称为"蚂蚁线"),选择"编辑"→"描边"命令,在打开的对话框中设置描边的宽度(单位为像素)和颜色,单击"确定"按钮即可。

(7)图像的旋转和变换

在 Photoshop 中,可以对各种对象进行旋转和翻转操作,如对图像的选取范围、图层、路径和文本内容等进行旋转和变换;可以对整个图像或局部图像(选取范围中的图像)进行旋转和变换。

对图像进行"自由变换"的操作:选择需要变换的图层,按"Ctrl+T"快捷键;这时图像边框会出现 9 个控制点,移动控制点可以改变图像的大小;将鼠标指针移到控制点外面,按住鼠标左键上下移动,可以改变图像的旋转角度;按 Enter 键确定改变。

对整个图像进行旋转和变换,也可以选择"编辑"→"变换"中的其他命令来完成。它们可以对图像进行缩放、旋转、斜切、扭曲、透视、变形、旋转 180°、旋转 90°(顺时针)、旋转 90°(逆时针)、水平翻转、垂直翻转等操作,如图 8.24 所示。

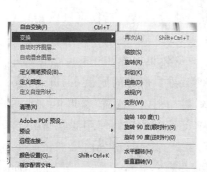 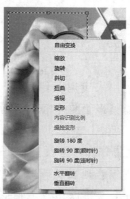

图 8.24 变换和自由变换选项

(8) 修改画布大小

画布是指绘制和编辑图像的工作区域,也就是图像显示区域。调整画布大小可以在图像四边增加空白区域,或者裁切掉不需要的图像边缘。调整画布大小的方法:选择"图像"→"画布大小"命令,在出现的对话框中设置图像的宽度和高度。改变画布大小不会改变图像的形状和分辨率。

(9) 修改图像尺寸和分辨率

图像的质量好坏跟图像的分辨率和尺寸大小是息息相关的,同样大小的图像,分辨率越高图像越清晰。当固定图像尺寸而增加分辨率时,Photoshop 必须在图像中增加像素数目;反之,当固定尺寸而减少分辨率时,则会删除部分像素。这时 Photoshop 就会在图像中重新取样,以便在失真最少的情况下增减图像中的像素数目。

改变图像尺寸和分辨率的方法:选择"图像"→"图像大小"命令,在出现的对话框中设置图像的宽度和高度,以及图像的分辨率,分辨率单位为 dpi(像素/英寸),如图 8.25 所示。

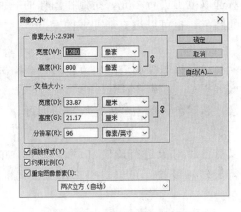

图 8.25 设置图像大小窗口

(10) 存储或另存图像

在文件菜单中选择"存储"选项就可以将正在编辑的图像存储到之前打开或者建立的文件中,如果需要将文件转换格式或者改为另外的文件名称保存,可以选择"存储为"选项,然后在打开的"存储为"对话框中设置保存位置、文件名称和需要保存的格式,单击"确定"即可。

注意:对于某些格式的额外设置的选项,将会在单击"确定"后弹出对应的设置对话框。例如,选择 jpg 格式时,就会弹出 jpg 选项设置对话框可供设置。

6. 滤镜使用

滤镜,主要是用来实现图像的各种特殊效果,在用 Photoshop 制作创意的设计图案时,经常会使用滤镜来给图片增加不同的效果。所有的滤镜在 Photoshop 中都按分类放置在滤镜菜单中,使用时只需要从该菜单中执行命令即可。Photoshop 滤镜的操作和参数设置都不难,难点是如何使用滤镜得到需要的效果或者更好地表现图像主题。Photoshop 部分内置滤镜效果如表 8.3 所示,更多滤镜效果可扫描右侧二维码查看。

Photoshop 内置滤镜效果

表 8.3 Photoshop 部分内置滤镜效果

查找边缘	可以强调图像的轮廓，用彩色线条勾画出彩色图像边缘，用白色线条勾画出灰度图像边缘
风	可以在图像中创建细小的水平线以模拟风效果
浮雕	可以将图像的颜色转换为灰色，并用原图像的颜色勾画边缘，使选区显得突出或下陷

注意：除了内置的滤镜效果，Photoshop 还支持由第三方制作的外置滤镜的使用，外置滤镜往往能够实现内置滤镜无法实现的各种绚丽的效果。

8.3.4 Photoshop 图层处理

图层，是 Photoshop 最重要的功能之一。可以把图层理解为含有各种图像元素的透明胶片，一张张按顺序叠放在一起，组合起来形成页面的最终效果。图层中可以加入文本、图片、表格、插件，也可以在里面再嵌套图层。在进行图像处理的时候，常常是将图像分解成多个图层，然后分别对每个图层进行处理，最后组成一个整体的效果。

1. 图层的功能

Photoshop 允许在一个图像中创建多达 8 000 个图层。将一个图像利用抠图技术，分解成多个图像，修改一个图层时，就不会对另外的图层造成破坏。

在 Photoshop 中，每个图层都是独立的，修改一个图层不会对其他图层造成破坏。可以对图层进行选择、命名、增加、删除、复制、移动、打开/关闭、合并、锁定等操作。

图层操作必须牢记：只有被选中的图层才可以进行操作。例如，使用画笔工具绘制图形时，必须先明确图层，选错图层是初学者常犯的错误。初学者容易忘记图层的概念，把应该分层处理的图像都作在同一个图层上，给图像处理带来不便。

2. 图层的类型

Photoshop 中图层有 7 种类型，分别是背景图层、普通图层、调整图层、填充图层、文字图层、形状图层、智能对象图层，如图 8.26 所示。

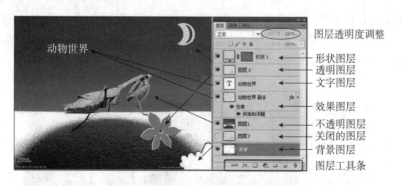

图 8.26 Photoshop 中不同的图层类型

背景图层：背景图层总是在底部，不能调整图层的顺序，也不能调整不透明度和添加图层样式，以及遮罩；可以使用画笔、渐变、邮票和装饰工具。

普通图层：普通图层是用一般方法建立的图层，是一种最常用的图层，普通图层是可进行任意编辑的,包括调整透明度,修改大小,删除,调整顺序等一系列操作都可以在普通层上进行。

调整图层:调整图层在美化图片的时候是非常有用处的,它可以在不破坏原图的情况下,对图像进行色阶、色相曲线等操作。通过调整图层的不同设置,不仅可以美化图像,还能带给设计者创意灵感。

填充图层:填充图层是一个遮罩层,内容为纯色、渐变、图案,可转换为调整图层。通过编辑遮罩可以产生融合效果。

文字图层:可以创建文字,也可以随意改变文字内容。

形状图层:它可以由形状工具和路径工具创建,内容保存在其遮罩中。

智能对象图层:智能对象实际上是指向其他 Photoshop 的指针,当我们更新源文件时,这个更改会自动反映在当前文件中。智能对象图层可以达到无损处理的效果,它可以保护图片源内容和特性,从而对图层进行非破坏性的编辑。

3. 图层的基本操作

图层的绝大部分基本操作都可以通过图层工具面板进行。

(1) 图层的选择

在需要操作某个图层内的对象时,应该先选择对应的图层,单击右下角图层面板中对应的图层,就可以选中该图层,选中的图层以蓝色显示。

(2) 复制图层

可以将某一图层复制到同一图像中,或者复制到另一幅图像中。在同一图像中复制图层时,最快的方法是按"Ctrl+J"快捷键;或者将图层拖动到图层工具面板下方的"创建图层"按钮上,复制后的图层将出现在被复制图层的上方。

(3) 删除图层

删除图层的方法:选中要删除的图层,然后单击图层工具面板下方的"删除图层"按钮;也可以直接用鼠标拖动图层到"删除图层"按钮上进行删除。

(4) 调整图层的叠放次序

在一个图像中若多个图层在同一位置有内容,就会产生遮挡现象。当图层不透明时,在图层工具面板上方的图层会遮挡下方的图层。在图层工具面板中,选中某个图层后(图层显示为蓝色),按住鼠标左键上下拖动,可以调整图层的次序,改变遮挡效果,如图8.27所示。

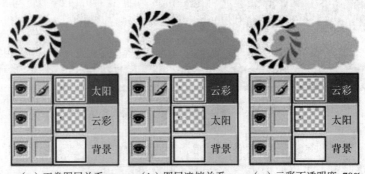

(a) 正常图层关系　　(b) 图层遮挡关系　　(c) 云彩不透明度=70%

图 8.27　图层之间的遮挡关系

（5）图层的链接与合并

图层的链接可以方便地移动多个图层中的图像，同时对多个图层中的图像进行旋转和自由变形，以及对不相邻的图层进行合并。

对一些不需要的图层可以将它们合并，以减少文件占用的磁盘空间，同时也可以提高操作速度。"向下合并"是将当前图层与下一图层合并，其他图层保持不变，可以按"Ctrl+E"快捷键进行图层"向下合并"；"合并可见图层"是将图像中所有显示的图层合并，而隐藏的图层则保持不变；"拼合图像"是将图像中所有图层合并，并在合并过程中丢弃隐藏的图层。

（6）图层的其他操作

如果要移动图层中的图像，可以使用"移动"工具来移动。

单击图层前面的小眼睛图标，可以关闭或打开图层在图像上的显示。

双击图层的名称，可以对图层进行命名。

右击在"图层面板"选中的图层，可以删除图层、合并图层、栅格化图层（如将文字图层或形状图层转换为图形图层）等操作。

4. 图层的混合效果

一般情况下，某个图层上的对象对位于其下方的图像都是正常模式，不透明度100%的完全覆盖，也就是说会完全遮盖下方的内容。有的时候我们希望设置图层内容为半透明状态以达到某些效果，这个时候就可以通过调整图层的不透明度来实现。不透明度可以直接调整图层工具面板上的工具调节，也可以在需要调节的图层上右击，在打开的菜单中选择"混合"选项打开"图层样式"面板调节。在"图层样式"面板中，除了可以调节图层与图像的混合选项，还可以进行投影、发光、描边、叠加等多项图层特效的设置，设置的方法为勾选对应的特效样式后选择该样式，在右边的窗口中就会出现此样式可供进行的各项设置，各项设置都可以在设置时在图像上看到即时的效果，如图8.28所示。设置完毕后在图层面板中对应图层的下方会出现使用的各项效果，可以通过单击效果前方的眼状图标打开或关闭效果。

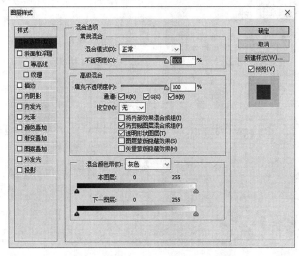

图8.28 图层混合样式设置界面

8.3.5 Photoshop 合成技巧

在使用 Photoshop 进行图像设计时，往往需要在一个图像作品中使用背景、绘图、图像、文字等各种元素综合进行设计制作，下面介绍一些常用元素的基本使用方法。

1. 渐变工具

Photoshop 中的渐变工具是大家比较常用的工具，它用来在整个文档或选区内填充渐变颜色，可以使用渐变工具来绘制背景或者进行一些具有立体效果的填充。其使用方法为先在工具栏选择渐变工具，然后在上方的工具属性栏可以进行渐变颜色（单击"渐变颜色"可以打开"渐变编辑器"对渐变颜色进行进一步的编辑）、渐变方式、不透明度等设置。设置好以后在需要填充渐变的位置用鼠标左键划一条渐变线即可获得渐变的填充效果，填充的方向与画线的方向相同，位置和画线的长度相同，如图 8.29 所示。

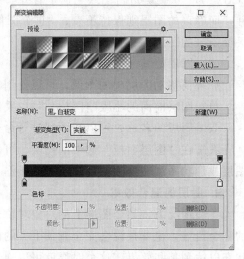

图 8.29　Photoshop 渐变编辑器界面

2. 画笔工具

画笔工具，顾名思义就是用来绘制图画的工具。画笔工具是手绘时最常用的工具，它可以用来上色、画线等。画笔工具画出的线条边缘比较柔和流畅，也可以用画笔工具绘制出各种漂亮的图案。画笔工具可以通过单击工具栏中的画笔工具或者按快捷键 B 打开，选择了画笔工具后在上方的属性栏中会出现笔尖形状、不透明度、流量等基本画笔设置，需要注意的是画笔工具还有许多进一步的设置可以通过专门的画笔设置面板进行，画笔默认将会以工具栏里的前景色设置进行绘图，如图 8.30 所示。

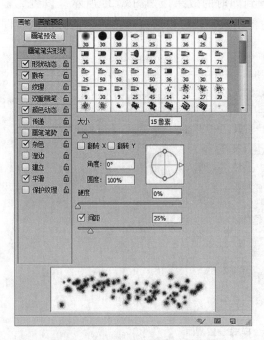

图 8.30　Photoshop 画笔设置面板

3. 抠图技术

抠图指的是将需要的图像从原图的背景中分离出来，以便于进一步使用。在 Photoshop 中提供了多种抠图的工具和方法。

色彩范围（适用于背景色相对单一，前景物不包含背景色的情况）：先选任意一种选择工具，在图像上单击鼠标右键，选择"色彩范围"，打开对话框后在图像的背景色上点一下鼠标左键取样背景色，调整容差查看选区范围，勾选反相，单击"确定"就可以选到背景色以外的前景物。

快速选择工具（适用于前景物边缘清晰，背景相对单一的情况）：在工具栏中选择快速选择工具，在前景物上拖动鼠标左键即可选中，可通过多次单击增加选择区域。

磁性索套工具：在工具栏中选择磁性索套工具，沿前景物边缘通过单击鼠标左键放置选择点（工具也会自动根据边缘放置选择点），选择线会自动黏附在图像边界上，通过不断单击完成封闭即可框选出需要的前景物，如图8.31所示。

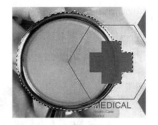

图8.31 利用磁性索套工具选择前景物

注意：无论使用哪种方法进行抠图，都可以在选择部分区域后按住Shift或Alt键的同时操作鼠标对选区进行增加或减少的操作，也可以同时使用多种工具进行选区的调整。确定了选区后，可以使用"Ctrl+J"快捷键将选区内容复制为一个新的图层，便于使用。

4. 文字工具

要在图像中使用文字可以先在工具栏中选择文字工具，然后在图像上单击鼠标左键，即可在光标出现的位置输入文字，可以使用上方的工具属性栏调整文字的字体、字号、样式，还可以打开专用的字体设置面板进行详细设置。通常情况下，在图像中新建一个文字对象，Photoshop会自动将新的文字对象放置在一个新的文字专用图层，如果需要设置文字的图层样式特效，可以在文字图层上单击鼠标右键，选择"混合"选项，打开"图层样式"对话框，进行各种效果设置，如图8.32所示。

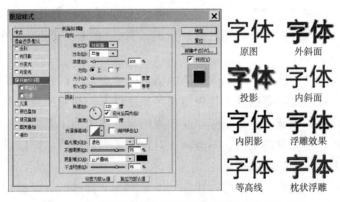

图8.32 文字图层混合选项中的各种图层样式效果图

5. 擦除技巧

有时候我们在进行图像处理时需要擦除一些不需要的对象，Photoshop中也提供了一些擦除对象的工具和方法。

橡皮擦/背景橡皮擦/魔术橡皮擦：使用橡皮擦工具可以擦除任何内容，但是擦除后的底色为工具栏中设置的背景色；背景橡皮擦可以擦除内容，擦除后背景为镂空；魔术橡皮擦可以根据图像内容自动擦除色彩相近区域的内容，擦除后背景为镂空。

填充内容识别：选择需要擦除的对象后，在选区上单击右键，在打开的快捷菜单中选"填充"，在弹出的"填充"对话框中选择"使用内容识别填充"，可以让系统自动根据图像的内容识别出需要填充的内容，在背景区域较为明显的情况下可以简便地清除不需要的对象。

仿制图章：仿制图章工具可以将图像中一些比较突兀的物品使用背景内容进行涂抹覆

盖，先单击"仿制图章"工具，然后按住 Alt 不放，单击背景中内容与需要涂抹区域内容接近的位置设置仿制源，接下来就可以用鼠标在需要覆盖的物品上反复涂抹，即可将仿制源的图像涂抹在单击的区域，如图 8.33 所示。

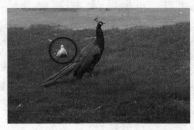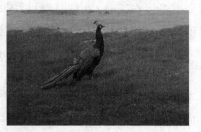

图 8.33　利用"仿制图章"擦除对象

8.3.6　Photoshop 色彩处理

Photoshop 提供了多个图像色彩控制命令，可以很轻松快捷地改变图像的色相、饱和度、亮度和对比度。通过这些命令的使用，可以创作出多种色彩效果的图像。但要注意的是，这些命令的使用或多或少都要丢失一些颜色数据，因为所有色彩调整的操作都是在原图基础上进行的，因而不可能产生比原图像更多的色彩，尽管在屏幕上不会直接反映出来，事实上在转换调整的过程中就已经丢失了数据。

色彩调整功能都在"图像"→"调整"下的二级菜单中，有亮度/对比度、色阶、曲线、曝光度、色彩平衡、黑白、反相、色调分离、阴影/高光、变化、去色等功能。

1. 亮度和对比度调整

亮度是人对光强度的感受，对比度是图像明暗区域中最亮的白色和最暗的黑色之间的差异程度。明暗区域的差异范围越大代表图像对比度越高。高对比度的图像，由于缺少中间色调，从而画面缺少细节，但是能够形成较强的视觉冲击力。低对比度的图像，由于缺少色彩的强烈对比，图像显得灰暗、不清晰。对比度适当的图像，可以给人形成一定的空间感、视觉冲击力和清晰的画面效果。

要调整图像的亮度和对比度，可以选择"图像"→"调整"→"亮度/对比度"命令，调出"亮度/对比度"控制面板进行调节。亮度/对比度的值为负值时，图像亮度和对比度下降；若其值为正值，则图像亮度和对比度增加；当值为 0 时，图像不发生变化。用鼠标拖动控制三角形，调整亮度和对比度参数，当对图像亮度和对比度满意后，单击"确定"按钮即可，如图 8.34 所示。

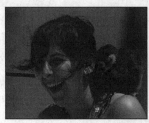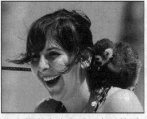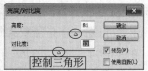

（a）原图　　　　（b）调整亮度和对比度后的图　　（c）亮度和对比度调整面板

图 8.34　图像亮度、对比度的调整

2. 色调调整

使用"曲线"命令可调整图像的色调和明暗度。既可以对整个图像进行调整，也可以对图像的某一选取范围或图像的某一个颜色通道进行调整。选择"图像"→"调整"→"曲线"命令，打开"曲线"对话框，在"通道"下拉列表中选择要调整的色彩，然后单击图表中的斜线，增加一个调整节点后，用键盘上的方向键移动节点位置，就可以调整图片的色调；也可以用鼠标拖动曲线进行调整。删除节点时，将节点拖到坐标区域外即可；或者选中节点后，按 Delete 键删除节点。

利用"曲线"命令，除可以调整图像的亮度外，还可以调整图像的对比度和控制色彩。"曲线"命令的功能实际上是由"反相""色调分离""亮度/对比度"等多个命令组成。图片的色彩由 RGB（红绿蓝）3 个通道组成。在 RGB 通道中，调整为 S 型曲线可以增加图像的反差。在红色通道中，曲线向上时增加红色，曲线向下时增加青色。在绿色通道中，曲线向上时增加绿色，曲线向下时增加洋红色。在蓝色通道中，曲线向上时增加蓝色，曲线向下时增加黄色，如图 8.35 所示。

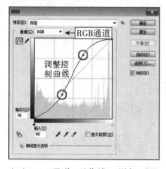
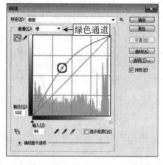
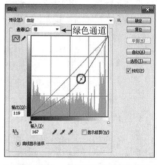

（a）RGB通道S型曲线，增加反差　　（b）绿色通道，曲线向上时增加绿色　　（c）绿色通道，曲线向下时增加洋红色

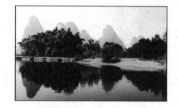
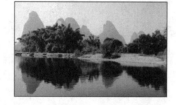
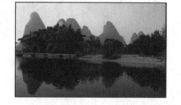

图 8.35　图像色调的调整

3. 色相和饱和度调整

色相是颜色的相貌，就是大家熟知的各种颜色；饱和度就是颜色的鲜艳程度；明度就是颜色的明暗，用贴近人感官直觉的方式来描述色彩。色相/饱和度命令主要用于改变像素的色相及饱和度。可以单击"图像"→"调整"→"色相/饱和度"命令，调出"色相/饱和度"控制面板进行调节，如图 8.36 所示。

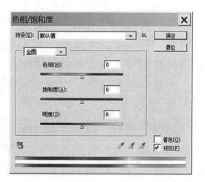

图 8.36　图像色相和饱和度调整面板

8.4 视频处理技术

视频指的是将一系列静态连续的图像在显示设备上以一定的速度进行播放,当速度超过 24 帧/秒的时候,根据视觉暂留原理,我们的眼睛就无法辨别出单幅的静态画面,形成看上去平滑连续的视觉效果,如图 8.37 所示。视频处理技术指的就是将这一系列静态连续图像加以捕捉、记录、处理、储存、传送与重现的各种技术。在多媒体计算机出现之前,视频媒体通常是使用电磁信号(电视)或者胶片(电影)进行制作,所需的设备体积大、制作成本高、编辑处理复杂,一般由专门的人员使用专用设备进行制作。进入 21 世纪,随着计算机技术的发展,通用计算机进入了多媒体时代,数字视频开始逐渐流行,每一台个人计算机都能够自如地处理数字视频。近年来,因互联网和智能手机的广泛使用,视频作为高效的媒体形式更以爆炸的速度发展,深入了社会的各个行业领域,如今直播、短视频等各种形式的视频媒体应用因其制作简便,传播快速,已经成为人们交流信息的重要手段。

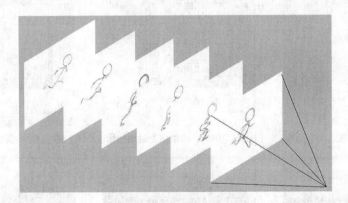

图 8.37 视频基本原理

8.4.1 数字视频基础

数字视频指的是在视频信号捕捉、记录、处理、储存、传送与重现的全过程中,完全使用数字技术,以计算机作为主要处理设备,以精确的数字信息作为存储载体的视频。数字视频的本质是多张连续的数字图像配以对应的数字音频,故基本的数字化原理与之前介绍过的数字图像和数字音频是一样的,但由于视频媒体的特点,在了解数字视频时还需注意以下几点。

画面更新率(帧率)(frame per second,帧/s):指视频每秒钟播放的静态画面数量。更新率越高,我们看到的视频就越流畅,但是需要设备的处理能力和数据的存储空间就越大;更新率低,看到的视频就会有断断续续的卡顿感。通常要达到基本的视觉暂留效果至少需要 10 帧/s 的速度,传统的标准电影使用 24 帧/s,传统的电视信号采用 25 帧/s 或 30 帧/s,高清电视的标准为 60 帧/s,目前最高标准的电影可以采用 120 帧/s 记录视频。

分辨率：因为数字视频是由连续的数字图像构成，所以构成视频的数字图像的分辨率就是数字视频的分辨率，其概念是一样的。但由于数字视频通常都是使用一些标准化的设备（数字电视、液晶显示器、投影仪）进行播放，所以数字视频具有一系列的分辨率的标准以便于进行制作和播放。例如，标清电视信号的分辨率为 720/704/640×480（NTSC 格式）或 768/720×576（PAL 格式），高清电视（HDTV）分辨率可达 1 920×1 080，新的 4K 视频具有 4 096×2 160 分辨率。

长宽比例：指视频媒体的长度和宽度的比值。常用的有 4∶3 和 16∶9 两种比例，4∶3 为较为传统的视频长宽比，传统的电视信号和视频播放设备通常都是 4∶3 的比例，16∶9 为目前流行的视频比例，电影、高清电视以及新型显示器大都使用这个比例。如果视频和播放设备的比例不匹配，在视频播放的时候就会产生一些问题。例如，4∶3 的视频在 16∶9 的设备上播放就会在视频左右产生黑边或者横向拉伸发生横向畸变，16∶9 的视频在 4∶3 的设备上播放就会产生上下黑边或者纵向拉伸产生纵向畸变，如图 8.38 所示。所以我们在制作使用视频的时候需要根据目标播放设备的情况选择合适的长宽比例。

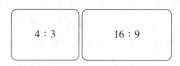

图 8.38　不同比例视频区别

8.4.2　数字视频编码和常用格式

由于数字视频是连续的数字图像序列，由连续帧构成，连续帧之间相似性极高，为便于储存传输，我们需要对原始的视频进行编码压缩，以去除空间、时间维度的冗余。目前主流的数字视频编码方案有 MPEG 系列和 H.26X 系列。

MPEG 系列是由 ISO（国际标准组织机构）下属的 MPEG（运动图像专家组）开发的视频音频数据压缩编码标准。目前主要有以下几种编码标准。

①MPEG-1：第一个官方的视讯音频压缩标准，随后在 VCD（Video CD）中被采用，其中的音频压缩的第三级（MPEG-1 Layer 3）简称 MP3，就是我们之前介绍的音频压缩格式。

②MPEG-2：广播质量的视讯、音频和传输协议。被用于无线数字电视-ATSC、DVB 及 ISDB，数字卫星电视（如 DirecTV），数字有线电视信号，以及 DVD 视频光盘技术中。

③MPEG-4：2003 年发布的视讯压缩标准，主要是扩展 MPEG-1、MPEG-2 等标准以支持视频/音频对象（video/audio "objects"）的编码、3D 内容、低比特率编码（low bi-trate encoding）和数字版权管理（Digital Rights Management）。其中第 10 部分由 ISO/IEC 和 ITU-T 联合发布，称为 H.264/MPEG-4 Part 10 [VLC 中描述为 H264-MPEG-4 AVC（part 10）（avc1），也就是我们常见的 MP4 格式]。

④MPEG-7：MPEG-7 并不是一个视讯压缩标准，它是一个多媒体内容的描述标准。

⑤MPEG-21：MPEG-21 是一个正在制定中的标准，它的目标是为未来多媒体的应用提供一个完整的平台。

H.26X 系列是由 ITU-T（国际电联）下属的 VCEG（Video Code Expert Group，视频编码专家组）制定的视频音频数据压缩编码标准，此系列标准包括 H.261、H.262、H.263、H.264、H.265 等规范，侧重网络传输，主要应用于实时视频通信领域，如视频会议、视频直播。

两个组织也共同制定了一些标准，如 H.262 和 H.264。H.262 等同于 MPEG-2 标准。2003 年 5 月，ITU-T 和 ISO 的联合视频组 JVT（Joint Video Team）发布了 H.264（ISO 将其纳为 MPEG-4 的 Part10），业界称其为 AVC（Advanced Video Codec，先进视频编解码）。H.26x 和 MPEG 两大阵营在 H.264 上完成了统一。如今，下一代的 H.265/HEVC 编码标准也是由两大专家组联合制定。H.265 压缩率有了显著提高，一样质量的编码视频能节省 40%～50% 的存储空间，还提高了并行机制以及网络输入机制。

无论是以哪种格式编码的数字视频，最终形成的数字视频信息都是以视频文件的形式存储在计算机上的，常见的数字视频文件格式有以下几种。

AVI 格式（Audio Video Interleaved）：音频视频交错格式。它是微软公司于 1992 年 11 月推出，作为其 Windows 视频软件一部分的一种多媒体容器格式。AVI 文件将音频（语音）和视频（影像）数据包含在一个文件容器中，允许音视频同步回放。AVI 格式是一种历史悠久的数字视频文件格式，它最直接的优点就是兼容好、调用方便且图像质量好。但它的缺点也是十分明显的，早期的 AVI 文件由于没有优秀的视频压缩编码支持，形成的数字视频文件体积巨大不便于使用和网络传播。目前最新版的 AVI 格式已经支持 H.264/MPEG-4 编码，其效率并不低于其他流行视频文件格式。

MPEG 格式：以 MPEG-1、MPEG-2、MPEG-4 为视频压缩编码的文件格式，其 MPEG-1 文件的扩展名通常为 DAT，MPEG-2 文件的扩展名通常为 MPG 或 MPEG，MPEG-4 文件的扩展名通常为 MP4。

WMV 格式：WMV 是微软推出的一种流媒体格式。在同等视频质量下，WMV 格式的体积非常小，因此很适合在网上播放和传输。

MOV 格式：MOV 即 QuickTime 影片格式，它是 Apple 公司开发的一种音频、视频文件格式，用于存储常用数字媒体类型。可存储的内容相当丰富，除了视频、音频以外还可支持图片、文字（文本字幕）等。

FLV 格式：FLV 流媒体格式是一种新的视频格式，全称为 Flash Video。由于它形成的文件极小、加载速度极快，使得网络观看视频文件成为可能。除了具有本身占有率低、体积小等特点适合网络发展外，丰富、多样的资源也是 FLV 视频格式统一在线播放视频格式的一个重要因素，现各视频网站大多使用的是 FLV 格式或其变体。

MKV 格式：MKV 格式是一种新型的开放标准的自由的容器和文件格式，是一种多媒体封装格式，能够在一个文件中容纳无限数量的视频、音频、图片或字幕轨道。其在技术规程上完全开放，在实现上包含很多开源软件，最大的特点就是能够在一个视频文件中容纳多种不同类型编码的视频、音频及字幕流。

8.4.3 数字视频的简单处理

近年来，随着手持数码摄像机、摄像无人机及带有高清摄像头的智能手机等各种数字视频拍摄设备的广泛流行使用,人们越来越容易获取到需要的数字视频,对于数字视频的处理也涌现出了许多获取容易,操作简便,功能强大的程序和应用。例如,用于视频格式转换的格式工厂(Format Factory)、魔影工厂、暴风转码,用于视频编辑的会声会影、爱剪辑、快剪辑,用于字幕制作的Aegisub、SrtEdit。这些软件界面简单直观、易于操作、功能完善,大大降低了数字视频处理的操作门槛,使得每个人都可以根据自己的想法和规划使用视频媒体进行交流和表达,如图8.39所示。

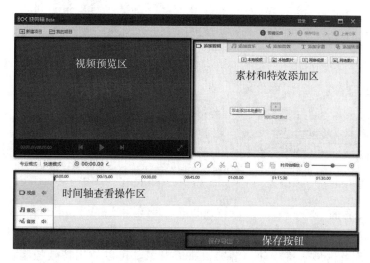

图8.39 快剪辑软件界面

8.4.4 Premiere 基础

Premiere,简称PR,是Adobe公司推出的一款常用的视频编辑软件。它易学、高效、精确,提供了采集、剪辑、调色、美化音频、字幕添加、输出等一整套视频制作流程,并且可以和其他Adobe软件联动,共同处理同一事务,是视频编辑爱好者和专业人士常用的视频编辑工具。

1. Premiere 项目创建

Premiere运行时会首先弹出一个欢迎使用的界面,必须新建项目或者打开已有项目才能进入主界面。单击"新建项目",在打开的"新建项目"对话框中设置好项目的名称和保存项目的位置(尽量选择空间大、速度快的磁盘空间),单击"确定"就会进入下一步"新建序列"设置,在"新建序列"对话框中根据需要设置序列预设(软件预先设置好的一系列标准视频格式)、序列名称、视频音频轨道数量(不需要太多,够用即可),如图8.40所示,单击"确定"就可以进入软件的主界面,并且在下方得到一个指定设置的空白的视频序列。

注意: 序列的格式设置决定了最终输出视频的格式,轨道数量决定了在同一时间内能够出现的音频视频对象的数量。

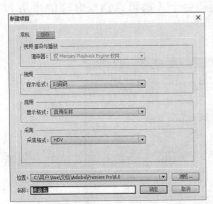
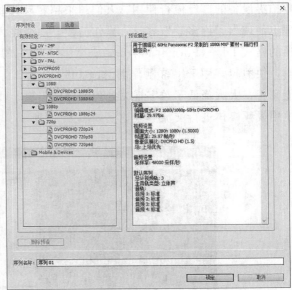

图 8.40　Premiere "新建项目"和"新建序列"对话框

2. Premiere 界面

Premiere 界面主要有菜单栏（整个软件的功能大全，为软件中大多数功能提供了菜单入口）、查看与设置区域（可以使用源窗口查看对象，可以使用特效控制台和调音台进行各项调节设置）、项目区域（默认显示项目的内容，并且可以切换为效果设置面板进行效果设置）、编辑工具栏（提供选择工具、轨道选择工具、波纹编辑工具、剃刀工具、手型工具、滚动工具等常用编辑工具）、预览区域（预览编辑的视频）、时间轴区域（调整时间轴上各对象的设置），如图 8.41 所示。

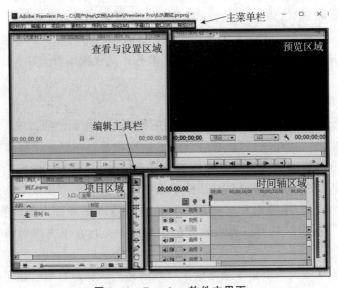

图 8.41　Premiere 软件主界面

3. 对象导入

单击"文件"菜单下的"导入"选项或者在项目窗口内右击，选择"导入"命令，就可以打开"导入"对话框，在对话框中可以选择各种格式的视频、音频或图形对象导入到项目中（可以一次导入多个对象）。对象导入后会出现在项目窗口库中，双击对象可以在上方的源窗口中查看导入的对象详情。

4. 编辑调整

按照设计好的先后次序，将各种导入的素材从项目区域拖动到时间轴区域上的对应的时间轴上，即可将素材合成为视频片段。需要注意的是带有声音的视频素材会占用一个视频和一个音频两个轨道，图形对象需要放在某个视频轨道上，音频对象需要放在音频轨道上。各种对象都可以通过鼠标拖动调节出现的时间，时间轴下方有滚动条可以左右滚动查看整个时间轴的对象分布情况，拖动时间轴两端的滑块可以调节时间轴的比例方便查看。视频对象可以通过两端的调节按钮进行长度的调节，对应的音频会自动同步调节，如果需要分别调节视频附带的音频，需要先在对象上单击右键，选择"解除视音频链接"，才能分别调节。视频和音频对象总长度不能增加，图形对象可以任意调节长度。如需要剪切对象，可以使用工具栏的剃刀工具，通过在对象上单击将对象分割为片段，然后删除不需要的片段即可。如需要调节对象的播放速度，可以使用工具栏速率伸缩工具通过在片段两端拖动调整片段的整体时间来调节播放速度，时间增长播放速度变慢，时间减短速度变快。多个视频轨道有对象时，叠放次序就是直观的由上往下，多个音频轨道有对象时，所有的音频都会同时播放，可以使用每个轨道前方的按钮使用或屏蔽某个轨道。调整的过程中可以随时通过预览区域进行视频效果的预览，按键盘的空格键可以从当前位置播放或者暂停预览视频，如图 8.42 所示。

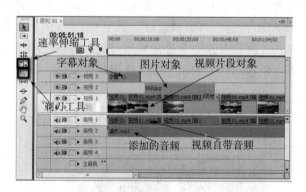

图 8.42 使用时间轴窗口进行编辑

5. 渲染输出

编辑调整完毕后选择视频序列或选择时间轴窗口单击"文件"菜单的"导出"命令下的"媒体"命令进行导出，在打开的"导出"对话框中可以设置导出编码格式、输出文件位置及名称（单击输出名称后的文件名即可设置），设置完毕后单击"导出"按钮就可以将编辑好的视频导出为具体的视频文件，如图 8.43 所示。

8.4.5 Premiere 效果

在使用 Premiere 进行视频制作时，除了基本的编辑调整外，还可以给视频添加字幕，

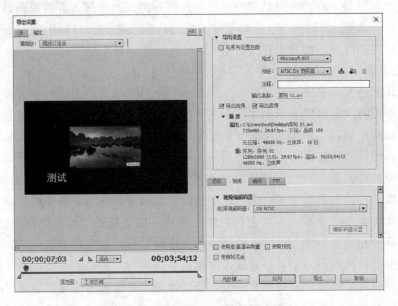

图 8.43 Premiere "导出设置" 窗口

使用视频特效,在视频之间切换特效。

1. 字幕使用

要在视频片段的某个位置使用字幕,首先单击"字幕"菜单的"新建字幕"命令下的"默认静态字幕",在打开的对话框中设置需要的字幕范围尺寸及字幕的名称,单击"确定",就可以得到一个编辑字幕的字幕编辑窗口,如图 8.44 所示。在窗口中可以设置字幕内容、格式、位置、样式、各种属性等字幕的基本信息,编辑完毕后在项目窗口就会出现一个字幕对象,将字幕对象拖动到时间轴上就可以像其他对象一样进行编辑使用。

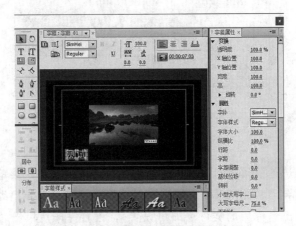

图 8.44 Premiere "字幕设置" 窗口

2. 视频特效

在 Premiere 中提供了大量的内置视频特效可供使用,在左下角的"项目"窗口打开"效果工具"面板,展开"视频特效"项,选择需要的特效拖动到时间轴上对应的视频对象上即可给对象施加此项特效。添加了特效后,在时间轴选择添加了特效的对象,左上角窗口选择特效控制台会显示出添加的特效的各项详细属性设置,可以根据需要进行进一步的调整，需要注意的是在特效控制台内还会出现其他控制属性，有需要的话也可以在此进行设置，如图8.45所示。

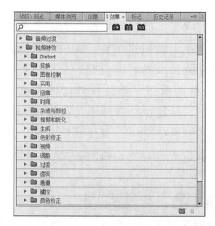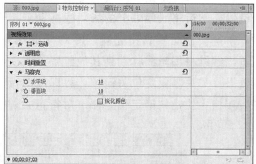

图8.45　Premiere视频特效选择窗口及特效控制台中的马赛克特效设置选项

3. 视频切换

视频切换特效指的是在两个视频之间进行切换时使用特效来进行，其使用方法跟视频特效类似，也是先找到效果工具面板，在其中的视频切换效果中找到需要的切换特效，拖动到时间轴上，需要注意的是视频切换特效需要放置在时间轴上的两个视频片段之间的接头处而不是某个视频片段上（如果需要在视频中间使用切换特效，可以先用剃刀工具在需要使用特效的位置截断视频），将切换特效放置到时间轴上以后在时间轴上就会出现视频切换对象（默认比较短，有可能需要放大时间轴进行查找）。单击视频切换对象，在左上角的特效控制台内就会出现此特效的选项可供设置使用，如图8.46所示。

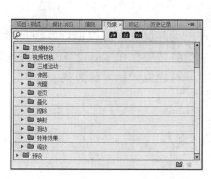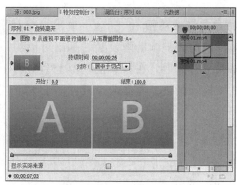

图8.46　Premiere视频切换选择窗口及特效控制台中的旋转离开切换设置选项

8.4.6　Premiere动画

在Premiere中，除了可以使用软件内置的动画效果以外，还可以使用关键帧技术，根据需要自行设置各种动画及特效。关键帧技术指的是我们只需要定义某个对象的初始状态和最终状态，软件会自动运算出中间状态进行动画填充，从而得到平顺的动画效果。在 Premiere 中，关键帧动画主要是通过调整特效控制台内的各项参数实现。

1. 基础关键帧动画

先添加一个对象并将对象放置到时间轴上，将时间轴上的编辑线拖动到对象的开始位置，在特效控制台打开某项需要进行动画的项目的切换动画按钮设置，如位置或缩放，进行初始设置，然后将时间轴上的编辑线拖动到希望动画结束的时间位置，在特效控制台改变参数，系统会自动生成关键帧，使对象变化为最终的状态，播放视频即可看到动画效果。还可以继续将编辑线移动到其他位置，改变参数，系统也会继续添加关键帧形成连续的动画效果。如果需要定位关键帧，可以使用特效控制台中某项，调整其后方的"跳转到关键帧"按钮，快速精确定位，便于对特定关键帧参数进行调整，如图 8.47 所示。

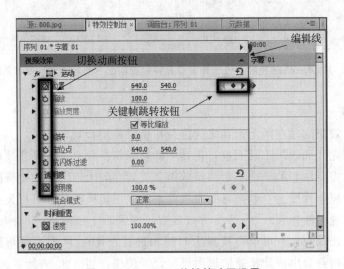

图 8.47 Premiere 关键帧动画设置

2. 特效关键帧动画

视频特效的关键帧动画设置与基础对象的关键帧动画设置方法类似，区别是当我们在对象上添加了特效后，在特效控制台上会出现相应的特效属性设置，在需要修改的特效属性中打开切换动画设置并修改设置，添加关键帧，就可以得到相应的效果。

第9章
程序设计基础

现实中利用计算机处理问题，必须按照一定的语法设计好解决步骤，再将这些步骤转换成计算机能识别的指令写入计算机并执行，这样，计算机就能按照编程者的意愿完成指定的工作。我们把上述能执行的指令称为"程序"。

9.1 什么是计算机程序

计算机不是万能的，它的每一步操作都必须根据事先编写好的指令来运行。常见的指令有算数运算指令、跳转指令、存储指令等，这些数量众多且功能各异的指令，共同构成了计算机 CPU 这一关键部件的指令集。为了使计算机执行一系列的操作，必须将不同指令组织、编写好，输入计算机并运行。

程序就是一组计算机能识别和执行的指令序列。每条指令会执行特定的操作，一组指令序列就能够实现一定的功能。只要让计算机执行程序，计算机会"自动地"执行程序中的指令，指挥计算机各部件有条不紊地工作，进而实现程序设计所需的功能。目前，绝大多数程序都是计算机软件开发人员根据需要设计好的，作为计算机的软件系统提供给普通用户使用。另外，用户也可以根据自身实际需要，设计一些应用程序，如医学图像处理程序、医学辅助诊断程序、医学生 AI 教辅系统等。

计算机的所有操作都是在程序控制下完成的，离开程序，计算机就是一台无法运行的机器。所以，计算机的本质是能运行程序的机器，程序是计算机系统中基本的概念。只有懂得程序设计，才能真正了解计算机工作的原理，才能更好地使用计算机。

9.2 什么是计算机语言

9.2.1 计算机语言的发展

现实世界中，沟通离不开语言。中国人说汉语，美国人用英语，俄罗斯人用俄语，日本人用日语，不同国家的人交流一般需要翻译。计算机语言与此类似，人和计算机交流信息离不开语言,这些能被人和计算机都识别的语言就是计算机语言。计算机语言经历了以下发展阶段。

1. 机器语言

计算机 CPU 只能识别由"0"和"1"组成的指令序列。由二进制码构成的指令不需要"翻译"能直接被计算机识别和运行,它们被称为"机器指令",机器指令的集合就是计算机的机器语言。它具有灵活、直接执行和速度快等特点。

例如,某种计算机的指令为 1011011000000000,它表示让计算机进行一次加法操作;而指令 1011010100000000 则表示进行一次减法操作。它们的前八位表示操作码,而后八位表示地址码。

显而易见,用机器语言编写程序是一件十分烦琐的工作。首先,需要熟记全部指令代码及其含义;其次,编写程序过程中,需要记住每步所用工作单元的状态和数据;而最终编写出来的程序全部由"0"和"1"构成,直观性差,容易出错,几乎无法阅读,如图 9.1 所示。现在,除了计算机生产厂家的极少数专业人员外,绝大多数程序开发人员不会选择使用机器语言来编写程序。

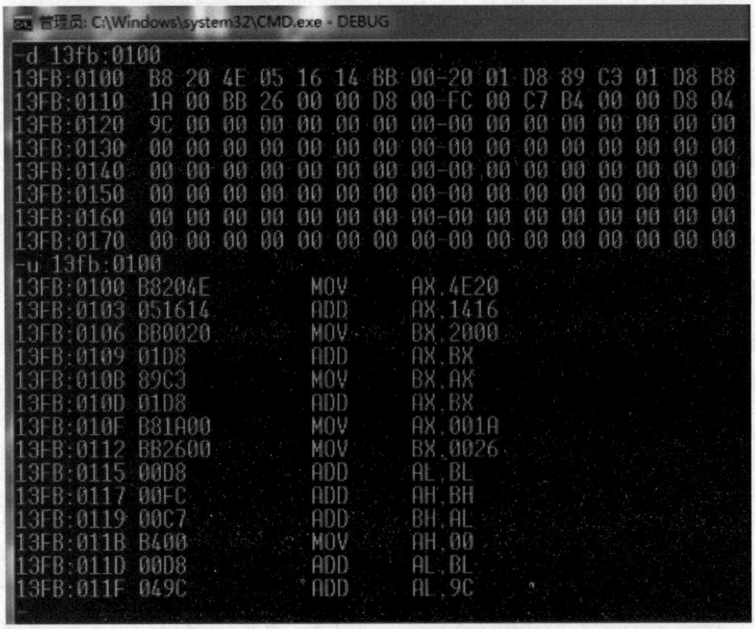

图 9.1　机器语言与汇编语言

2. 汇编语言

人们很早就认识到这样的一个事实,尽管机器语言对计算机来说很好懂也很好用,但是对于编程人员来说,记住 0 和 1 组成的指令简直就是煎熬。为了解决这个问题,汇编语言诞生了。汇编语言用英文字母或符号串来替代机器语言,把不易理解和记忆的机器语言按照一一对应关系转换成汇编指令。这样一来,汇编语言就比机器语言更加便于阅读和理解。

例如,用"MOV"代表移动操作,用"ADD"代表加操作,用"SUB"代表减操作,"LD"代表传送操作,等等。显然,计算机并不能直接识别和执行汇编指令,需要将汇编语言编写的程序转换成机器指令。这种转换的过程称为"汇编"。

汇编语言虽然比机器语言简单好记，但仍然难以普及，只在专业人员中使用。另外，不同类型机器的机器语言和汇编语言是不互通的。用在 A 类型机器上的汇编程序不能在 B 类型机器上运行。机器语言和汇编语言是完全依赖于具体机器特性的，是面向机器的语言。这种离计算机"很近"的语言，称为"计算机低级语言"。

3. 高级语言

由于汇编语言依赖硬件，使得程序的可移植性极差，而且编程人员在使用新的计算机时还需学习新的汇编指令，大大增加了编程人员的工作量，为此计算机高级语言诞生了。高级语言不是一门语言，而是一类语言的统称，它比汇编语言更贴近于人类使用的语言，易于理解、记忆和使用。由于高级语言和计算机的架构、指令集无关，因此它具有良好的可移植性。

高级语言应用非常广泛，世界上绝大多数编程人员都在使用高级语言进行程序开发。常见的高级语言包括 C、C+、Java、VB、C♯、Python、Ruby 等。TIOBE 排行榜可以作为当前业内程序开发语言的流行使用程度的有效指标，它每月更新一次，截至 2020 年 12 月，最新程序设计语言排行如图 9.2 所示。

Dec 2020	Dec 2019	Change	Programming Language	Ratings	Change
1	2	^	C	16.48%	+0.40%
2	1	v	Java	12.53%	-4.72%
3	3		Python	12.21%	+1.90%
4	4		C++	6.91%	+0.71%
5	5		C#	4.20%	-0.60%
6	6		Visual Basic	3.92%	-0.83%
7	7		JavaScript	2.35%	+0.26%
8	8		PHP	2.12%	+0.07%
9	16	^^	R	1.60%	+0.60%
10	9	v	SQL	1.53%	-0.31%
11	22	^^	Groovy	1.53%	+0.69%
12	14	^	Assembly language	1.35%	+0.28%
13	10	v	Swift	1.22%	-0.27%
14	20	^^	Perl	1.20%	+0.30%
15	11	vv	Ruby	1.16%	-0.15%
16	15	v	Go	1.14%	+0.15%
17	17		MATLAB	1.10%	+0.12%
18	12	vv	Delphi/Object Pascal	0.87%	-0.41%
19	13	vv	Objective-C	0.81%	-0.39%
20	24	^^	PL/SQL	0.78%	+0.04%

图 9.2　TIOBE 高级语言排行榜

显然，计算机也是不能直接识别和运行高级语言编写的程序，也需要将其"翻译"成机器指令。高级语言编写的代码称为"源程序"，将源程序转换成机器指令的程序称为"编译程序"，然后计算机执行机器指令程序，得到最终结果。在编译源程序的过程中，一条源程序代码往往对应多条机器指令。

自从高级语言出现以后，一般的科技人员、管理人员、大中学生以及广大计算机爱好者都能轻松掌握高级语言编写程序，使用计算机完成特定工作，而完全无须考虑计算机底层的架构及指令。高级语言的出现，为计算机的推广普及创造了极佳的条件，被称为计算机发展史上的"惊人的成就"。

9.2.2 Python 程序设计语言

Python 是一种高级编程语言,自 1991 年推出第一个发行版本之后,Python 语言迅速得到了信息安全领域相关人员的认可。经过 30 多年的发展,目前 Python 已经渗透到众多应用领域,包括但不限于以下几个方面。

- 计算机安全、网络安全、漏洞挖掘、逆向工程、软件测试与分析、电子取证、密码学。
- 数据采集、数据分析与处理、机器学习、深度学习、自然语言处理、推进系统构建等。
- 统计分析、科学计算、符号计算、可视化。
- 计算机图形、图像处理、音乐编程、语言识别、视频处理、游戏设计与策划。
- 网站开发、系统运维。
- 树莓派、无人机、移动终端应用开发、电子电路设计。
- 辅助教育、辅助设计、办公自动化。

Python 是一门跨平台、开源、免费的解释型高级动态编程语言,是一种通用编程语言。除了解释执行之外,也支持使用 py2exe、pyinstaller、py2app 或其他类似工具将 Python 程序及其所有依赖库打包成特定平台上的可执行文件,从而脱离 Python 解释器环境和相关依赖库而在不同平台上独立运行,同时也可以对源码进行更好的保护。

与其他高级编程语言相比,Python 语言具有非常明显的特点和优势。

- 支持命令式编程和函数式编程两种方式,并且完全支持面向对象程序设计。
- 语法简洁清晰,代码布局优雅,可读性和可维护性强。在编写 Python 程序时,强制要求的缩进使得代码排版非常漂亮,适当的空行和空格使得代码不至于过于密集,大幅度提高了代码的可读性和可维护性。
- 内置数据类型、内置模块和标准库提供了大量功能强大的函数。很多在其他编程语言中需要十几行甚至几十行代码才能实现的功能在 Python 中被封装成一个函数,直接调用即可。
- 拥有大量的几乎支持所有领域应用开发的成熟扩展库和狂热支持者。截至 2020 年 2 月的数据显示,PyPI 已经收录了超过 21.5 万个扩展库项目。

Python 在安装和使用时,建议选择能够满足实际开发需要的较高版本。具体 Python 安装步骤可以参考其他教材或网络教程,在此不再赘述。本书使用 Python 在线编程环境,具体网络地址为 https://c.runoob.com/compile/9。

9.3 算 法

一个程序主要包括两方面的信息。

①对数据的描述:在程序中要明确用到哪些数据,这些数据的类型以及它们的组织形

式。这就是数据结构。

②对操作的描述：要求计算机进行操作的步骤，也就是算法。

数据与操作紧密联系，数据是操作的对象，操作是对数据的加工，正所谓"一阴一阳之谓道"，这是传统哲学观点在现代科技上的完美体现。数据与操作的关系可以用下面这个例子来说明。医生治病，需要开处方，处方上一般应说明：φ 所需药材，指出为了治疗病人所需的药材；κ 服药步骤，指出这些药材按照什么样的步骤进行加工、服用，才能达到治病目的。

没有药材是无法达到治疗目的的，同一药材经过不同的加工过程可以治疗不同疾病。作为程序设计人员，必须认真考虑和设计数据结构和算法。著名计算机科学家沃斯（Nikiklaus Wirth）提出如下公式：

$$程序＝算法＋数据结构$$

直到今天，这个公式依然成立。

下面通过几个简单的例子，帮助大家理解算法差异对程序执行的影响。

【例 9.1】 求 1＋2＋3＋……100。

可以用最原始的算法进行：

步骤 1：先求 1＋2，得到 3；

步骤 2：再求 3＋3，得到 6；

步骤 3：再求 6＋4，得到 10；

……

步骤 99：再求 4 950＋100，得到 5 050。

通过上述 99 步，计算得到结果为 5 050。这种算法的结果虽然正确，但很烦琐，不是明智的选择。针对此例，还有另外一个广为人知的算法。

步骤 1：计算 1＋99，得到 100；

步骤 2：计算 2＋98，得到 100；

步骤 3：计算 3＋97，得到 100；

……

步骤 49：计算 49＋51，得到 100；

步骤 50：计算 49×100＋100＋50，得到 5 050。

显然，后一种算法比前一种算法简单、高效，且便于理解。相关代码如下。

```
# Ex9-1【计算 1~100 累加和】
sum= 0
for x in range(1,101):
    sum= sum+ x
    # print sum- x,"+ ",x,"= ",sum
print "1+ 2+ 3+ ……+ 100= ",sum
>>>
1+ 2+ 3+ ……+ 100= 5050
```

以上程序中，range (1, 101) 表示从 1 开始，到 101 结束（不包括 101），取其中所有的整数。for x in range (1, 101) 的语义是，把这些数一次一个地赋值给 x，这个过程就是：第一次 x=1，第二次 x=2……直到 x=100，当 x=101 时结束循环。

【例 9.2】 给出一个大于或等于 3 的正整数，判断它是不是一个素数。

说明：所谓素数，是指除了 1 和该数本身之外，不能被其他任何整数整除的数。例如，23 是素数，因为它不能被 2、3、4……22 整除。

算法 1：判断一个数 n ($n \geq 3$) 是否为素数的方法很简单，将 n 作为被除数，将 $2 \sim (n-1)$ 的每个整数先后作为除数，如果都不能被整除，则 n 为素数。

算法 2：判断一个数 n ($n \geq 3$) 是否为素数，将 n 作为被除数，将 $2 \sim (n/2)$ 的每个整数先后作为除数，如果都不能被整除，则 n 为素数。

算法 3：判断一个数 n ($n \geq 3$) 是否为素数，将 n 作为被除数，将 $2 \sim (\sqrt{n})$ 的每个整数先后作为除数，如果都不能被整除，则 n 为素数。

上述三个算法的区别在于执行除法的次数不同，可以知道算法 3 的效率最高。

```
# Ex9-2【判断素数】
prime = int(input("请输入一个大于 3 的正整数用来判断:"))
for i in range(2, prime):          # 也可用语句:int(prime ** 0.5)代替
    if prime% i= = 0:
        print(prime,'不是素数')
        break
    if i= = (prime- 1):            # 也可用语句 int(prime ** 0.5)- 1
        print(prime,'是素数')
>>>
请输入一个大于 3 的正整数用来判断:19 是素数
```

9.4 程序的三种基本结构

1966 年，Bohra 和 Jacopini 提出了以下 3 种基本结构，用这 3 种基本结构作为表示一个良好算法的基本单元。

1. 顺序结构

程序按照代码先后顺序，依次执行，它是最容易理解的程序结构。它的流程图较简单，如图 9.3 所示。

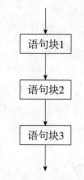

图 9.3　顺序结构流程图

【例9.3】 门诊医生按挂号顺序叫号。

```
# Ex9-3【顺序叫号】
list= ["张三","Tom","Alice","Jake","李四","王五"]
print(list[0])
print(list[1])
print(list[2])
>>>
张三
Tom
Alice
```

【例9.4】 医生给病人测量体温,请将华氏法表示的温度转换成摄氏法表示的温度。

说明:华氏法与摄氏法转换算法很简单,只需找出两者转换公式即可。根据物理学知识,两者转换公式如下:

$$c = \frac{5}{9}(f-32)$$

其中,f 表示华氏温度,c 表示摄氏温度。

```
# Ex9-4【华氏摄氏温度转换】
f= 64.0
c= (5.0/9) * (f- 32)
print("f= ",f)
print("c= ",c)
>>>
f= 64.0
c= 17.777777777777778
```

2. 选择结构

实际上,在很多情况下,需要根据某个条件是否成立来决定是否执行特定的操作任务,或者从给定的两种或多种操作中选择其一。它的流程图有多种形式,如图9.4所示。

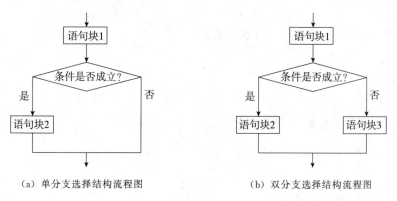

(a) 单分支选择结构流程图　　(b) 双分支选择结构流程图

图9.4　选择结构流程图

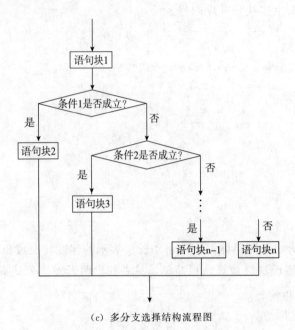

(c) 多分支选择结构流程图

图 9.4　选择结构流程图（续）

【例 9.5】 查找病患是否在住院名单当中。

```
# Ex9-5【查找病患名单】
NameList= ["张三","Tom","Alice","Jake","李四","王五"]
myName= input("请输入患者姓名:")
if myName in NameList:
    print(myName+ "已经找到,他的序号是:",end= "")
    print(NameList.index(myName))
else:
    print(myName+ "找不到!")
>>>
请输入患者姓名:Tom  已经找到,他的序号是:1
```

【例 9.6】 根据医生职称，计算挂号费。

```
# Ex9-6【挂号交费】
print("挂号类型:0.专家    1.主任医师    2.副主任医师    3.主治医师")
num= int(input("请输入挂号类型:"))
if num== 0:
print("请交挂号费 30元")
elif num== 1:
print("请交挂号费 20元")
```

```
elif num== 2:
print("请交挂号费 10 元")
elif num== 3:
print("请交挂号费 5 元")
else:
print("您输入有误!")
>>>
挂号类型：0.专家    1.主任医师    2.副主任医师    3.主治医师
请输入挂号类型：2    请交挂号费 10 元
```

【**例 9.7**】 BMI 指数（Body Mass Index）即身体质量指数，它的计算方法为：体重（kg）除以身高（m）的平方（单位为 kg/m^2）。请根据上述方法，计算某人的身体质量指数。

```
# Ex9-7【BMI 指数】
Weight= 85
Height= 1.78
bmi= Weight/(Height * Height)
print('Your BMI is:'+ str(bmi))
if bmi< = 18.5:
print("体重过轻")
else:
if bmi> 18.5 and bmi< = 23.9:
    print('体重正常')
elif bmi> 23.9 and bmi< = 27:
    print('体重超重')
elif bmi> 27 and bmi< = 32:
    print('肥胖')
else:
    print('非常肥胖')
>>>
Your BMIis :26.82742078020452
体重超重
```

3. 循环结构

循环结构用以解决若干个相同或相似的语句或程序段，例如，检查 300 个学生的体温是否正常。它的流程图如图 9.5 所示。大多数的应用程序都包含循环结构，它与上面两种结构共同构成结构化程序的 3 种基本结构。

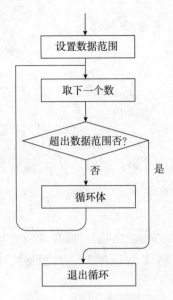

图 9.5 循环结构流程图

【例 9.8】 根据给出体重数据,求该组数据平均体重。

```
# Ex9-8【平均体重】
sum= 0
Weights =  [65,60,82,74,61,77,71,59,52,68]
for weight in Weights:
sum= sum+ weight
averge= sum/(len(Weights))
print( "平均体重为:"+ str(averge))
> > >
平均体重为:66.9
```

【例 9.9】 使用 while 循环输出简单三角形排列。

```
# Ex9-9【简单三角形排列 1】
i= 1
while i< = 5:
    print('*'*i)
    i= i+ 1
> > >
*
**
***
****
*****
```

【例9.10】 使用双循环输出简单三角形排列。

```
# Ex9-10【简单三角形排列 2】
for i in range(0,5):
    for j in range(0,i+ 1):
        print('*',end='')    # 不换行打印
    print()                  # 换行打印
>>>
*
**
***
****
*****
```

循环程序设计是很重要的,许多问题都需要通过循环处理,希望大家熟练掌握它的用法和技巧,尽可能多做一些练习,多阅读和编写一些典型的程序。

9.5 函　　数

"函数"是从英文 function 翻译过来的,其实,function 在英文中的意思既是"函数",也是"功能"。从本质意义上来说,函数就是用来实现一定的功能的。所谓函数名就是给该功能起一个名字,如果该功能是用来实现打印输出运算的,就称为"输出函数"。

9.5.1 内置函数

内置函数由 Python 自带,Python 启动后就可以调用,不需要 import 导入。Python 内置函数包括变量、函数、模块和类,可以通过 dir( ) 函数来查询所有内置函数。

【例9.11】 查看内置函数。

```
# Ex9-11【查看内置函数】
print(dir(__builtins__))
>>>
['ArithmeticError','AssertionError',…'False',… 'True',…<内置变量,略>…
,'__build_class__','__debug__','__doc__','__import__',…<内置模块,略>…,
'abs','all',…'print',…,'range',…'str',…<内置函数,略>…]
```

【例 9.12】 内置函数举例。

```
# Ex9-12【内置函数举例】
print(bin(11))              # bin()二进制函数、oct()八进制函数、hex()十六进制函数,print()输
                              出显示函数
>>> # 0b1011
print(abs(-10))             # abs()求绝对值函数
>>> 10
print(float(1))             # float()转换浮点数函数
>>> 1.0
print(float('123'))
>>> 123.0
a= 1
print(id(a))                # 输出变量 a 的内存地址
>>> 94320810406368
print(list(range(10)))      # range()产生随机数函数,list()生成列表
                              函数
>>> [0,1,2,3,4,5,6,7,8,9]
num= input("请输入一个数字:")  # input()键盘输入函数
print(num)                  # 假设用户输入数字 3
>>> 3
print(len(list(range(10)))) # len()求长度函数
>>> 10
s= '临床,附属'
t= ''
for i in reversed(s):       # reversed()反转函数
    t= t+ i
print(t)
>>> 属附,床临
print(round(0.51))          # round()四舍五入函数
>>> 1
a1= [36,6,-12,9,-22]
print(sorted(a1))           # sorted()排序函数
>>> [-22,-12,6,9,36]
a2= ['bob','about','Zoo','Credit']
print(sorted(a2))
>>> ['Credit','Zoo','about','bob']
a3= '第一附属医院'
print(sorted(a3))
>>> ['一','医','属','第','附','院']  # 汉字按 utf-8 编码排序(与拼音和笔画无关)
```

9.5.2 标准函数

Python 标准库功能非常强大，所提供的组件涉及范围十分广泛，大约数万个函数模块。Python 程序员必须依靠它们来实现系统级功能，如文件 I/O。此外，还有大量以 Python 编写的模块，提供了日常编程中许多问题的标准解决方案。其中有些模块经过专门设计，通过将特定平台功能抽象化为平台中立的 API 来鼓励和加强 Python 程序的可移植性。Windows 版本的 Python 安装程序通常包含整个标准库，往往还包含许多额外组件。

部分常用的 Python 标准库函数如表 9.1 所示。

表 9.1 部分常用标准库函数

名称	作用
datetime	为日期和时间处理同时提供了简单和复杂的方法
random	提供了生成随机数的工具
math	为浮点运算提供了数学运算
turtle	海龟绘图组件
sys	工具脚本经常调用命令行参数
os	提供了不少与操作系统相关联的函数

使用标准库函数时，需要使用"import 包名"导入（内置函数无须导入）。

【例 9.13】 datetime 模块内标准函数举例。

```
from datetime import date        # 导入时间库
now= date.today()                 # 取当前时间
print(now)
birthday= date(1987,12,3)         # 生成日期函数
print(birthday)
age= now- birthday                # 假设年龄= 当前日期- 生日日期
print(age)
>>>
2021- 01- 11
1987- 12- 03
12093 days, 0:00:00
import time                       # 时间戳示例
print(time.time())                # 获取当前时间,按秒计算1970纪元后经过的浮点秒数
print('Hello,Python')
print(time.time())
>>>
1610342207.3144157
```

```
Hello, Python
1610342207.3144271

import calendar                    # 日历示例
cal= calendar.month(2021,3)        # 设置年与月份
print(cal)
>>>
     March 2021
Mo Tu We Th Fr Sa Su
 1  2  3  4  5  6  7
 8  9 10 11 12 13 14
15 16 17 18 19 20 21
22 23 24 25 26 27 28
29 30 31
```

【例9.14】 random 模块内标准函数举例。

```
import random
i= random.random()                 # random.random 随机生成一个0到1之间的浮点数
print(i)
>>>
0.3026822808907339

import random
i= random.randint(10,100)          # random.randint(a,b)用于生成一个指定范围内的整数：
                                   10<=n<=100
print(i)
>>>
59

import random
t=['a','b','c','d','e']
s= random.sample(t,2)              # 随机获取长度为2的片段
print(s)
>>>
['e', 'b']

import random
t=['基础学院','口腔学院','附属医院','全科医院','公共卫生']
```

```
        s= random.choice(t)        # 在列表中随机取 1 个字符串
        print(s)
        >>>
        附属医院
```

【例 9.15】 math 模块内标准函数举例。

```
import math
a= math.sqrt(144)            # 方法 1:sqrt()开方函数
print(a)
b= pow(144,0.5)              # 方法 2:pow()幂函数
print(b)
c= 144 ** 0.5                # 方法 3:** 指数运算
print(c)
d= math.sin(math.pi/2)       # math.pi 为 π 值,sin()为正弦函数
print(d)
>>>
12.0
12.0
12.0
1.0
```

9.5.3 自定义函数

通常情况下,内置函数或标准函数无法完全满足程序功能需求,此时,可以自己定义相关的功能程序段,这种特定功能的程序段称为"自定义函数"。以下是 Python 简单的自定义函数规则。

①函数代码块以 def 关键词开头,后接函数标识符名称和圆括号()。

②任何传入参数和自变量必须放在圆括号中间,圆括号之间可以用于定义参数。

③函数内容以冒号起始,并且缩进。

④return[表达式]结束函数,选择性地返回一个值给调用方。不带表达式的 return 相当于返回 None。其语法如下。

```
#【函数定义语法格式】
def 函数名(形参列表):
    函数体
    return 返回值
```

通俗地说，在 Python 中，定义一个函数要使用 def 语句，依次写出函数名、括号、括号中的参数和冒号，然后在缩进块中编写函数体，函数的返回值用 return 语句返回。

【例 9.16】 my_abs 自定义函数举例。

```
def my_abs(x):            # 定义自定义函数
    if x> = 0:
        return x
    else:
        return- x
print(my_abs(8))          # 调用自定义函数
print(my_abs(- 6))
print(my_abs(0))
>>>
8  6  0                   # 竖排显示结果
```

【例 9.17】 max2、max3 自定义函数举例。

```
def max2(x,y):            # 定义自定义函数 max2()
    if x> = y:
        return x
    else:
        return y

def max3(x,y,z):          # 定义自定义函数 max3()
    m= max2(x,y)          # 调用自定义函数 max2()
    t= max2(m,z)
    return t

print(max2(5,10))         # 调用自定义函数 max2()
print(max2(max2(4,3),2))  # 调用自定义函数 max2()
print(max3(4,3,2))        # 调用自定义函数 max3()
>>>
10  4  4                  # 竖排显示结果
```

【例 9.18】 用递归算法将十进制数转化成二进制函数。

```
def TtoB(n):              # 定义自定义函数
    if n== 0:
        return
```

```
        TtoB ( int ( n/2 ) )                    # 调用自定义函数
        print ( n% 2，end= '' )
TtoB ( 16 )                                     # 调用自定义函数
＞＞＞
1 0 0 0 0
```

习题

1. 给出三角形三边，编程计算三角形面积。
2. 用 input（）函数读取学生成绩，判断成绩是否及格。
3. 通过键盘输入一串字符串，利用 sorted（）对其进行排序输出。
4. 计算 1～1 000 之间的奇数之和。
5. 编写一个函数 mySum（），计算两个数之和。
6. 利用递归算法实现数字倒序。

第10章 人工智能基础

10.1 引 言

人工智能的研究及应用领域

当前,以互联网、大数据、人工智能为代表的新技术和医疗健康行业深度融合,医疗健康服务新模式新业态蓬勃发展。借助互联网+健康模式,把优质医疗资源有效下沉到基层,解决老百姓看病难看病贵的问题。引入人工智能系统,利用它们的医学信息储备远大于基层的医生的优势。辅助基层的医生开展常见病多发病的诊断和治疗,提高他们的诊断能力和水平,更好地为基层老百姓服务。

人工智能系统,即"人工智能医生",能"看"影像,"读"病历,还能"动"手术,"做"检查,给出临床诊断建议;"医术"超过年轻医生,一些领域能与资深医生比肩。

以肺部结节为例,小到 1 mm 的病灶,阅片医生需要一张张看 CT 影像图片来找,并推断出大小、密度。资深阅片医生平均 10 min 读 1 张,大型医院每天片子达数万张,如此繁重的任务在使用人工智能系统后,阅片时间降至 1 分半。

同时,人工智能系统还能对病灶性状进行多维度描述,包括大小、体积、密度、CT值,结节表征可涵盖 6 种常见的良恶性征象——分叶、毛刺、胸膜凹陷、空洞、空泡、钙化。阿里健康开发的系统则将周边病症一起筛查,包括肺道泡、动脉硬化、淋巴带化、肺密度增高、索条等。

由 IBM 公司开发的沃森肿瘤智能医生(沃森机器人)能够支持 13 种癌症的循证治疗,包括肺癌、乳腺癌、胃癌、结肠癌等,并且还在不断扩展中,目前已经在我国 20 多个城市的 60 多家医院得到应用。依托沃森机器人,能够为患者提供一种人脑+电脑的全新诊疗模式,它能够在几秒内完成数据调取、文献查找和案例匹配,迅速分析病情、平衡各种关系,出具一个或多个有据可考的治疗方案,分析利弊并按照推荐顺序排列,供医生和患者参考,选出最合适的方案。当然,每一种方案后面都注明文献出处和依据,让医生和患者知其所以然。

2019 年 2 月 15 日,国际知名医学科研期刊《自然医学》(Nature Medicine)在线刊登了题为《使用人工智能评估和准确诊断儿科疾病》(Evaluation and accurate diagnoses of pediatric diseases using artificial intelligence)的文章,此文是广州市妇女儿童医疗中心利用人工智能技术诊断儿科疾病的重磅科研成果。这是全球首次在顶级医学杂志发表有关自然语言处理(NLP)技术基于中文文本型电子病历(EMR)做临床智能诊断的研究成果。

在这项最新科研成果中,人工智能在识别影像的基础上,通过自动学习病历文本数据(医生的知识和语言)中的诊断逻辑,逐步具备了一定的病情分析推理能力,能更进一步读懂、分析复杂的病例,意味着人工智能或将能像医生一样"思考"。通过系统学习文本病历,人工智能或将可以诊断更多疾病。这项研究的核心技术,就是通过深度学习技术与医学知识图谱,构建了高质量的智能病种库。使得后续可以较容易地利用智能病种库建立各种诊断模型。儿科疾病症状多种多样,临床医生同样难以区分,诊断流程费时费力,但明确诊断非常重要。利用可与经验丰富的儿科医生相媲美的助手进行辅助诊断,能够让医生有效地降低诊断时间,显著优化诊断流程。

人工智能系统的能力是靠海量数据和不断训练临床思维之后(称为"机器学习")获得的。实现人工智能系统的医院必须要有相应的临床病种数据库。临床数据要转换成结构化格式,并建立模型,然后按照临床诊疗思维训练、学习,算出结果。在广州市妇女儿童医疗中心的研究中,让人工智能系统自动学习了来自 56.7 万名儿童患者的 136 万份高质量电子文本病历中的诊断逻辑,使得该系统应用于诊断多种儿科常见疾病,准确度与经验丰富的儿科医师相当。研究人员随机抽出 12 000 份患儿病历,并把 20 位"参赛"儿科医生按年资和临床经验高低分成 5 组。结果显示,人工智能系统模型的平均得分高于两组低年资医生,接近三组高年资医生。

近几年来,经过不断训练的人工智能系统,涉及病种越来越多、领域越来越宽,包括临床助理、辅助诊疗、医学影像、基因检测、健康管理等。它标志着 AI 模拟人类医生进行疾病诊断时代的到来。

10.1.1 什么是人工智能

什么是人工智能

人工智能(Artificial Intelligence,AI)是计算机学科的一个分支,是研究如何让计算机做目前人们擅长的事情。其研究领域包括:机器学习、自然语言理解、专家系统、智能规划、模式识别、机器人、自动定理证明、自动编程、分布式人工智能、游戏、计算机视觉、软计算、智能控制等。1943 年,麦卡洛克和皮特斯提出最早的基于阈值逻辑的神经网络模型,代表着人工智能的诞生;2006 年,杰弗里·辛顿的《科学》杂志上发表深度学习的文章,则标志着人工智能进入了蓬勃发展阶段。2016 年,谷歌公司的 AlphaGo 在围棋比赛中屡次战胜人类顶尖棋手,正式宣告了第三次人工智能浪潮已经来临。

10.1.2 什么是机器学习

中国人工智能成果

机器学习(Machine Learning)是人工智能的核心研究领域。机器学习的定义是:利用学习资料或数据,通过训练得到经验或模型,提高机器或计算机系统的性能或能力。

10.1.3 什么是人工神经网络

人工神经网络(Artificial Neural Networks,ANN,简称"神经网络")是从信息处

理角度建立的一种计算模型，通过模拟生物神经元来建立基本的信息处理单元（人工神经元），然后将大量的人工神经元相互连接成网络进行信息传递，最终产生结果输出。人工神经网络需要通过大量的数据来学习并获得人的知识，才能产生正确结果。其属于机器学习领域的一个分支，由于实现学习的方法与其他机器学习算法有显著不同，并且在应用中取得突出的成就，因此常把其他机器学习算法统称为"经典机器学习算法"或"传统机器学习算法"来与之区分。在编写计算机程序实现神经网络算法时，构建的神经网络结构通常如图 10.1 所示。图中每个圆圈都是一个神经元，每条线表示神经元之间的连接。可见，上面的神经元被分成了多层，层与层之间的神经元有连接，而层内之间的神经元没有连接。最左边的层叫作"输入层"，其负责接收输入数据；最右边的层叫作"输出层"，我们可以从这层获取神经网络输出数据。输入层和输出层之间的层叫作隐藏层。隐藏层比较多（大于2）的神经网络叫作"深度神经网络"。而深度学习，就是使用深层架构（如深度神经网络）的机器学习方法。深层网络比浅层网络有许多优势：深层网络表达力更强。尽管一个仅有一个隐藏层的神经网络就能拟合任何一个函数，但是它需要很多的神经元。而深层网络用少得多的神经元就能拟合同样的函数，即能更节约资源。深层网络的缺陷是不太容易训练，需要大量的数据和很多的技巧才能训练好一个深层网络。深度学习是机器学习研究中的一个新领域，其目的是建立能模拟人脑进行分析、学习的神经网络，是大数据时代下机器学习发展的必然产物。

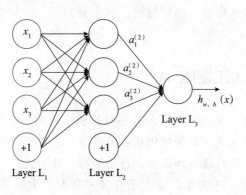

人工智能的发展简史

人工智能的研究内容与研究方法

图 10.1　神经网络结构

10.2　深度学习基础知识

10.2.1　感知机

1. 什么是感知机

感知机是一种人工神经网络。感知机模型如图 10.2 所示。可见，感知机有如下组成部分。

机器学习与深度学习

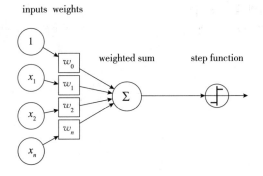

图 10.2 感知机模型

①输入权值。感知机可以接收多个输入 $(x_1, x_2, \cdots, x_n \mid R)$,每个输入上有一个权值 $w_i \in R$,此外还有一个偏置项 $b \in R$,就是上图中的 w_0。

②激活函数。感知机的激活函数可以有很多选择,比如选择下面这个阶跃函数来作为激活函数:

$$f(z) = \begin{cases} 1 & z > 0 \\ 0 & \text{其他} \end{cases} \tag{10.1}$$

③输出。感知机的输出由下面这个公式来计算:

$$y = f(w \cdot x + b) \tag{10.2}$$

下面通过简单的例子来理解该公式。

【例 10.1】 用感知机实现 and 函数。

先设计一个感知机,让它来实现 and 运算。and 是一个二元函数(带有两个参数 x_1 和 x_2),下面是它的真值表:

x_1	x_2	y
0	0	0
0	1	0
1	0	0
1	1	1

为了计算方便,用 0 表示 false,用 1 表示 true。

令 $w_1 = 0.5$,$w_2 = 0.5$,$b = -0.8$,激活函数为式(10.1)表示的阶跃函数,这时,感知机就相当于 and 函数。验算如下:

输入上面真值表的第一行,即 $x_1 = 0$,$x_2 = 0$,那么根据式(10.2),计算输出:

$$\begin{aligned} y &= f(W \cdot X + b) \\ &= f(w_1 \cdot x_1 + w_2 \cdot x_2 + b) \\ &= f(0.5 \times 0 + 0.5 \times 0 - 0.8) \\ &= f(-0.8) \\ &= 0 \end{aligned}$$

也就是当 x_1 和 x_2 都为 0 时,y 为 0,这就是真值表的第一行。读者可以自行验证上述真值表的第二、三、四行。

【例 10.2】 用感知机实现 or 函数。

同样，也可以用感知机来实现 or 运算。此时，只需把偏置项的值设置为 -0.3。or 运算的真值表如下：

x_1	x_2	y
0	0	0
0	1	1
1	0	1
1	1	1

验算第二行时，输入 $x_1=0$，$x_2=1$，代入式（10.2）：

$$\begin{aligned} y &= f(W \cdot X + b) \\ &= f(w_1 \cdot x_1 + w_2 \cdot x_2 + b) \\ &= f(0.5 \times 0 + 0.5 \times 1 - 0.3) \\ &= f(0.2) \\ &= 1 \end{aligned}$$

也就是当 $x_1=0$；$x_2=1$ 时，y 为 1，即 or 真值表第二行。读者可以自行验证其他行。

事实上，感知机不仅仅能实现简单的布尔运算。它可以拟合任何的线性函数，任何线性分类或线性回归问题都可以用感知机来解决。前面的布尔运算可以看作是二分类问题，即给定一个输入，输出 0（属于分类 0）或 1（属于分类 1）。如图 10.3 所示，and 运算是一个线性分类问题，即可以用一条直线把分类 0（false，用叉表示）和分类 1（true，用点表示）分开。

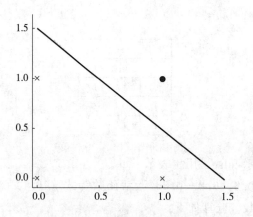

图 10.3 感知机解决与门问题

2. 感知机的学习过程

感知机最初并不知道正确的权值参数，就将它们设为随机值，用样本数据送进去计算。由于随机设置的最初的权值参数导致实际值与输出值之间有误差，就要不断通过调整权值参数以减少误差，直到输入的所有数据都能计算得到正确结果，此时的感知机就正确学习到了所有参数。下面给出感知机学习过程和权值迭代规则。

第一步，随机初始化权值 $W(w_0, w_1, w_2, \cdots, w_n)$，其中，用 w_0 代替 b，b 是偏置项。

第二步，输入一个样本 $X(1, x_1, x_2, \cdots, x_n)$ 和对应的期望结果 y，传入神经元。其中 1 与 w_0 相乘表示偏置项。在二分类中，一般用 $y=1$ 表示一类，用 $y=0$ 表示另一类。

第三步，根据式（10.2）计算输出结果，即 $y_{\text{out}} = f\left(\sum_{i=0}^{n} w_i x_i\right)$

第四步，若该点被错误分类，则存在误差（$\varepsilon = y - y_{\text{out}} \neq 0$），以误差为基础对每个权值 $w_i (0 \leqslant i \leqslant n)$ 按以下规则进行调整（称为"学习规则"）：

$$\Delta w_i = \eta (y - y_{\text{out}}) x_i \tag{10.3}$$

$$w_i \leftarrow w_i + \Delta w_i \tag{10.4}$$

η 是一个称为"学习速率"的人为设置的常数，一般为 0~1，其作用是控制每一步调整权的幅度。

第五步，若所有样本分类的输出均正确分类，则训练结束。如果任一个样本输出错误，都要重新调整权值，并再次逐个输入所有样本进行训练。

10.2.2 线性单元和梯度下降

1. 什么是线性单元

前面介绍的感知机称为"单层感知机"，单层感知机根据已知数据学习参数，在线性可分的问题领域具有很好的效果，但它不能处理线性不可分问题，为了解决这个问题，使用一个可导的线性函数来替代感知机的阶跃函数，这种感知机就叫作"线性单元"。线性单元在面对线性不可分的数据集时，会收敛到一个最佳的近似值上。

为了简单起见，设线性单元的激活函数为

$$f(x) = x$$

这样的线性单元如图 10.4 所示。

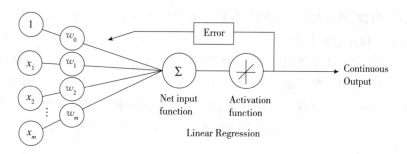

图 10.4 线性单元结构

在替换了激活函数之后，线性单元将返回一个实数值而不是 0，1 分类。因此，线性单元用来解决回归问题而不是分类问题。

2. 线性单元的模型

这里的模型是指根据输入 x 预测输出 y 的算法。比如，x 代表一个患者的下肢肿胀的持续时间（天数），y 表示该患者可能患静脉血栓的概率，我们可以用某种算法来根据一个人的下肢肿胀的持续时间来预测患静脉血栓的可能性。例如

$$y = h(x) = w \cdot x + b$$

函数 $h(x)$ 叫作"假设模型",而 w、b 是它的参数。假设参数 $w=0.5$,参数 $b=10$,如果一个人的下肢肿胀持续 30 天,借此模型预测他患静脉血栓的概率为

$$y = h(x) = 0.5 \times 30 + 10 = 25$$

即他有 25% 的可能性是静脉血栓。但该模型考虑的因素太少了,仅仅包含了下肢肿胀的持续时间。如果考虑更多的因素,如皮肤色泽改变、是否同时有呼吸困难、高龄、外科手术、体位制动、肿瘤等,预测就会更可信。下肢肿胀的持续时间、皮肤色泽改变、呼吸困难、高龄、外科手术、体位制动、肿瘤等信息,称为"特征"。对于一个下肢肿胀持续 30 天,同时有皮肤色泽改变、呼吸困难、高龄、外科手术、体位制动或肿瘤的人,可以用这样的一个特征向量来表示:

$$x = (30, 皮肤色泽改变, 呼吸困难, 高龄, 外科手术, 体位制动, 肿瘤)$$

这样,使用 7 个参数分别表示 7 个特征,模型就表示为

$$y = h(x) = w_1 \cdot x_1 + w_2 \cdot x_2 + w_3 \cdot x_3 + w_4 \cdot x_4 + w_5 \cdot x_5 + w_6 \cdot x_6 + w_7 \cdot x_7 + b$$

其中,x_1 对应下肢肿胀持续时间,x_2 对应皮肤色泽改变,x_3 对应呼吸困难,x_4 对应高龄……

为了书写和计算方便,令 w_0 等于 b,同时令 w_0 对应于特征 x_0。由于 x_0 其实并不存在,可以令它的值永远为 1。也就是

$$b = w_0 \cdot x_0$$

其中,$x_0 = 1$。这样,上面的式子就可以写成

$$y = h(x) = w_1 \cdot x_1 + w_2 \cdot x_2 + w_3 \cdot x_3 + w_4 \cdot x_4 + b$$
$$= w_0 \cdot x_0 + w_1 \cdot x_1 + w_2 \cdot x_2 + w_3 \cdot x_3 + w_4 \cdot x_4$$

把上式写成向量的形式: $$y = h(x) = w^T x$$

这样表示的模型就叫作线性模型,因为输出 y 就是输入特征 x_1,x_2,x_3,…的线性组合。

3. 监督学习和无监督学习

监督学习是指在训练模型时,要提供训练样本集 $(x^{(i)}, y^{(i)})$:每个训练样本既包括输入特征 x,也包括对应的输出 y(y 也叫作"标记",label)。用样本去训练模型,让模型既看到提出的每个问题(输入特征 x),也看到对应问题的答案(标记 y)。当模型看到足够多的样本之后,就能总结出其中的一些规律。然后,就可以预测那些它没看过的输入所对应的答案了。

无监督学习的训练样本中只有 x 而没有 y。模型可以总结出特征 x 的一些规律,但是无法知道其对应的答案 y。

很多时候,既有 x 又有 y 的训练样本是很少的,大部分样本都只有 x。例如,在语音到文本的识别任务中,x 是语音,y 是这段语音对应的文本。通常很容易获取大量的语音录音,然而把语音一段一段切分好并标注上对应文字则是非常费力的事情。在这种情况下,为了弥补带标注样本的不足,可以用无监督学习方法先做一些聚类,让模型总结出哪些音节是相似的,然后再用少量的带标注的训练样本,告诉模型其中一些音节对应的文字。这样模型就可以把相似的音节都对应到相应文字上,完成模型的训练。

4. 线性单元的目标函数

现在，考虑用监督学习方法训练线性模型，也就是参数 w 取什么值最合适。在监督学习中，对于一个样本，已知它的特征 x，以及标记 y。同时，还可以根据模型 $h(x)$ 计算得到输出 y_{out}。注意这里面用 y 表示训练样本里面的标记，也就是实际值；y_{out} 表示模型计算出来的预测值。模型计算出来的 y_{out} 和 y 越接近越好。

数学上有很多方法来表示 y_{out} 和 y 的接近程度。例如，可以用 y_{out} 和 y 的差的平方的 $1/2$ 来表示它们的接近程度

$$E = \frac{1}{2}(y - y_{out})^2 \tag{10.5}$$

式中乘 $1/2$，是为了后面计算方便。训练数据中会有很多样本，如 N 个。设 e 为单个样本的误差，可以用训练数据中所有样本的误差的和，来表示模型的误差 E，也就是

$$E = e^{(1)} + e^{(2)} + e^{(3)} + \cdots + e^{(n)}$$

式中，$e^{(1)}$ 表示第一个样本的误差，$e^{(2)}$ 表示第二个样本的误差……

还可以把上面的式子写成和式的形式，即

$$\begin{aligned} E &= e^{(1)} + e^{(2)} + e^{(3)} + \cdots + e^{(n)} \\ &= \sum_{i=1}^{n} e^{(i)} \\ &= \frac{1}{2} \sum_{i=1}^{n} (y^{(i)} - y_{out}^{(i)})^2 \end{aligned} \tag{10.6}$$

其中

$$\begin{aligned} y_{out}^{(i)} &= h(x^{(i)}) \\ &= w^T x^{(i)} \end{aligned}$$

式（10.6）中，$x^{(i)}$ 表示第 i 个训练样本的特征，$y^{(i)}$ 表示第 i 个样本的标记，也可以用元组 $(x^{(i)}, y^{(i)})$ 表示第 i 个训练样本。$y_{out}^{(i)}$ 则是模型对第 i 个样本的预测值。

对于一个训练数据集来说，误差越小越好，也就是式（10.6）的值越小越好。对于特定的训练数据集来说，$(x^{(i)}, y^{(i)})$ 的值都是已知的，所以式（10.6）其实是参数 w 的函数。

$$\begin{aligned} E(w) &= \frac{1}{2} \sum_{i=1}^{n} (y^{(i)} - y_{out}^{(i)})^2 \\ &= \frac{1}{2} \sum_{i=1}^{n} (y^{(i)} - w^T x^{(i)})^2 \end{aligned}$$

由此可见，模型的训练，实际上就是求取到合适的 w，使式（10.6）取得最小值。这在数学上称作"优化问题"，而 $E(w)$ 就是优化的目标，称为"目标函数"。

5. 梯度下降优化算法

在数学中，函数 $y = f(x)$ 的极值点是它的导数 $f'(x) = 0$ 的那个点。因此，可以通过解方程 $f'(x) = 0$，求得函数的极值点 (x_0, y_0)。不过对于计算机来说，它不会解方程。但是它能凭借强大的计算能力，一步一步地"试"出函数的极值点。如图 10.5 所示，首先，随便选择一个点开始，如图中的 x_0 点。接下来，每次迭代修改 x 的值为 x_1，x_2，x_3，…，经过数次迭代后最终达到函数最小值点。

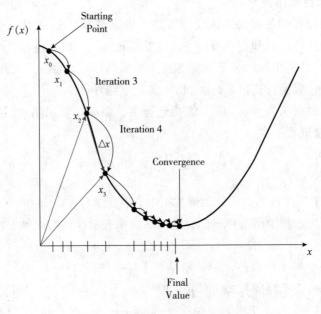

图 10.5　梯度下降优化算法

为什么每次修改的值，都能往函数最小值那个方向变化呢？因为每次都是向函数 $y=f(x)$ 的梯度的相反方向来修改。什么是梯度呢？梯度是一个向量，它指向函数值上升最快的方向。而梯度的反方向当然就是函数值下降最快的方向。每次沿着梯度相反方向去修改值，当然就能逐渐达到函数的最小值附近。之所以是最小值附近而不是最小值那个点，是因为每次移动的步长不会那么恰到好处，有可能最后一次迭代越过了最小值那个点。按照上面的讨论，可以写出梯度下降算法的公式

$$x_{\text{new}} = x_{\text{old}} - \eta \nabla f(x)$$

其中，∇ 是梯度算子，$\nabla f(x)$ 就是梯度；η 是步长，也称作"学习速率"。

对于前面列出的目标函数式（10.6）

$$E(w) = \frac{1}{2} \sum_{i=1}^{n} (y^{(i)} - y_{\text{out}}^{(i)})^2$$

梯度下降算法可以写成

$$w_{\text{new}} = w_{\text{old}} - \eta \nabla E(w) \tag{10.7}$$

而要求目标函数的最大值，则用梯度上升算法，它的参数修改规则是

$$w_{\text{new}} = w_{\text{old}} + \eta \nabla E(w) \tag{10.8}$$

只要求取 $E(w)$，然后代入上式，就能得到线性单元的参数修改规则。

目标函数的梯度是（推导过程可参考其他书籍）

$$\nabla E(w) = \sum_{i=1}^{n} (y^{(i)} - y_{\text{out}}^{(i)}) x^{(i)} \tag{10.9}$$

因此，线性单元的参数修改规则表示为

$$w_{\text{new}} = w_{\text{old}} + \eta \sum_{i=1}^{n} [(y)^{(i)} - y_{\text{out}}^{(i)}] x^{(i)} \tag{10.10}$$

如果每个样本有 M 个特征，则上式中 x 和 w 的都是 $M+1$ 维向量（因为我们加上了一个

恒为1的虚拟特征x_0，参考前面的内容），而y是标量。通常用如下的数学符号表示：

$$x, w \in \mathbf{R}^{(M+1)}$$
$$y \in \mathbf{R}^1$$

因为w、x是$M+1$维列向量，所以式（10.10）可以写成

$$\begin{bmatrix} w_0 \\ w_1 \\ w_2 \\ \cdots \\ w_m \end{bmatrix}_{\text{new}} = \begin{bmatrix} w_0 \\ w_1 \\ w_2 \\ \cdots \\ w_m \end{bmatrix}_{\text{old}} + \eta \sum_{i=1}^{n} (y^{(i)} - y_{\text{out}}^{(i)}) \begin{bmatrix} 1 \\ x_1^{(i)} \\ x_2^{(i)} \\ \cdots \\ x_m^{(i)} \end{bmatrix}$$

6. 随机梯度下降算法（Stochastic Gradient Descent，SGD）

如果根据式（10.7）来训练模型，每次更新w的迭代，要遍历训练数据中所有的样本进行计算，这种算法称为"批梯度下降"（Batch Gradient Descent，BGD）。如果样本非常大，如数百万到数亿，那么计算量会异常巨大。因此，实用的算法是SGD算法。在SGD算法中，每次更新w的迭代，只计算一个样本。这样对于一个具有数百万样本的训练数据，完成一次遍历就会对w更新数百万次，效率大大提升。由于样本的噪声和随机性，每次更新w并不一定按照减少E的方向。然而，虽然存在一定随机性，大量的更新总体上是沿着减少E的方向前进的，因此最后也能收敛到最小值附近。此外，SGD不仅效率高，其随机性有时候反而是好事。随机性有助于逃离某些很糟糕的局部最小值，从而获得一个更好的模型。

10.2.3 神经网络和反向传播算法

前面介绍了机器学习的基本方法，包括模型、目标函数、优化算法的概念以及训练单个感知机或线性单元的方法。在分类时，有几个类别输出层就要采用几个神经元，每个神经元的输出就代表输入数据为某一个类别的概率。把这些单独的单元按照一定规则相互连接在一起形成神经网络，从而可获得强大的学习能力。

1. 神经元

神经元和感知机本质上是一样的，只不过感知机的激活函数是阶跃函数；而神经元的激活函数往往选择为Sigmoid函数或tanh函数，如图10.6所示。Sigmoid函数的定义如下。

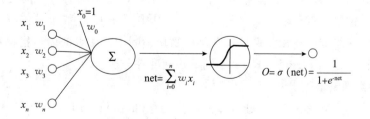

图10.6 激活函数为Sigmoid函数的神经元

$$f(x) = \frac{1}{1+e^{-x}} \tag{10.11}$$

Sigmoid 函数是一个非线性函数，值域是（0，1），函数图像如图 10.7 所示。阶跃函数复杂性有限，对数据表示能力较弱，无法学习和处理图像、视频、音频等复杂类型的数据。而 Sigmoid 函数的值可在（0，1）区间内调节，求导简单，即 $f'(x) = f(x)(1-f(x))$，便于计算梯度。

计算一个神经元的输出的方法和计算一个感知机的输出的方法是一样的。假设神经元的输入是向量 $\boldsymbol{x}$，权重向量是 $\boldsymbol{w}$（偏置项是 w_0），激活函数是 Sigmoid 函数，则其输出 y：

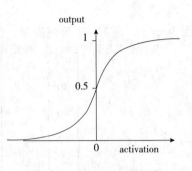

图 10.7　Sigmoid 函数图像

$$y = f(\boldsymbol{w}^T \cdot \boldsymbol{x}) \tag{10.12}$$

即

$$y = \frac{1}{1+e^{-w^T \cdot x}}$$

2. 神经网络

神经网络其实就是按照一定规则连接起来的多个神经元。图 10.8 展示了一个全连接（full connected，FC）神经网络，FC 的连接规则如下。

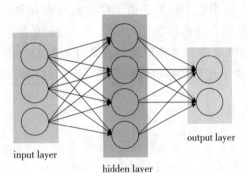

图 10.8　全连接神经网络

①神经元按照层来布局。最左边的层叫作"输入层"，负责接收输入数据；最右边的层叫作"输出层"，从这层获取神经网络输出数据。输入层和输出层之间的层叫作"隐藏层"，它们对于外部来说是不可见的。

②同一层的神经元之间没有连接。

③第 n 层的每个神经元和第 $n-1$ 层的所有神经元相连（全连接），第 $n-1$ 层神经元的输出就是第 n 层神经元的输入。

④每个连接都有一个权值。

上面这些规则定义了全连接神经网络的结构。事实上还存在很多其他结构的神经网络，如卷积神经网络（CNN）、循环神经网络（RNN），它们都具有不同的连接规则。要求解这样的神经网络，需要样本集 $(x^{(i)}, y^{(i)})$，其中 $y^{(i)} \in R^2$。如果要预测输出是多个的情况，这种神经网络非常适用。例如，在临床疾病诊断中，患者的体征指标可作为向量的输入值，而不同的输出值 $y^{(i)}$ 则可表示不同的疾病存在与否。

3. 计算神经网络的输出

神经网络实际上就是一个输入向量 $\boldsymbol{x}$ 到输出向量 $\boldsymbol{y}$ 的函数，即

$$\boldsymbol{y} = f(\boldsymbol{x}) \tag{10.13}$$

其中，f 是 sigmoid 函数。根据输入计算神经网络的输出，需要首先将输入向量 x 的每个元素 x_i 的值赋给神经网络的输入层的对应神经元，然后根据式（10.12）依次向前计算每一层的每个神经元的值，直到最后一层输出层的所有神经元的值计算完毕。最后，将输出层每个神经元的值串在一起就得到了输出向量 y。

下面通过一个例子来说明该过程。

如图 10.9 所示，输入层有三个节点，将其依次编号为 1、2、3；隐藏层的 4 个节点，编号依次为 4、5、6、7；最后输出层的两个节点编号为 8、9。因为这个神经网络是全连接网络，所以每个节点都和上一层的所有节点有连接。例如，隐藏层的节点 4 和输入层的三个节点 1、2、3 之间都有连接，其连接上的权重分别为 w_{41}、w_{42}、w_{43}。

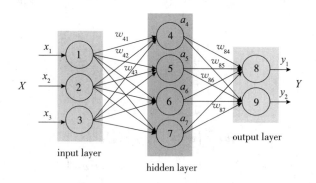

图 10.9　计算神经网络的输出

为了计算节点 4 的输出值，必须先得到其所有上游节点（也就是节点 1、2、3）的输出值。节点 1、2、3 是输入层的节点，所以，它们的输出值就是输入向量本身。按照图 10.10 画出的对应关系，可以看到节点 1、2、3 的输出值分别是 x_1、x_2、x_3。注意输入向量的维度要和输入层神经元个数相同。一旦确定节点 1、2、3 的输出值，就可以根据式（10.12）计算节点 4 的输出值 a_4：

$$a_4 = f(\boldsymbol{w}^T \cdot \boldsymbol{x})$$
$$= f(w_{41} x_1 + w_{42} x_2 + w_{43} x_3 + w_{4b})$$

式中，w_{4b} 是节点 4 的偏置项，图中没有画出来。而 w_{41}、w_{42}、w_{43} 分别为节点 1、2、3 到节点 4 连接的权重。在给权重编号时，把目标节点的编号放在前面，把源节点的编号放在后面。

同样，可以继续计算出节点 5、6、7 的输出值 a_5、a_6、a_7。这样，隐藏层的 4 个节点的输出值就计算完成了，接着计算输出层的节点 8 的输出值 y_1：

$$y_1 = f(\boldsymbol{w}^T \cdot \boldsymbol{x})$$
$$= f(w_{84} x_4 + w_{85} x_5 + w_{86} x_6 + w_{87} x_7 + w_{8b})$$

同理，还可以计算出 y_2 的值。这样输出层所有节点的输出值计算完毕，就得到了在输入向量 $\boldsymbol{x} = \begin{bmatrix} x_1 \\ x_2 \\ x_3 \end{bmatrix}$ 时，神经网络的输出向量 $\boldsymbol{y} = \begin{bmatrix} y_1 \\ y_2 \end{bmatrix}$。请注意，输出向量的维度和输出层神经元个数相同。

4. 神经网络的矩阵表示

神经网络的计算如果用矩阵来表示会很方便，先将隐藏层用矩阵表示。首先将隐藏层4个节点的计算依次排列出来：

$$a_4 = f(w_{41}\,x_1 + w_{42}\,x_2 + w_{43}\,x_3 + w_{4b})$$

$$a_5 = f(w_{51}\,x_1 + w_{52}\,x_2 + w_{53}\,x_3 + w_{5b})$$

$$a_6 = f(w_{61}\,x_1 + w_{62}\,x_2 + w_{63}\,x_3 + w_{6b})$$

$$a_7 = f(w_{71}\,x_1 + w_{72}\,x_2 + w_{73}\,x_3 + w_{7b})$$

接着，定义网络的输入向量 x 和隐藏层每个节点的权重向量 w_i。令

$$x = \begin{bmatrix} x_1 \\ x_2 \\ x_3 \\ 1 \end{bmatrix}$$

$$\boldsymbol{w}_4 = [w_{41},\ w_{42},\ w_{43},\ w_{4b}]$$

$$\boldsymbol{w}_5 = [w_{51},\ w_{52},\ w_{53},\ w_{5b}]$$

$$\boldsymbol{w}_6 = [w_{61},\ w_{62},\ w_{63},\ w_{6b}]$$

$$\boldsymbol{w}_7 = [w_{71},\ w_{72},\ w_{73},\ w_{7b}]$$

代入前面的一组式子，得

$$a_4 = f(\boldsymbol{w}_4 \cdot \boldsymbol{x})$$

$$a_5 = f(\boldsymbol{w}_5 \cdot \boldsymbol{x})$$

$$a_6 = f(\boldsymbol{w}_6 \cdot \boldsymbol{x})$$

$$a_7 = f(\boldsymbol{w}_7 \cdot \boldsymbol{x})$$

把上述计算 a_4、a_5、a_6、a_7 的4个式子写到一个矩阵里面，每个式子作为矩阵的一行，就可以利用矩阵来表示它们的计算了。令

$$\boldsymbol{a} = \begin{bmatrix} a_4 \\ a_5 \\ a_6 \\ a_7 \end{bmatrix},\quad W = \begin{bmatrix} \boldsymbol{w}_4 \\ \boldsymbol{w}_5 \\ \boldsymbol{w}_6 \\ \boldsymbol{w}_7 \end{bmatrix} = \begin{bmatrix} w_{41}, & w_{42}, & w_{43}, & w_{4b} \\ w_{51}, & w_{52}, & w_{53}, & w_{5b} \\ w_{61}, & w_{62}, & w_{63}, & w_{6b} \\ w_{71}, & w_{72}, & w_{73}, & w_{7b} \end{bmatrix},\quad f\left(\begin{bmatrix} x_1 \\ x_2 \\ x_3 \\ \vdots \end{bmatrix}\right) = \begin{bmatrix} f(x_1) \\ f(x_2) \\ f(x_3) \\ \vdots \end{bmatrix}$$

代入前面的一组式子，得

$$\boldsymbol{a} = f(W \cdot \boldsymbol{x}) \tag{10.14}$$

式中，f 是激活函数 sigmoid；W 是某一层的权重矩阵；x 是某层的输入向量；a 是某层的输出向量。

式（10.14）说明神经网络的每一层的作用实际上就是先将输入向量左乘一个数组进行线性变换，得到一个新的向量，然后再对这个向量逐元素应用一个激活函数。每一层的算法都是一样的。例如，对于包含一个输入层、一个输出层和三个隐藏层的神经网络，假设其权重矩阵分别为W_1、W_2、W_3、W_4，每个隐藏层的输出分别是a_1、a_2、a_3，神经网络的输入为x，神经网络的输出为y，如图 10.10 所示。

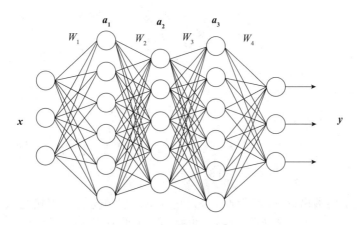

图 10.10　神经网络的矩阵表示

则每一层的输出向量的计算可以表示为

$$a_1 = f(W_1 \cdot x)$$
$$a_2 = f(W_2 \cdot a_1)$$
$$a_3 = f(W_3 \cdot a_2)$$
$$y = f(W_4 \cdot a_3)$$

5. 神经网络的训练与反向传播算法

在一个神经网络学习中最主要的任务是获得每个连接上的权值。权值是神经网络模型的参数，是模型要学习的东西。而神经网络的连接方式、网络的层数、每层的节点数等参数，由人为事先设置，称为"超参数"（Hyper-Parameters）。下面以监督学习为例介绍神经网络的训练算法：反向传播算法（Back Propagation，BP）。

设神经元的激活函数f为 sigmoid 函数（不同激活函数的计算公式不同）。假设每个训练样本为(x, t)，其中，x向量是训练样本的特征，而t是样本的目标值。

首先，根据前面介绍的算法，用样本的特征x，计算出神经网络中每个隐藏层节点的输出a_i，以及输出层每个节点的输出y_i。

然后，按照下面的方法计算出每个节点的误差项δ_i（具体推导可参阅本章卷积神经网络训练例子）。

对于输出层节点i：

$$\delta_i = y_i(1-y_i)(t_i - y_i) \tag{10.15}$$

其中，δ_i是节点i的误差项，y_i是节点i的输出值，t_i是样本对应于节点i的目标值。例如，在图 10.11 中，对于输出层节点 8 来说，它的输出值是y_1，而样本的目标值是t_1。代入式（10.15）得到节点 8 的误差项δ_8应该是

$$\delta_8 = y_1(1-y_1)(t_1-y_1)$$

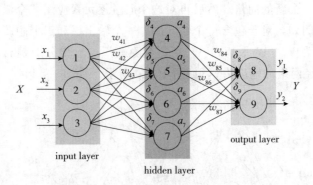

图 10.11 反向传播算法

对于隐藏层节点：
$$\delta_i = a_i(1-a_i)\sum_{k\in output} w_{ki}\delta_k \tag{10.16}$$

其中，a_i 是节点 i 的输出值，w_{ki} 是节点 i 到它的下一层节点 k 的连接的权重，δ_k 是节点 i 的下一层节点 k 的误差项。例如，对于隐藏层节点 4 来说，计算方法如下：

$$\delta_4 = a_4(1-a_4)(w_{84}\delta_8 + w_{94}\delta_9)$$

最后，更新每个连接上的权值：
$$w_{ji} \leftarrow w_{ji} - \eta\delta_j x_{ji} \tag{10.17}$$

其中，w_{ji} 是节点 i 到节点 j 的权重，η 是学习速率，δ_j 是节点 j 的误差项，x_{ji} 是节点 i 传递给节点 j 的输入。例如，权重 w_{41} 的更新方法如下：

$$w_{41} \leftarrow w_{41} - \eta\delta_4 x_{41}$$

偏置项的输入值永远为 1。例如，节点 4 的偏置项应该按照下面的方法计算：

$$w_{4b} \leftarrow w_{4b} - \eta\delta_4$$

上面介绍了神经网络每个节点误差项的计算和权重更新方法。计算一个节点的误差项，需要先计算每个与其相连的下一层节点的误差项。这就要求误差项的计算顺序必须是从输出层开始，然后反向依次计算每个隐藏层的误差项，直到与输入层相连的那个隐藏层。当所有节点的误差项计算完毕后，就可以根据式（10.17）更新所有的权重。需要注意的是，本节使用的训练规则是以 sigmoid 函数作为激活函数，并采用了平方和误差、全连接网络、随机梯度下降优化算法。如果规则不同，则具体的训练方法应当随之改变。

6. 神经网络训练例子

如图 10.12 所示的神经网络，第一层是输入层，包含两个神经元 i_1、i_2 和截距项 b_1；第二层是隐含层，包含两个神经元 h_1、h_2 和截距项 b_2；第三层是输出 o_1、o_2。每条线上标的 w_i 是层与层之间连接的权重，激活函数默认为 sigmoid 函数。初值如图 10.13 所示。

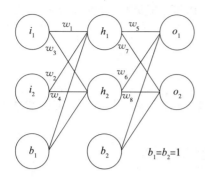 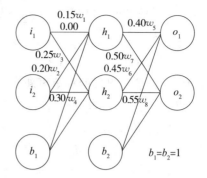

图 10.12　神经网络训练　　　　图 10.13　神经网络初值

其中，输入数据　　$i_1=0.05$，$i_2=0.10$；
　　　输出数据　　$o_1=0.01$，$o_2=0.99$；
　　　初始权重　　$w_1=0.15$，$w_2=0.20$，$w_3=0.25$，$w_4=0.30$，
　　　　　　　　　$w_5=0.40$，$w_6=0.45$，$w_7=0.50$，$w_8=0.55$。

目标：给出输入数据 i_1、i_2（0.05 和 0.10），使输出尽可能与原始输出 o_1、o_2（0.01 和 0.99）接近。

1）前向传播

（1）隐含层输出计算

计算神经元 h_1 的输入加权和：

$$\text{net}_{h1}=w_1 i_1+w_2 i_2+b_1=0.15\times0.05+0.2\times0.1+0.35\times1=0.3775$$

神经元 h_1 输出 out_{h1}：　　　$\text{out}_{h1}=\dfrac{1}{1+e^{-\text{net}_{h1}}}=\dfrac{1}{1+e^{-0.3775}}=0.593269992$

同理，可计算出神经元 h_2 的输出 out_{h2}：$\text{out}_{h2}=0.596884378$

（2）输出层输出计算

计算出神经元 o_1 和 o_2 的值：

$$\text{net}_{o1}=w_5\,\text{out}_{h1}+w_6\,\text{out}_{h2}+b_2=0.4\times0.593269992+0.45\times0.596884378+0.6\times1$$
$$=1.105905967$$

$$\text{out}_{o1}=\dfrac{1}{1+e^{-\text{net}_{o1}}}=\dfrac{1}{1+e^{-1.105905967}}=0.75136507$$

$$\text{out}_{o2}=0.772928465$$

这样前向传播的过程就结束了，输出值为 [0.75136507，0.772928465]，与实际值 [0.01，0.99] 相差还很远，现在必须对误差进行反向传播，更新权值，重新计算输出。

2）反向传播

（1）计算总误差 E_{total}

根据式（10.6）得

$$E_{\text{total}}=\dfrac{1}{2}\sum_{i=1}^{n}(\text{target}^i-\text{output}^i)^2$$

其中，target^i 表示第 i 个样本的标记，output^i 则是模型对第 i 个样本的预测值。本例中有两个输出，所以分别计算 o_1 和 o_2 的误差，总误差为两者之和。

$$E_{o1} = \frac{1}{2}(\text{target}_{o1} - \text{out}_{o1})^2 = \frac{1}{2}(0.01 - 0.751365079)^2 = 0.274811083$$

$$E_{o2} = 0.023560025$$

$$E_{\text{total}} = E_{o1} + E_{o2} = 0.298371109$$

(2) 隐含层连接输出层的权值更新

以权重参数 w_5 为例，如果想知道 w_5 对总误差产生了多少影响，根据链式法则，可以用整体误差对 w_5 求偏导求出：

$$\frac{\partial E_{\text{total}}}{\partial w_5} = \frac{\partial E_{\text{total}}}{\partial \text{out}_{o1}} \cdot \frac{\partial \text{out}_{o1}}{\partial \text{net}_{o1}} \cdot \frac{\partial \text{net}_{o1}}{\partial w_5}$$

分别计算各项如下。

先求 $\dfrac{\partial E_{\text{total}}}{\partial \text{out}_{o1}}$。

$$E_{\text{total}} = \frac{1}{2}(\text{target}_{o1} - \text{out}_{o1})^2 + \frac{1}{2}(\text{target}_{o2} - \text{out}_{o2})^2$$

$$\frac{\partial E_{\text{total}}}{\partial \text{out}_{o1}} = (\text{target}_{o1} - \text{out}_{o1}) \times (-1) + 0 = -(0.01 - 0.75136507) = 0.74136507$$

下面求 $\dfrac{\partial \text{out}_{o1}}{\partial \text{net}_{o1}}$。因为 $\text{out}_{o1} = \dfrac{1}{1+e^{-\text{net}_{o1}}}$，令 $u = 1 + e^{-\text{net}_{o1}}$，则有

$$\frac{\partial \text{out}_{o1}}{\partial \text{net}_{o1}} = \frac{\partial \text{out}_{o1}}{\partial u} \cdot \frac{\partial u}{\partial \text{net}_{o1}}$$

$$= (-u^{-2}) \cdot (-e^{-\text{net}_{o1}})$$

$$= \frac{e^{-\text{net}_{o1}}}{(1+e^{-\text{net}_{o1}})^2}$$

$$= \frac{1}{1+e^{-\text{net}_{o1}}} - \frac{1}{(1+e^{-\text{net}_{o1}})^2}$$

$$= \text{out}_{o1}(1 - \text{out}_{o1})$$

$$= 0.75136507 \times (1 - 0.75136507)$$

$$= 0.186815602$$

最后求 $\dfrac{\partial \text{net}_{o1}}{\partial w_5}$。因 $\text{net}_{o1} = w_5 \text{out}_{h1} + w_6 \text{out}_{h2} + b_2$，故有

$$\frac{\partial \text{net}_{o1}}{\partial w_5} = \text{out}_{h1} \cdot w_5^{1-1} + 0 + 0 = \text{out}_{h1} = 0.593269992$$

将三项相乘得到总误差 E_{total} 对 w_5 的偏导值 $\dfrac{\partial E_{\text{total}}}{\partial w_5}$：

$$\frac{\partial E_{\text{total}}}{\partial w_5} = \frac{\partial E_{\text{total}}}{\partial \text{out}_{o1}} \cdot \frac{\partial \text{out}_{o1}}{\partial \text{net}_{o1}} \cdot \frac{\partial \text{net}_{o1}}{\partial w_5}$$

$$\frac{\partial E_{\text{total}}}{\partial w_5} = 0.74136507 \times 0.186815602 \times 0.593269992 = 0.082167041$$

可见 $\dfrac{\partial E_{\text{total}}}{\partial w_5} = -(\text{target}_{o1} - \text{out}_{o1}) \cdot \text{out}_{o1}(1 - \text{out}_{o1}) \cdot \text{out}_{h1}$

用 δ_{o1} 来表示输出层的误差，则有

$$\delta_{o1} = \frac{\partial E_{\text{total}}}{\partial \text{out}_{o1}} \cdot \frac{\partial \text{out}_{o1}}{\partial \text{net}_{o1}} = \frac{\partial E_{\text{total}}}{\partial \text{net}_{o1}}$$

$$\delta_{o1} = -(\text{target}_{o1} - \text{out}_{o1}) \cdot \text{out}_{o1}(1 - \text{out}_{o1})$$

此式即式（10.15）。因此，总误差 E_{total} 对 w_5 的偏导公式可以写成

$$\frac{\partial E_{\text{total}}}{\partial w_5} = \delta_{o1} \text{out}_{h1}$$

如果输出层误差计为负，公式也可以写成

$$\frac{\partial E_{\text{total}}}{\partial w_5} = -\delta_{o1} \text{out}_{h1}$$

根据式（10.17）更新 w_5 值如下（学习速率 η 取为 0.5）：

$$w_5^{\text{new}} = w_5 - \eta \cdot \frac{\partial E_{\text{total}}}{\partial w_5} = 0.4 - 0.5 \times 0.082\ 167\ 041 = 0.358\ 916\ 48$$

同理，更新 w_6、w_7、w_8：

$$w_6^{\text{new}} = 0.408\ 666\ 186$$
$$w_7^{\text{new}} = 0.511\ 301\ 270$$
$$w_8^{\text{new}} = 0.561\ 370\ 121$$

（3）隐含层连接隐含层的权值更新

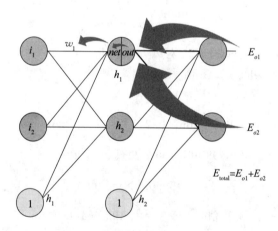

图 10.14　E_{o1} 和 E_{o2} 对 out_{h1} 的影响

与隐含层连接输出层的权值更新方法基本相同，但在计算总误差对 w_5 的偏导时，顺次是 $\text{out}_{o1} \to \text{net}_{o1} \to w_5$，而在隐含层之间的权值更新时，如求 w_1 的偏导，其顺次为 $\text{out}_{h1} \to \text{net}_{h1} \to w_1$。因 out_{h1} 接受 E_{o1} 和 E_{o2} 两个参数传来的误差，如图 10.14 所示，所以要同时计入它们的影响。即

$$\frac{\partial E_{\text{total}}}{\partial w_1} = \frac{\partial E_{\text{total}}}{\partial \text{out}_{h1}} \cdot \frac{\partial \text{out}_{h1}}{\partial \text{net}_{h1}} \cdot \frac{\partial \text{net}_{h1}}{\partial w_1}$$

而

$$\frac{\partial E_{\text{total}}}{\partial \text{out}_{h1}} = \frac{\partial E_{o1}}{\partial \text{out}_{h1}} + \frac{\partial E_{o2}}{\partial \text{out}_{h1}}$$

首先求 $\dfrac{\partial E_{o1}}{\partial \text{out}_{h1}}$。

$$\frac{\partial E_{o1}}{\partial \text{out}_{h1}} = \frac{\partial E_{o1}}{\partial \text{net}_{o1}} \cdot \frac{\partial \text{net}_{o1}}{\partial \text{out}_{h1}}$$

$$\frac{\partial E_{o1}}{\partial \text{net}_{o1}} = \frac{\partial E_{o1}}{\partial \text{out}_{o1}} \cdot \frac{\partial \text{out}_{o1}}{\partial \text{net}_{o1}} = 0.741\,365\,07 \times 0.186\,815\,602 = 0.138\,498\,562$$

因为 $\text{net}_{o1} = w_5 \text{out}_{h1} + w_6 \text{out}_{h2} + b_2$，而 $\frac{\partial \text{net}_{o1}}{\partial \text{out}_{h1}} = w_5 = 0.4$，所以

$$\frac{\partial E_{o1}}{\partial \text{out}_{h1}} = \frac{\partial E_{o1}}{\partial \text{net}_{o1}} \cdot \frac{\partial \text{net}_{o1}}{\partial \text{out}_{h1}} = 0.138\,498\,562 \times 0.4 = 0.055\,399\,425$$

同理，计算得 $\frac{\partial E_{o2}}{\partial \text{out}_{h1}} = -0.019\,049\,119$

因此 $\frac{\partial E_{\text{total}}}{\partial \text{out}_{h1}} = \frac{\partial E_{o1}}{\partial \text{out}_{h1}} + \frac{\partial E_{o2}}{\partial \text{out}_{h1}} = 0.055\,399\,425 - 0.019\,049\,119 = 0.036\,350\,206$

下面计算 $\frac{\partial \text{out}_{h1}}{\partial \text{net}_{h1}}$。因为 $\text{out}_{h1} = \frac{1}{1+e^{-\text{net}_{h1}}}$，所以

$$\frac{\partial \text{out}_{h1}}{\partial \text{net}_{h1}} = \text{out}_{h1}(1-\text{out}_{h1}) = 0.593\,269\,992 \times (1-0.593\,269\,992) = 0.241\,300\,709$$

再求 $\frac{\partial \text{net}_{h1}}{\partial w_1}$。因为 $\text{net}_{h1} = w_1 i_1 + w_2 i_2 + b_1$，所以

$$\frac{\partial \text{net}_{h1}}{\partial w_1} = i_1 = 0.05$$

现在，将三项相乘得出总误差 E_{total} 对 w_1 的偏导值

$$\frac{\partial E_{\text{total}}}{\partial w_1} = \frac{\partial E_{\text{total}}}{\partial \text{out}_{h1}} \cdot \frac{\partial \text{out}_{h1}}{\partial \text{net}_{h1}} \cdot \frac{\partial \text{net}_{h1}}{\partial w_1}$$

$$\frac{\partial E_{\text{total}}}{\partial w_1} = 0.036\,350\,206 \times 0.241\,300\,709 \times 0.05 = 0.000\,438\,567$$

即 w_1 对总误差的影响为 $0.000\,438\,567$。最后更新 w_1 权值：

$$w_1^{\text{new}} = w_1 - \eta \cdot \frac{\partial E_{\text{total}}}{\partial w_1} = 0.15 - 0.5 \times 0.000\,438\,567 = 0.149\,780\,717$$

同理，更新 w_2、w_3、w_4 权值：　　$w_2^{\text{new}} = 0.199\,561\,43$

$$w_3^{\text{new}} = 0.249\,751\,14$$

$$w_4^{\text{new}} = 0.299\,502\,29$$

至此，再根据更新得到的权值重新计算，不停地迭代，在本例中第 1 次迭代之后，总误差由 $0.298\,371\,109$ 下降至 $0.291\,027\,924$。迭代 10 000 次后，总误差为 $0.000\,035\,085$，输出为 [$0.015\,912\,196$, $0.984\,065\,734$]（原输入为 [0.01, 0.99]），说明效果符合要求。

10.2.4 卷积神经网络

前面介绍的全连接神经网络对于图像识别任务来说并不是很合适。卷积神经网络（Convolutional Neural Network，CNN）是一种更适合图像、语音识别任务的神经网络结构。最近几年，几乎所有图像、语音识别领域的重要突破都是卷积神经网络取得的，如谷歌的 GoogleNet、微软的 ResNet 等，打败李世石的 AlphaGo 也用到了这种网络。

1. ReLU 函数

在最近几年的卷积神经网络应用中，激活函数一般是选择 ReLU 函数，而非 sigmoid 或 Tanh 函数。ReLU 函数图像如图 10.15 所示。

ReLU 函数的定义是

$$f(x) = \max(0, x) \tag{10.18}$$

ReLU 函数作为激活函数，有以下几点优势。

①速度快，与 sigmoid 函数需要计算指数和倒数相比，计算代价小很多。

②减轻梯度消失问题，回忆一下前面计算梯度的算法，在使用反向传播算法进行梯度计算时，每经过一层 sigmoid 神经元，梯度就要乘上一个 sigmoid 函数的导数。从图 10.16 可见，函数最大值是 1/4。因此，乘一个 sigmoid 函数的导数会导致梯度越来越小，这对于深层网络的训练是个很大的问题。而 ReLU 函数的导数是 1，不会导致梯度变小。当然，激活函数仅仅是导致梯度减小的一个因素，但无论如何在这方面 ReLU 的表现强于 sigmoid。使用 ReLU 激活函数可以训练更深的网络。

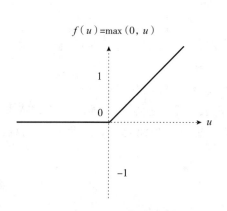

图 10.15　ReLU 函数图像

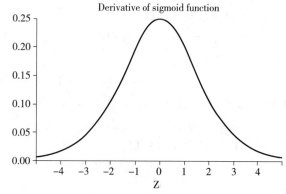

图 10.16　sigmoid 梯度减小

③稀疏性。通过对大脑的研究发现，大脑在工作的时候只有大约 5% 的神经元是激活的，而采用 sigmoid 激活函数的人工神经网络，其激活率大约是 50%。有论文声称人工神经网络在 15%～30% 的激活率时是比较理想的。因为 ReLU 函数在输入小于 0 时是完全不激活的，因此可以获得一个更低的激活率。

2. 全连接网络 VS 卷积网络

全连接神经网络之所以不太适合图像识别任务，主要有以下几个方面的问题。

①参数数量太多。考虑一个输入 1000×1000 像素的图片（一百万像素，现在已经不能算大图了），输入层的节点数为 1000×1000=100 万。假设第一个隐藏层有 100 个节点（这个数量并不多），那么仅这一层的参数数量就为（1000×1000+1）×100=1 亿，这实在是太多了！图像只扩大一点，参数数量就会多很多，因此它的扩展性很差。

②没有利用像素之间的位置信息。对于图像识别任务来说，每个像素和其周围像素的联系是比较紧密的，和离得很远的像素的联系可能就很小了。如果一个神经元和上一层所有神经元相连，那么就相当于对于一个像素来说，把图像的所有像素都等同看待，这不符合前面的假设。在完成每个连接权重的学习之后，最终可能会发现，有大量的权重，它们

的值都是很小的（也就是这些连接其实无关紧要）。努力学习大量并不重要的权重，这样的学习必将是非常低效的。

③网络层数限制。网络层数越多其表达能力越强，但是通过梯度下降方法训练深度全连接神经网络很困难，因为全连接神经网络的梯度很难传递超过3层。因此，不可能得到一个很深的全连接神经网络，也就限制了它的能力。

那么，卷积神经网络又是怎样解决参数数量问题的呢？主要有3个思路。

①局部连接。这个是最容易想到的，每个神经元不再和上一层的所有神经元相连，而只和一小部分神经元相连。这样就减少了很多参数。

②权值共享。一组连接可以共享同一个权重，而不是每个连接有一个不同的权重，这样又减少了很多参数。

③下采样。可以使用池化来减少每层的样本数，进一步减少参数数量，同时还可以提升模型的鲁棒性。

对于图像识别任务来说，卷积神经网络通过尽可能保留重要的参数，去掉大量不重要的参数，来达到更好的学习效果。

3. 卷积神经网络结构

如图10.17所示，一个卷积神经网络由若干卷积层、池化层、全连接层组成。卷积神经网络常用架构模式为

$$INPUT \to [[CONV] * N \to POOL] * M \to [FC] * K$$

其中，CONV表示卷积层，POOL表示池化层，FC表示全连接层。上面的模式意味着卷积神经网络通常是 N 个卷积层叠加，然后（可选）叠加一个池化层，重复这个结构 M 次，最后叠加 K 个全连接层。

对于图10.17展示的卷积神经网络：

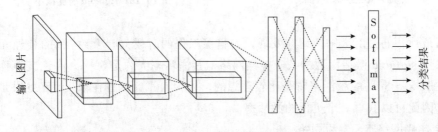

图10.17 卷积神经网络

$$INPUT \to CONV \to POOL \to CONV \to POOL \to FC \to FC$$

按照上述模式可以表示为

$$INPUT \to [[CONV] * 1 \to POOL] * 2 \to [FC] * 2$$

也就是 $N=1, M=2, K=2$。

卷积神经网络的层结构和全连接神经网络的层结构有很大不同。全连接神经网络每层的神经元是按照一维排列的，也就是排成一条线；而卷积神经网络每层的神经元是按照三维排列的，也就是排成一个长方体，有宽度、高度和深度。

①输入层。在处理图像的卷积神经网络中，一般代表了一张图片的像素矩阵。通常为

(length×width×channel)。三维矩阵的深度代表了图像的彩色通道（channel）。比如黑白图片的深度为1，而在RGB色彩模式下，图像的深度为3。从输入层开始，卷积神经网络通过不同的神经网络结构将上一层的三维矩阵转化为下一层的三维矩阵，直到最后的全连接层。

②卷积层。它是卷积网络中最为重要的部分。和传统全连接层不同，卷积层中每一个节点的输入只是上一层神经网络的一小块，这个小块常用的大小为3×3或5×5，卷积层会增加原始节点的深度。通常卷积层这部分被称为"过滤器"（Filter）或者"内核"（kernel）（见图10.18）。过滤器将当前的神经网络上的一个子节点矩阵转化为下一层神经网络上的一个单位节点矩阵，但不限深度。

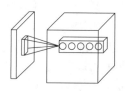

图10.18 过滤器

如图10.19所示，输入层的宽度和高度对应于输入图像的宽度和高度，而它的深度为1。第1个卷积层对这幅图像进行了卷积操作，得到了3个特征图（Feature Map）。这里的"3"可能是指卷积层包含3个过滤器，也就是3套参数，每个过滤器都可把原始输入图像通过卷积得到1个特征图，3个过滤器就可以得到3个特征图。至于1个卷积层可以有多少个过滤器，那是可以自由设定的。即卷积层的过滤器个数也是一个超参数。可以把特征图看作通过卷积变换提取到的图像特征，3个过滤器就对原始图像提取出3组不同的特征，也就是得到了3个特征图，也称作"3个通道"（channel）。

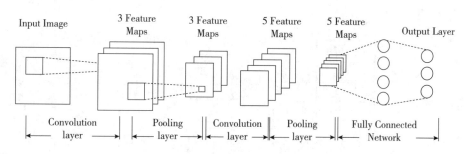

图10.19 3个过滤器的卷积神经网络

③池化层。池化层神经网络不会改变三维矩阵的深度，但是它可以缩小矩阵的大小。池化操作将一张分辨率较高的图片转化为分辨率较低的图片。通过池化层，可以进一步缩小最后全连接层中节点的个数，从而减少整个神经网络中的参数，达到加快计算速度和防止过度拟合的目的。在图10.19中，第1个卷积层之后的池化层对3个特征图做了下采样，得到了3个更小的特征图。而第2个卷积层有5个过滤器，每个过滤器都把前面下采样之后的3个特征图卷积在一起，得到1个新的特征图。这样，5个过滤器就得到了5个特征图。接着，是第2个池化，继续对5个特征图进行下采样，得到了5个更小的特征图。

④全连接层。在经过几轮的卷积层和池化层的处理之后，图像中的信息已经被抽象成了信息含量更高的特征。我们可以将卷积层和池化层看成自动图像特征提出的过程。在此之后，我们仍需使用全连接层来完成分类任务。如图10.19所示网络的最后两层是全连接层。第1个全连接层的每个神经元，和上一层5个特征图中的每个神经元相连，第2个全连接层（也就是输出层）的每个神经元，则和第1个全连接层的每个神经元相连，这样得到了整个网络的输出。

⑤Softmax层主要用于分类问题。在前面的反向传播神经网络中，采用Sigmoid函数作为激活函数，输出范围是（0，1），可以直接作为输入数据属于某个类别的概率。而卷积神经网络采用ReLU函数作为激活函数，网络的输出值范围为0到正无穷，导致在进行网络训练的时候难以设置类别在训练时的标签值（没有一个合适的数值可以作为某个类别的标签值）。因此，对最后一层神经元的输出使用Softmax函数进行归一化处理，得到0~1之间的概率，就可以用作属于某个类别的训练标签。假设输出层有K个神经元（可实现K个类别的分类），每个神经元输出值为a_i（$0 \leqslant a_i \leqslant \infty$），则可以将这$K$个输出值采用式（10.19）转换为概率$y_i$，转换后的各个$y_i$的总和为1。

$$y_i = \frac{e^{a_i}}{\sum_{i=1}^{k} e^{a_i}} \tag{10.19}$$

4. 卷积神经网络输出值的计算

（1）卷积层输出值的计算

下面通过一个简单的例子介绍卷积运算，并从中抽象出卷积层的一些重要概念和计算方法。通常在卷积神经网络中将卷积操作称为"互相关（cross correlation）操作"。

假设有一个5×5的图像，使用一个3×3的过滤器进行卷积，想得到一个3×3的特征图，如图10.20所示。

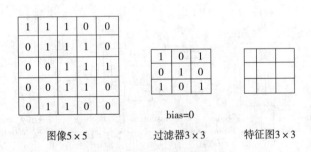

图10.20　特征图计算

为了清楚地描述卷积计算过程，首先对图像的每个像素进行编号，用$x_{i,j}$表示图像的第i行第j列元素；对过滤器的每个权重进行编号，用$w_{m,n}$表示第m行第n列权重，用w_b表示过滤器的偏置项（在卷积运算中，这里的过滤器称为"卷积核"，它是一个矩阵）；对特征图的每个元素进行编号，用$a_{i,j}$表示特征图的第i行第j列元素；用f表示激活函数（这个例子中选择ReLU函数作为激活函数）。然后，使用下列公式计算卷积：

$$a_{i,j} = f\left(\sum_{m=0}^{2}\sum_{n=0}^{2} w_{m,n} x_{i+m,j+n} + w_b\right) \tag{10.20}$$

例如，对于特征图左上角元素$a_{0,0}$来说，其卷积计算方法为

$$a_{0,0} = f(\sum_{m=0}^{2}\sum_{n=0}^{2} w_{m,n} x_{i+m,j+n} + w_b)$$
$$= \text{ReLU}(w_{0,0} x_{0,0} + w_{0,1} x_{0,1} + w_{0,2} x_{0,2} + w_{1,0} x_{1,0} + w_{1,1} x_{1,1} + w_{1,2} x_{1,2} + w_{2,0} x_{2,0} + w_{2,1} x_{2,1} + w_{2,2} x_{2,2} + w_b)$$
$$= \text{ReLU}(1+0+1+0+1+0+0+0+1+0)$$
$$= \text{ReLU}(4)$$

计算结果如图 10.21 所示。

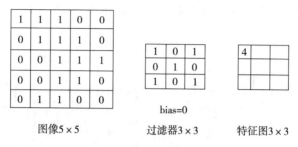

图 10.21 元素 $a_{0,0}$ 的卷积计算

特征图的元素 $a_{0,1}$ 的卷积计算方法为

$$a_{0,1} = f(\sum_{m=0}^{2}\sum_{n=0}^{2} w_{m,n} x_{i+m,j+n} + w_b)$$
$$= \text{ReLU}(w_{0,0} x_{0,1} + w_{0,1} x_{0,2} + w_{0,2} x_{0,3} + w_{1,0} x_{1,1} + w_{1,1} x_{1,2} + w_{1,2} x_{1,3} + w_{2,0} x_{2,1} + w_{2,1} x_{2,2} + w_{2,2} x_{2,3} + w_b)$$
$$= \text{ReLU}(1+0+0+0+1+0+0+0+1+0)$$
$$= \text{ReLU}(3)$$

计算结果如图 10.22 所示。

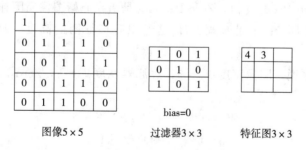

图 10.22 元素 $a_{0,1}$ 的卷积计算

可以依次计算出特征图中所有元素的值。

在上面的计算过程中,步幅(stride)为 1。步幅可以设为大于 1 的数。例如,当步幅为 2 时,特征图计算如下(见图 10.23～图 10.26)。

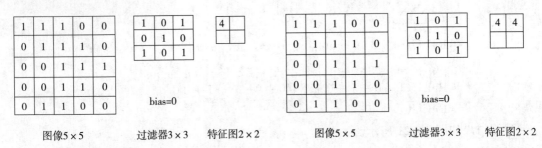

图 10.23 步幅为 2 时的元素 $a_{0,0}$ 的卷积计算　　图 10.24 步幅为 2 时的元素 $a_{0,1}$ 的卷积计算

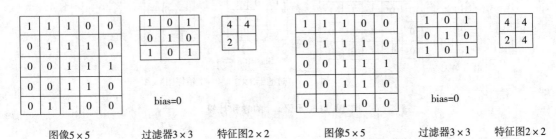

图 10.25 步幅为 2 时的元素 $a_{1,0}$ 的卷积计算　　图 10.26 步幅为 2 时的元素 $a_{1,1}$ 的卷积计算

当步幅设置为 2 的时候，特征图就变成 2×2 了。这说明图像大小、步幅和卷积后的特征图大小是有关系的。事实上，它们满足下面的关系：

$$W_2 = (W_1 - F + 2P)/S + 1 \tag{10.21}$$

$$H_2 = (H_1 - F + 2P)/S + 1 \tag{10.22}$$

在上面两个公式中，W_2 是卷积后特征图的宽度；W_1 是卷积前图像的宽度；F 是过滤器的宽度；P 是 Zero Padding 值，Zero Padding 是指在原始图像周围补几圈 0，如果 P 的值是 1，那么就补 1 圈 0；S 是步幅；H_2 是卷积后特征图的高度；H_1 是卷积前图像的高度。

以前面的例子来说，图像宽度 $W_1=5$，过滤器宽度 $F=3$，Zero Padding 的值 $P=0$，步幅 $S=2$，则

$$\begin{aligned} W_2 &= (W_1 - F + 2P)/S + 1 \\ &= (5 - 3 + 0)/2 + 1 \\ &= 2 \end{aligned}$$

即特征图宽度为 2。同样，也可以计算出特征图的高度也等于 2。

上面是深度为 1 的卷积层的计算方法。卷积层深度大于 1 时计算方法类似，如果卷积前的图像深度为 D，那么相应的过滤器的深度也必须为 D。扩展式（10.20）可得到深度大于 1 的卷积计算公式：

$$a_{i,j} = f\left(\sum_{d=0}^{D-1}\sum_{m=0}^{F-1}\sum_{n=0}^{F-1} w_{d,m,n} x_{d,i+m,j+n} + w_b\right) \tag{10.23}$$

在式（10.23）中，D 是深度；F 是过滤器的大小（宽度或高度，两者相同）；$w_{d,m,n}$

表示过滤器的第 d 层第 m 行第 n 列权重；$x_{d,j+m,j+n}$ 表示图像的第 d 层第 m 行第 n 列像素。

由于每个卷积层可以有多个过滤器，每个过滤器和原始图像进行卷积后，都可以得到一个特征图。因此，卷积后特征图的深度（个数）和卷积层的过滤器个数是相同的。

图 10.27 显示了包含两个过滤器的卷积层的计算。7×7×3 的输入经过两个 3×3×3 过滤器的卷积（步幅为 2），得到了 3×3×2 的输出。另外，图中的 Zero padding 的值是 1，也就是在输入元素的周围补了一圈 0。Zero padding 对于图像边缘部分的特征提取是很有帮助的。

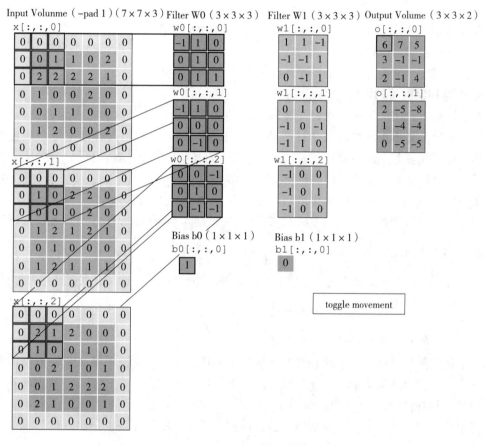

图 10.27　包含两个过滤器的卷积层的计算

卷积层的计算方法体现了局部连接和权值共享：每层神经元只和上一层部分神经元相连（卷积计算规则），且过滤器的权值对于上一层所有神经元都是一样的。对于包含两个 3×3×3 的过滤器的卷积层来说，其参数数量仅有 (3×3×3+1)×2=56 个，且参数数量与上一层神经元个数无关。与全连接神经网络相比，其参数数量大大减少了。

（2）池化层输出值的计算

池化层主要的作用是下采样，通过去掉特征图中不重要的样本，进一步减少参数数量。池化的方法很多，最常用的是最大池化（Max Pooling）。最大池化实际上就是在 $n×n$ 的样本中取最大值，作为采样后的样本值。如图 10.28 所示是 2×2 最大池化。

除了最大池化之外，常用的还有平均池化（Mean Pooling），即取各样本的平均值。

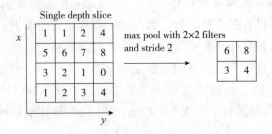

图 10.28 2×2 最大池化

对于深度为 D 的特征图,各层独立做池化,因此池化后的深度仍然为 D。

(3) 全连接层输出值的计算

全连接层输出值的计算与全连接神经网络相同,不予重复。

5. 卷积神经网络的训练

与全连接神经网络相比,卷积神经网络的训练要复杂一些。但训练的原理是一样的:利用链式求导计算损失函数对每个权重的偏导数(梯度),然后根据梯度下降公式更新权重。训练算法依然是反向传播算法。

反向传播算法,整个算法分为以下 3 个步骤。

① 前向计算每个神经元的输出值 a_j(j 表示网络的第 j 个神经元,以下同)。

② 反向计算每个神经元的误差项 δ_j(亦称"灵敏度",sensitive)。它实际上是网络的损失函数 E_d 对神经元加权输入 net_j 的偏导数,即 $\delta_j = \dfrac{\partial E_d}{\partial \text{net}_j}$。

③ 计算每个神经元连接权重 w_{ji} 的梯度(w_{ji} 表示从神经元 i 连接到神经元 j 的权重),公式为 $\dfrac{\partial E_d}{\partial w_{ji}} = a_i \delta_j$,其中,$a_i$ 表示神经元 j 的输出。

最后,根据梯度下降法则更新每个权重即可。

对于卷积神经网络,由于涉及局部连接、下采样等操作,影响了第 2 步误差项的具体计算方法,而权值共享影响了第 3 步权重的梯度的计算方法。

1) 卷积层的训练

对于卷积层,先来分析上面的第 2 步,即如何将误差项传递到上一层;然后再来分析第 3 步,即如何计算过滤器每个权值的梯度。

(1) 卷积层误差项的传递

首先分析步长为 1、输入的深度为 1、过滤器个数为 1 的最简单情况。

假设输入的大小为 3×3,过滤器大小为 2×2,按步长为 1 卷积,将得到 2×2 的特征图,如图 10.29 所示。

在图 10.29 中,为每个元素都进行了编号。用 $\delta^{l-1}_{i,j}$ 表示第 $l-1$ 层第 j 行第 i 列的误差项;用 $w_{m,n}$ 表示过滤器第 m 行第 n 列权重,用 w_b 表示过滤器的偏置项;用 $a^{l-1}_{i,j}$ 表示第 $l-1$ 层第 i 行第 j 列神经元的输出;用 $\text{net}^{l-1}_{i,j}$ 表示第 $l-1$ 层神经元的加权输入,用 $\delta^l_{i,j}$ 表示第 l 层第 j 行第 i 列的误差项;用 f^{l-1} 表示第 $l-1$ 层的激活函数。它们之间的关系如下:

$$\text{net}^l = \text{conv}(W^l, a^{l-1}) + w_b$$

$$a^{l-1}_{i,j} = f^{l-1}(\text{net}^{l-1}_{i,j})$$

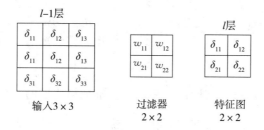

图 10.29 最简单的卷积层误差项的传递

式中，net^l、W^l、a^{l-1} 都是数组，W^l 是由 $w_{m,n}$ 组成的数组；conv 表示卷积操作。在这里，假设第 l 层中的每个 δ^l 值都已经算好，我们要做的是计算第 $l-1$ 层每个神经元的误差项 δ^{l-1}。

根据链式求导法则：

$$\delta^{l-1}_{i,j} = \frac{\partial E_\text{d}}{\partial \text{net}^{l-1}_{i,j}}$$

$$= \frac{\partial E_\text{d}}{\partial a^{l-1}_{i,j}} \frac{\partial a^{l-1}_{i,j}}{\partial \text{net}^{l-1}_{i,j}}$$

先求第一项 $\dfrac{\partial E_\text{d}}{\partial a^{l-1}_{i,j}}$。先来看几个特例，然后从中总结出一般性的规律。

【例 10.3】 计算 $\dfrac{\partial E_\text{d}}{\partial a^{l-1}_{1,1}}$，$a^{l-1}_{1,1}$ 仅与 $\text{net}^l_{1,1}$ 的计算有关。

$$\text{net}^l_{1,1} = w_{1,1}\, a^{l-1}_{1,1} + w_{1,2}\, a^{l-1}_{1,2} + w_{2,1}\, a^{l-1}_{2,1} + w_{2,2}\, a^{l-1}_{2,2} + w_b$$

因此

$$\frac{\partial E_\text{d}}{\partial a^{l-1}_{1,1}} = \frac{\partial E_\text{d}}{\partial \text{net}^l_{1,1}} \frac{\partial \text{net}^l_{1,1}}{\partial a^{l-1}_{1,1}}$$

$$= \delta^l_{1,1}\, w_{1,1}$$

【例 10.4】 计算 $\dfrac{\partial E_\text{d}}{\partial a^{l-1}_{1,2}}$，$a^{l-1}_{1,2}$ 与 $\text{net}^l_{1,1}$ 和 $\text{net}^l_{1,2}$ 的计算都有关。

$$\text{net}^l_{1,1} = w_{1,1}\, a^{l-1}_{1,1} + w_{1,2}\, a^{l-1}_{1,2} + w_{2,1}\, a^{l-1}_{2,1} + w_{2,2}\, a^{l-1}_{2,2} + w_b$$

$$\text{net}^l_{1,2} = w_{1,1}\, a^{l-1}_{1,2} + w_{1,2}\, a^{l-1}_{1,3} + w_{2,1}\, a^{l-1}_{2,2} + w_{2,2}\, a^{l-1}_{2,3} + w_b$$

因此

$$\frac{\partial E_\text{d}}{\partial a^{l-1}_{1,2}} = \frac{\partial E_\text{d}}{\partial \text{net}^l_{1,1}} \frac{\partial \text{net}^l_{1,1}}{\partial a^{l-1}_{1,2}} + \frac{\partial E_\text{d}}{\partial \text{net}^l_{1,2}} \frac{\partial \text{net}^l_{1,2}}{\partial a^{l-1}_{1,2}}$$

$$= \delta^l_{1,1}\, w_{1,2} + \delta^l_{1,2}\, w_{1,1}$$

【例 10.5】 计算 $\dfrac{\partial E_\text{d}}{\partial a^{l-1}_{2,2}}$，$a^{l-1}_{2,2}$ 与 $\text{net}^l_{1,1}$、$\text{net}^l_{1,2}$、$\text{net}^l_{2,1}$ 和 $\text{net}^l_{2,2}$ 的计算都有关。

$$\text{net}^l_{1,1} = w_{1,1}\, a^{l-1}_{1,1} + w_{1,2}\, a^{l-1}_{1,2} + w_{2,1}\, a^{l-1}_{2,1} + w_{2,2}\, a^{l-1}_{2,2} + w_b$$

$$\text{net}^l_{1,2} = w_{1,1}\, a^{l-1}_{1,2} + w_{1,2}\, a^{l-1}_{1,3} + w_{2,1}\, a^{l-1}_{2,2} + w_{2,2}\, a^{l-1}_{2,3} + w_b$$

$$\text{net}^l_{2,1} = w_{1,1}\, a^{l-1}_{2,1} + w_{1,2}\, a^{l-1}_{2,2} + w_{2,1}\, a^{l-1}_{3,1} + w_{2,2}\, a^{l-1}_{3,2} + w_b$$

$$\text{net}^l_{2,2} = w_{1,1}\, a^{l-1}_{2,2} + w_{1,2}\, a^{l-1}_{2,3} + w_{2,1}\, a^{l-1}_{3,2} + w_{2,2}\, a^{l-1}_{3,3} + w_b$$

因此

$$\frac{\partial E_d}{\partial a_{2,2}^{l-1}} = \frac{\partial E_d}{\partial \text{net}_{1,1}^l} \frac{\partial \text{net}_{1,1}^l}{\partial a_{2,2}^{l-1}} + \frac{\partial E_d}{\partial \text{net}_{1,2}^l} \frac{\partial \text{net}_{1,2}^l}{\partial a_{2,2}^{l-1}} + \frac{\partial E_d}{\partial \text{net}_{2,1}^l} \frac{\partial \text{net}_{2,1}^l}{\partial a_{2,2}^{l-1}} + \frac{\partial E_d}{\partial \text{net}_{2,2}^l} \frac{\partial \text{net}_{2,2}^l}{\partial a_{2,2}^{l-1}}$$

$$= \delta_{1,1}^l w_{2,2} + \delta_{1,2}^l w_{2,1} + \delta_{2,1}^l w_{1,2} + \delta_{2,2}^l w_{1,1}$$

从上面3个例子可以发现，计算 $\frac{\partial E_d}{\partial a^{l-1}}$，相当于把第 l 层 sensitive map 周围补一圈 0，再与180°翻转后的过滤器进行互相关操作，就能得到想要的结果，如图10.30所示。

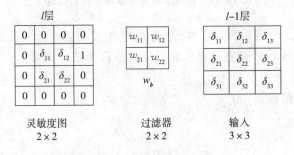

图10.30　最简单情况的神经元误差项计算

因为卷积相当于将过滤器旋转180°的互相关运算，因此上图的计算可以用卷积公式完美的表达：

$$\frac{\partial E_d}{\partial a^l} = \delta^l * W^l$$

式中，W^l 表示第 l 层的过滤器的权重数组。也可以把上式的卷积展开，写成求和的形式：

$$\frac{\partial E_d}{\partial a_{i,j}^l} = \sum_m \sum_n w_{m,n}^l \delta_{i+m,j+n}^l$$

现在，我们再求第二项 $\frac{\partial a_{i,j}^{l-1}}{\partial \text{net}_{i,j}^{l-1}}$。因为

$$a_{i,j}^{l-1} = f(\text{net}_{i,j}^{l-1})$$

所以这一项极其简单，仅求激活函数 f 的导数就行了。

$$\frac{\partial a_{i,j}^{l-1}}{\partial \text{net}_{i,j}^{l-1}} = f'(\text{net}_{i,j}^{l-1})$$

将第一项和第二项组合起来，得到最终的公式：

$$\delta_{i,j}^{l-1} = \frac{\partial E_d}{\partial \text{net}_{i,j}^{l-1}}$$

$$= \frac{\partial E_d}{\partial a_{i,j}^{l-1}} \frac{\partial a_{i,j}^{l-1}}{\partial \text{net}_{i,j}^{l-1}}$$

$$= \sum_m \sum_n w_{m,n}^l \delta_{i+m,j+n}^l f'(\text{net}_{i,j}^{l-1}) \tag{10.24}$$

上面介绍了步长为1、输入的深度为1、过滤器个数为1的最简单的情况，卷积层误差项传递的算法。下面推导卷积步长为 S 的情况。先来比较步长为 S 与步长为1的差别。

如图10.31所示，上面是步长为1时的卷积结果，下面是步长为2时的卷积结果。可

以看出，因为步长为 2，得到的特征图跳过了步长为 1 时相应的部分。因此，当反向计算误差项时，可以对步长为 S 的 sensitivity map 相应的位置进行补 0，将其"还原"成步长为 1 时的 sensitivity map，再用式（10.24）进行求解。

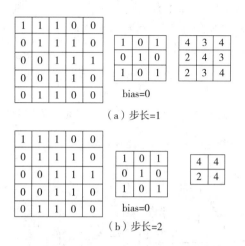

图 10.31　步长为 S 与步长为 1 的差别

（2）输入层深度为 D 时的误差传递

当输入深度为 D 时，过滤器的深度也必须为 D，$l-1$ 层的 d_i 通道只与过滤器的 d_i 通道的权重进行计算。因此，反向计算误差项时，使用式（10.24），用过滤器的第 d_i 通道权重对第 l 层 sensitivity map 进行卷积，得到第 $l-1$ 层 d_i 通道的 sensitivity map。如图 10.32 所示。

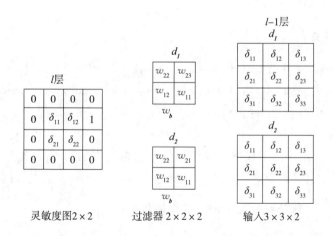

图 10.32　输入层深度为 D 时的误差传递

（3）过滤器数量为 N 时的误差传递

过滤器数量为 N 时，输出层的深度也为 N，第 i 个过滤器卷积产生输出层的第 i 个特征图。由于第 $l-1$ 层每个加权输入 $\text{net}_{d,i,j}^{l-1}$ 都同时影响了第 l 层所有特征图的输出值，因此，反向计算误差项时，需要使用全导数公式。即先使用第 d 个过滤器对第 l 层相应的第 d 个 sensitivity map 进行卷积，得到一组 N 个 $l-1$ 层的 sensitivity map。依次用每个过滤器做这种卷积,就得到 D 组 sensitivity map。最后在各组之间将 N 个 sensitivity map 按元素相加,得到最终的 N 个 $l-1$ 层的 sensitivity map:

$$\delta^{l-1} = \sum_{d=0}^{D} \delta_d^l \cdot w_d^l \circ f'(\text{net}^{l-1}) \tag{10.25}$$

式中,"。"表示将矩阵中每个对应元素相乘。

(4) 卷积层过滤器权重梯度的计算

要在得到第 l 层 sensitivity map 的情况下,计算过滤器的权重的梯度,由于卷积层是权重共享的,因此梯度的计算稍有不同。

如图 10.33 所示,$a_{i,j}^{l-1}$ 是第 $l-1$ 层的输出,$w_{i,j}$ 是第 l 层过滤器的权重,$\delta_{i,j}^l$ 是第 l 层的 sensitivity map。下面计算 $w_{i,j}$ 的梯度,即 $\dfrac{\partial E_d}{\partial w_{i,j}}$。

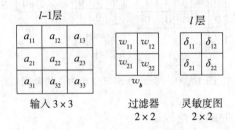

图 10.33 卷积层过滤器权重梯度计算

为了计算偏导数,需要考察权重 $w_{i,j}$ 对 E_d 的影响。权重项 $w_{i,j}$ 通过影响 $\text{net}_{i,j}^l$ 的值,进而影响 E_d。下面仍然通过几个具体的例子来看权重项 $w_{i,j}$ 对 $\text{net}_{i,j}^l$ 的影响,然后再从中总结出规律。

【例 10.6】 计算 $\dfrac{\partial E_d}{\partial w_{1,1}}$。

$$\text{net}_{1,1}^l = w_{1,1} a_{1,1}^{l-1} + w_{1,2} a_{1,2}^{l-1} + w_{2,1} a_{2,1}^{l-1} + w_{2,2} a_{2,2}^{l-1} + w_b$$
$$\text{net}_{1,2}^l = w_{1,1} a_{1,2}^{l-1} + w_{1,2} a_{1,3}^{l-1} + w_{2,1} a_{2,2}^{l-1} + w_{2,2} a_{2,3}^{l-1} + w_b$$
$$\text{net}_{2,1}^l = w_{1,1} a_{2,1}^{l-1} + w_{1,2} a_{2,2}^{l-1} + w_{2,1} a_{3,1}^{l-1} + w_{2,2} a_{3,2}^{l-1} + w_b$$
$$\text{net}_{2,2}^l = w_{1,1} a_{2,2}^{l-1} + w_{1,2} a_{2,3}^{l-1} + w_{2,1} a_{3,2}^{l-1} + w_{2,2} a_{3,3}^{l-1} + w_b$$

从上面的公式看出,由于权值共享,权值 $w_{1,1}$ 对所有的 $\text{net}_{i,j}^l$ 都有影响。E_d 是 $\text{net}_{1,1}^l$、$\text{net}_{1,2}^l$、$\text{net}_{2,1}^l$ 和 $\text{net}_{2,2}^l$ 的函数,而 $\text{net}_{1,1}^l$、$\text{net}_{1,2}^l$、$\text{net}_{2,1}^l$ 和 $\text{net}_{2,2}^l$ 又是 $w_{1,1}$ 的函数,根据全导数公式,计算 $\dfrac{\partial E_d}{\partial w_{1,1}}$ 就是要把每个偏导数都加起来:

$$\begin{aligned}\dfrac{\partial E_d}{\partial w_{1,1}} &= \dfrac{\partial E_d}{\partial \text{net}_{1,1}^l}\dfrac{\partial \text{net}_{1,1}^l}{\partial w_{1,1}} + \dfrac{\partial E_d}{\partial \text{net}_{1,2}^l}\dfrac{\partial \text{net}_{1,2}^l}{\partial w_{1,1}} + \dfrac{\partial E_d}{\partial \text{net}_{2,1}^l}\dfrac{\partial \text{net}_{2,1}^l}{\partial w_{1,1}} + \dfrac{\partial E_d}{\partial \text{net}_{2,2}^l}\dfrac{\partial \text{net}_{2,2}^l}{\partial w_{1,1}}\\ &= \delta_{1,1}^l a_{1,1}^{l-1} + \delta_{1,2}^l a_{1,2}^{l-1} + \delta_{2,1}^l a_{2,1}^{l-1} + \delta_{2,2}^l a_{2,2}^{l-1}\end{aligned}$$

【例 10.7】 计算 $\dfrac{\partial E_d}{\partial w_{1,2}}$。

通过查看 $w_{1,2}$ 与 $\text{net}_{i,j}^l$ 的关系,很容易得到:

$$\dfrac{\partial E_d}{\partial w_{1,2}} = \delta_{1,1}^l a_{1,2}^{l-1} + \delta_{1,2}^l a_{1,3}^{l-1} + \delta_{2,1}^l a_{2,2}^{l-1} + \delta_{2,2}^l a_{2,3}^{l-1}$$

实际上，每个权重项都是类似的，可以看出计算 $\dfrac{\partial E_\mathrm{d}}{\partial w_{i,j}}$ 的规律是

$$\dfrac{\partial E_\mathrm{d}}{\partial w_{i,j}} = \sum_m \sum_n \delta_{m,n} a^{l-1}_{i+m,j+n}$$

也就是用 sensitivity map 作为卷积核，在输入上进行互相关操作，如图 10.34 所示。

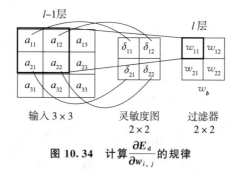

图 10.34　计算 $\dfrac{\partial E_\mathrm{d}}{\partial w_{i,j}}$ 的规律

最后，计算偏置项的梯度 $\dfrac{\partial E_\mathrm{d}}{\partial w_b}$。通过查看前面的公式，很容易发现：

$$\dfrac{\partial E_\mathrm{d}}{\partial w_b} = \dfrac{\partial E_\mathrm{d}}{\partial \mathrm{net}^l_{1,1}} \dfrac{\partial \mathrm{net}^l_{1,1}}{\partial w_b} + \dfrac{\partial E_\mathrm{d}}{\partial \mathrm{net}^l_{1,2}} \dfrac{\partial \mathrm{net}^l_{1,2}}{\partial w_b} + \dfrac{\partial E_\mathrm{d}}{\partial \mathrm{net}^l_{2,1}} \dfrac{\partial \mathrm{net}^l_{2,1}}{\partial w_b} + \dfrac{\partial E_\mathrm{d}}{\partial \mathrm{net}^l_{2,2}} \dfrac{\partial \mathrm{net}^l_{2,2}}{\partial w_b} = \delta^l_{1,1} + \delta^l_{1,2} + \delta^l_{2,1} + \delta^l_{2,2}$$

即偏置项的梯度就是 sensitivity map 所有误差项之和。

对于步长为 S 的卷积层，处理方法与传递误差项是一样的，首先将 sensitivity map "还原"成步长为 1 时的 sensitivity map，再用上面的方法进行计算。

获得了所有的梯度之后，可根据梯度下降算法来更新每个权重。

2）池化层的训练

无论最大池化还是平均池化，都没有需要学习的参数。因此，在卷积神经网络的训练中，池化层需要做的仅仅是将误差项传递到上一层，而没有梯度的计算。

(1) 最大池化误差项的传递

如图 10.35 所示，假设第 $l-1$ 层大小为 4×4，池化层过滤器大小为 2×2，步长为 2，这样，最大池化之后，第 l 层大小为 2×2。假设第 l 层的 δ 值都已经计算完毕，现在的任务是计算第 $l-1$ 层的 δ 值。

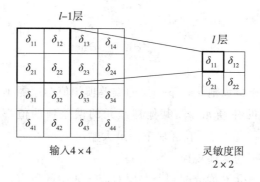

图 10.35　最大池化误差项的传递

用$\text{net}_{i,j}^{l-1}$表示第$l-1$层的加权输入；用$\text{net}_{i,j}^{l}$表示第l层的加权输入。先来考察一个具体的例子，然后再总结一般性的规律。对于最大池化：

$$\text{net}_{1,1}^{l} = \max(\text{net}_{1,1}^{l-1}, \text{net}_{1,2}^{l-1}, \text{net}_{2,1}^{l-1}, \text{net}_{2,2}^{l-1})$$

也就是说，只有区块中最大的$\text{net}_{i,j}^{l-1}$才会对$\text{net}_{i,j}^{l}$的值产生影响。假设最大的值是$\text{net}_{1,1}^{l-1}$，则上式相当于

$$\text{net}_{1,1}^{l} = \text{net}_{1,1}^{l-1}$$

那么，不难求得下面几个偏导数：

$$\frac{\partial \text{net}_{1,1}^{l}}{\partial \text{net}_{1,1}^{l-1}} = 1$$

$$\frac{\partial \text{net}_{1,1}^{l}}{\partial \text{net}_{1,2}^{l-1}} = 0$$

$$\frac{\partial \text{net}_{1,1}^{l}}{\partial \text{net}_{2,1}^{l-1}} = 0$$

$$\frac{\partial \text{net}_{1,1}^{l}}{\partial \text{net}_{2,2}^{l-1}} = 0$$

因此

$$\delta_{1,1}^{l-1} = \frac{\partial E_d}{\partial \text{net}_{1,1}^{l-1}}$$

$$= \frac{\partial E_d}{\partial \text{net}_{1,1}^{l}} \frac{\partial \text{net}_{1,1}^{l}}{\partial \text{net}_{1,1}^{l-1}}$$

$$= \delta_{1,1}^{l}$$

而

$$\delta_{1,2}^{l-1} = \frac{\partial E_d}{\partial \text{net}_{1,2}^{l-1}}$$

$$= \frac{\partial E_d}{\partial \text{net}_{1,1}^{l}} \frac{\partial \text{net}_{1,1}^{l}}{\partial \text{net}_{1,2}^{l-1}}$$

$$= 0$$

$$\delta_{2,1}^{l-1} = \frac{\partial E_d}{\partial \text{net}_{2,1}^{l-1}}$$

$$= \frac{\partial E_d}{\partial \text{net}_{1,1}^{l}} \frac{\partial \text{net}_{1,1}^{l}}{\partial \text{net}_{2,1}^{l-1}}$$

$$= 0$$

$$\delta_{2,2}^{l-1} = \frac{\partial E_d}{\partial \text{net}_{2,2}^{l-1}}$$

$$= \frac{\partial E_d}{\partial \text{net}_{1,1}^{l}} \frac{\partial \text{net}_{1,1}^{l}}{\partial \text{net}_{2,2}^{l-1}}$$

$$= 0$$

其中的规律是：对于最大池化，下一层的误差项的值会原封不动地传递到上一层对应区块中的最大值所对应的神经元，而其他神经元的误差项的值都是0，如图10.35所示（假设$a_{1,1}^{l-1}$、$a_{1,4}^{l-1}$、$a_{4,1}^{l-1}$和$a_{4,4}^{l-1}$为所在区块中的最大输出值）。

（2）平均池化误差项的传递规律：

下一层的误差项的值会平均分配到上一层对应区块中的所有神经元（推导过程请参考其他书籍）。

6. 一个简单的多分类卷积神经网络学习例子

下面具体分析一个能用来识别 0 和 1 两个数字的图像的卷积神经网络的训练过程。

该卷积神经网络结构如图 10.36 所示。使用 5×5 的黑白图像作为输入数据；第一层卷积层采用的卷积核大小为 (2, 2)，步长为 (1, 1)，使用 ReLU 激活函数，卷积计算得到的特征图大小为 4×4；对特征图进行 2×2 的非重叠最大池化运算，得到 2×2 的输出数据；把池化输出拉伸成 1×4 的特征向量，输入到全连接层；为了简化网络，这里的全连接层只设置了一层神经元；全连接层的输出通过 Softmax 层转换，得出概率输出。由于待分类图像为字符 1 或字符 0，Softmax 层输出的两个概率值 $[x, y]$ 中，x 表示图像为字符 0 的概率，y 表示图像为字符 1 的概率，取 x 和 y 中最大值，就得到预测的图像分类结果。

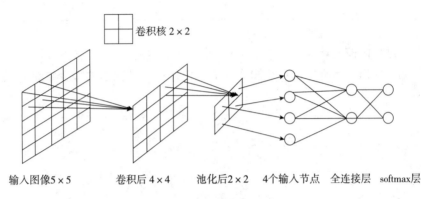

图 10.36　简单的卷积神经网络结构

1) 训练样本数据

采用分别为字符 0 和字符 1 的两幅图作为训练样本，其图像和数据表示如表 10.1 所示。样本图像为字符 0 时，采用 [1, 0] 作为标签；样本图像为字符 1 时，采用 [0, 1] 作为标签。

表 10.1　训练样本数据

图像	各像素的值矩阵	对应的标签
0	$\begin{bmatrix} 1 & 1 & 1 & 1 & 1 \\ 1 & 0 & 0 & 0 & 1 \\ 1 & 0 & 0 & 0 & 1 \\ 1 & 0 & 0 & 0 & 1 \\ 1 & 1 & 1 & 1 & 1 \end{bmatrix}$	[1, 0]
1	$\begin{bmatrix} 0 & 1 & 1 & 0 & 0 \\ 0 & 1 & 1 & 0 & 0 \\ 0 & 1 & 1 & 0 & 0 \\ 0 & 1 & 1 & 0 & 0 \\ 0 & 1 & 1 & 1 & 0 \end{bmatrix}$	[0, 1]

2)训练过程

(1)设置神经网络中各层的权值初始值

实际算法中通常采用随机生成权值初始值的方法,如表10.2所示,卷积层共享一个偏置权值参数 Bias;全连接层有两个神经元,每个神经元有一个代替偏置值的权值和4个输入权值。

表10.2 训练参数数据(初值)

训练	卷积核参数	全连接层参数
初值	Weight=$\begin{bmatrix} 1 & 1 \\ 1 & 1 \end{bmatrix}$ Bias= $[1]$	Weight=$\begin{bmatrix} 1 & 1 & 1 & 1 \\ 1 & 1 & 1 & 1 \end{bmatrix}$ Bias= $[1\ 1]$

(2)训练过程的前向计算

图10.37中标识了字符0的训练图像在前向传播计算过程中的部分结果,具体计算过程如下。

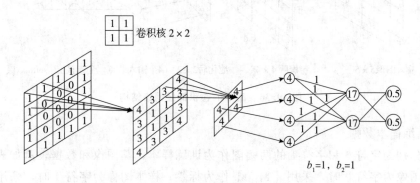

图10.37 字符0的训练图像的前向传播计算

第一步,计算卷积层输出。

根据输入图像,最左上角的4个点值为$\begin{bmatrix} 1 & 1 \\ 1 & 0 \end{bmatrix}$,卷积核参数为$\begin{bmatrix} 1 & 1 \\ 1 & 1 \end{bmatrix}$,根据互相关计算方法,输出值为$1\times1+1\times1+1\times1+1\times0=3$;再加上偏置值1,输出点值为4。同理可计算出输出特征图各个点的值,如下所示:

$$\begin{bmatrix} 1 & 1 & 1 & 1 & 1 \\ 1 & 0 & 0 & 0 & 1 \\ 1 & 0 & 0 & 0 & 1 \\ 1 & 0 & 0 & 0 & 1 \\ 1 & 1 & 1 & 1 & 1 \end{bmatrix} \times \begin{bmatrix} 1 & 1 \\ 1 & 1 \end{bmatrix} + \text{Bias} = \begin{bmatrix} 4 & 3 & 3 & 4 \\ 3 & 1 & 1 & 3 \\ 3 & 1 & 1 & 3 \\ 4 & 3 & 3 & 4 \end{bmatrix}$$

第二步,计算池化层输出。

采用2×2最大池化,最左上角$\begin{bmatrix} 4 & 3 \\ 3 & 1 \end{bmatrix}$的最大池化输出值为4,同样可计算出本层输

出为 $\begin{bmatrix} 4 & 4 \\ 4 & 4 \end{bmatrix}$。

第三步，计算全连接层输出。

对于第一个神经元，4个权值均为1，4个输入均为4，偏置为1，采用ReLU激活函数，输出为

$$y = f(\sum_{i=0}^{n} x_i w_i + b) = f(4 \times 1 + 4 \times 1 + 4 \times 1 + 4 \times 1 + 1) = 17$$

同样可得，第二个神经元输出也是17。

第四步，计算Softmax层输出。

根据Softmax计算公式可得

$$y_1 = \frac{e^{a_1}}{\sum_{i=1}^{k} e^{a_1}} = \frac{e^{17}}{e^{17} + e^{17}} = 0.5$$

同样计算可得y_2输出为0.5。

第五步，对整个网络输出的误差进行评估。因为输出数据经过Softmax函数转化为概率后，各个概率之间存在一定关系（总和为1），此时，采用交叉熵损失函数更有效。误差越大的时候，梯度就越大，参数调整越快，训练速度也就越快。在二元分类情况下，如果最后一层神经元数量为K，每个训练样本输出的交叉熵损失函数为

$$E = -\{\sum_{i=1}^{K}[t_i \ln y_i + (1 - t_i)\ln(1 - y_i)]\} \tag{10.26}$$

式中，y_i为神经元输出值转换得到的概率，t_i为正确解的标签。计算得到

$$E = -\ln 0.5 = 0.6931$$

这里采用批训练，输入两张图像的计算中间过程的数据如表10.3所示。

因为两个训练样本图像的误差均为0.6931，因此总平均误差为0.6931。

表10.3 训练结果数据（第1次）

训练次数	输入	卷积激活结果	池化输出	全连接输出	Softmax输出
1	图像0	$\begin{bmatrix} 4 & 3 & 3 & 4 \\ 3 & 1 & 1 & 3 \\ 3 & 1 & 1 & 3 \\ 4 & 3 & 3 & 4 \end{bmatrix}$	$\begin{bmatrix} 4 & 4 \\ 4 & 4 \end{bmatrix}$	[17　17]	[0.5　0.5]
	图像1	$\begin{bmatrix} 3 & 5 & 3 & 1 \\ 3 & 5 & 3 & 1 \\ 3 & 5 & 3 & 1 \\ 3 & 5 & 4 & 2 \end{bmatrix}$	$\begin{bmatrix} 5 & 3 \\ 5 & 4 \end{bmatrix}$	[18　18]	[0.5　0.5]

第六步，采用BP算法进行误差反向传播，调整各层参数。整个神经网络只在卷积层和全连接层有权值参数，调整后的参数如表10.4所示。

表 10.4　训练参数数据（第 1 次调整）

训练调整次数	卷积核参数	全连接层参数
1	$\text{Weight}=\begin{bmatrix}1 & 1\\ 1 & 1\end{bmatrix}$ $\text{Bias}=[1]$	$\text{Weight}=\begin{bmatrix}0.95 & 1.05 & 0.95 & 1\\ 1.05 & 0.95 & 1.05 & 1\end{bmatrix}$ $\text{Bias}=[1\ \ 1]$

如此，再根据更新得到的权值重新计算，在迭代 20 次后，总误差为 0.31585，调整后的权值参数如表 10.5 所示。

表 10.5　训练参数数据（第 20 次调整）

训练调整次数	卷积核参数	全连接层参数
20	$\text{Weight}=\begin{bmatrix}0.1819 & 1.8122\\ 0.1819 & 1.8125\end{bmatrix}$ $\text{Bias}=[0.7977]$	$\text{Weight}=\begin{bmatrix}0.4155 & 1.7915 & 0.4161 & 1.5049\\ 1.5845 & 0.2085 & 1.5839 & 0.4953\end{bmatrix}$ $\text{Bias}=[1.3171\ \ 0.6831]$

可见，损失的误差随着训练次数的增加而减小。如果进行更多次的训练，就能得到一个能很好地识别图像是 1 还是 0 的分类器。

（3）使用训练好的卷积神经网络

字符 0 图像对应的矩阵数据如表 10.6 所示，将其输入到前面训练好的网络模型中，计算得出的结果如表 10.7 所示。

表 10.6　待识别的图像 "0" 及测试数据

图像	各像素的值矩阵
0	$\begin{bmatrix}0 & 1 & 1 & 1 & 0\\ 0 & 1 & 0 & 1 & 0\\ 0 & 1 & 0 & 0 & 0\\ 0 & 1 & 1 & 1 & 0\\ 0 & 0 & 0 & 0 & 0\end{bmatrix}$

表 10.7　测试结果

输入数据	卷积激活结果	池化输出
$\begin{bmatrix}0 & 1 & 1 & 1 & 0\\ 0 & 1 & 0 & 1 & 0\\ 0 & 1 & 0 & 0 & 0\\ 0 & 1 & 1 & 1 & 0\\ 0 & 0 & 0 & 0 & 0\end{bmatrix}$	$\begin{bmatrix}4.4223 & 2.9799 & 4.6042 & 1.1677\\ 4.4223 & 1.1677 & 4.4223 & 1.1677\\ 4.4223 & 2.9801 & 4.6104 & 1.1677\\ 2.6098 & 2.7917 & 2.7917 & 0.9795\end{bmatrix}$	$\begin{bmatrix}4.4223 & 4.6042\\ 4.4223 & 4.6104\end{bmatrix}$
全连接输出	Softmax 输出	
$[20.1815\ \ 17.9368]$	$[0.9045\ \ 0.0955]$	

根据 Softmax 输出结果,图像为字符 0 的概率为 0.9045,大于图像为 1 的概率,因此分类结果为字符 0,分类正确。

而字符 1 图像对应的矩阵数据如表 10.8 所示,将其输入前面训练好的网络模型中,计算得出的结果如表 10.9 所示。

表 10.8 待识别的图像 "1" 及测试数据

图像	各像素的值矩阵
(图像)	$\begin{bmatrix} 0 & 1 & 0 & 0 & 0 \\ 0 & 1 & 0 & 0 & 0 \\ 0 & 1 & 0 & 0 & 0 \\ 0 & 1 & 0 & 0 & 0 \\ 0 & 0 & 0 & 0 & 0 \end{bmatrix}$

表 10.9 测试结果

输入数据	卷积激活结果	池化输出
$\begin{bmatrix} 0 & 1 & 0 & 0 & 0 \\ 0 & 1 & 0 & 0 & 0 \\ 0 & 1 & 0 & 0 & 0 \\ 0 & 1 & 0 & 0 & 0 \\ 0 & 0 & 0 & 0 & 0 \end{bmatrix}$	$\begin{bmatrix} 4.4223 & 11677 & 0.7975 & 0.7975 \\ 4.4223 & 1.1677 & 0.7975 & 0.7975 \\ 4.4223 & 1.1677 & 0.7975 & 0.7975 \\ 2.6098 & 0.9796 & 0.7975 & 0.7975 \end{bmatrix}$	$\begin{bmatrix} 4.4223 & 0.7976 \\ 4.4223 & 0.7976 \end{bmatrix}$

全连接输出	Softmax 输出
[7.6235　15.2568]	[0.0007　0.9993]

根据 Softmax 输出结果,图像为字符 1 的概率为 0.9993,大于图像为 0 的概率,因此分类结果为字符 1,分类正确。

习题

一、单选题

1. 以下关于人工神经网络的描述正确的是( )。
  A. 任何两个神经元之间都是有连接的
  B. 前馈神经网络是带有反馈的人工神经网络
  C. 带有反馈的人工神经网络比不带有反馈的人工神经网络高级
  D. 神经元的激活函数具有多种形式,不同的激活函数得到的性能不同
2. 以下关于深度学习的描述不正确的是( )。
  A. 深度神经网络的层数多于浅层神经网络,具有更强的表达能力
  B. 卷积神经网络可以不需要人工提取特征参数
  C. 深度学习是大数据时代的必然产物
  D. 以上都不正确

3. 以下关于感知器的说法错误的是（　　）。

A. 单层感知器可以解决异或问题

B. 感知器分类的原理是通过调整权重使两类样本经过感知机模型后的输出不同

C. 单层感知器只能针对线性可分的数据集分类

D. 学习率可以控制每次权值调整力度

二、多选题

1. 卷积神经网络的结构主要包括（　　）。

A. 卷积层

B. 池化层

C. 全连接层

D. 输入层

2. 多层神经网络主要包括（　　）。

A. 输入层

B. 物理层

C. 隐藏层

D. 输出层

三、判断题

1. BP 神经网络的误差是从前向后传播的。（　　）

2. 卷积神经网络的层数一般大于 3。（　　）

四、简答题

1. 感知机是如何实现从数据中学习的？

2. 对图像进行卷积运算，输入图像与卷积核如下所示，请给出按步长为 1 进行卷积后的特征图。

输入图像：

4	5	9	9	10
7	13	2	8	3
3	8	3	4	2
12	8	10	13	10
13	16	6	11	15

卷积核：

0	-1	0
-1	5	-1
0	-1	0

附录 课程思政

科学家

人工智能

大数据

物联网

云计算

芯片

5G

量子计算机

中国操作系统变迁史

中国芯片发展历程

参考文献

[1] 郭娜,刘颖,王小英,等. 大学计算机基础教程[M]. 2版. 北京:清华大学出版社,2018.

[2] 朱新华,张兰芳. 大学计算机基础[M]. 3版. 桂林:广西师范大学出版社,2020.

[3] 王珊,萨师煊. 数据库系统概论[M]. 5版. 北京:高等教育出版社,2014.

[4] 谭浩强. C程序设计[M]. 5版. 北京:清华大学出版社,2017.

[5] 张太红. Python语言案例教程[M]. 北京:北京邮电大学出版社,2019.

[6] 董付国. Python程序设计实用教程[M]. 北京:北京邮电大学出版社,2020.

[7] 贺林平. 机器人医生渐行渐近[N]. 人民日报,2018-2-28(13).

[8] 北京肿瘤医院. 基于大数据的静脉血栓风险智能预警系统设计与建设[OL]. 中国医院协会信息专业委员会. [2020-11-04]. https://www.chima.org.cn/Html/News/Articles/6188.html.

[9] TOM M, MITCHELL. 机器学习[M]. 曾华军,张银奎,等译. 北京:机械工业出版社,2010.

[10] 肖汉光,等. 人工智能概论[M]. 北京:清华大学出版社,2020.

[11] 周志华. 机器学习[M]. 北京:清华大学出版社,2016.

[12] JAKE B. Notes on Convolutional Neural Networks[D]. 2006.

[13] 雷明. 机器学习原理、算法与应用[M]. 北京:清华大学出版社,2019.

[14] IAN G, YOSHUA B, AARON C. Deep Learning[M]. MIT Press,2016.

[15] 费翔林. 操作系统教程[M]. 5版. 北京:高等教育出版社,2014.

[16] 张尧学. 计算机操作系统教程[M]. 4版. 北京:清华大学出版社,2013.

[17] 周娅. 大学计算机基础[M]. 10版. 桂林:广西师范大学出版社,2013.

[18] 王新政,王政锋,梁世华. 大学计算机基础[M]. 北京:人民邮电出版社,2019.

[19] 刘春茂,刘荣英,张金伟. Windows 10+Office 2016高效办公[M]. 北京:清华大学出版社,2017.

[20] 郭强. Windows 10深度攻略[M]. 北京:人民邮电出版社,2018.

[21] 费翔林. 操作系统教程[M]. 5版. 北京:高等教育出版社,2014.

[22] 谢希仁. 计算机网络[M]. 7版. 北京:电子工业出版社,2017.